黄帝内经

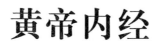

（上古）黄帝 著　（清）张志聪 集注

〔第一卷〕

光明日报出版社

图书在版编目（CIP）数据

黄帝内经：全6册/（上古）黄帝著；（清）张志聪
集注.-北京：光明日报出版社，2015.6（2021.3重印）
ISBN 978-7-5112-8603-1

Ⅰ.①黄… Ⅱ.①黄… ②张… Ⅲ.①《内经》
Ⅳ.①R221

中国版本图书馆CIP数据核字（2015）第125728号

黄帝内经

HUANG DI NEI JING

著　　者：（上古）黄帝　　　　　集　　注：（清）张志聪

责任编辑：曹　杨　刘景峰　　　　责任校对：傅泉泽
封面设计：张婷婷　　　　　　　　责任印制：曹　净

出版发行：光明日报出版社
地　　址：北京市西城区永安路106号，100050
电　　话：010-63139890（咨询），010-63131930（邮购）
传　　真：010-63131930
网　　址：http://book.gmw.cn
E - mail：caoyang@gmw.cn
法律顾问：北京市德恒律师事务所龚柳方律师

印　　刷：北京德富泰印务有限公司
装　　订：北京德富泰印务有限公司
本书如有破损、缺页、装订错误，请与本社联系调换，电话：010-63131930

开　　本：170mm×250mm　　　　　印　　张：102
字　　数：1560千字
版　　次：2015年6月第1版
印　　次：2021年3月第3次印刷
书　　号：ISBN 978-7-5112-8603-1

定　　价：680.00元（全6册）

自 序

　　五帝以上有书乎？曰：无书也。无书而实肇书之蕴也。五帝以下有书乎？曰：多书也。多书而实淆书之传也。夫无书而肇书之蕴，多书而淆书之传，则作与述之相为终始，不可诬也。聿稽五帝，首自疱牺，仰观俯察，近取远求，而八卦以通，昭然为明道开天之祖；嗣后伊耆，断耜揉耒，教稼辨物，而百汇以明，焕然为养生达性之主；厥传公孙，上稽天象，下究渊泉，中度人事，以人之五行六气，配天地阴阳，以天地之四时五行，应人部候，洞然为见垣彻微之宗。是三圣代兴，而三坟之义著，三才之理备矣。然羲皇画卦，而爻辞象义，姬文、周、孔，创始于前，李、邵、陈、朱，阐明于后，而开物成务，《易》道遂历千古而不晦；炎帝察材，而金石草木，品上中下，《本经》以传，《别录》《图经》《纲目》以著，而补遗增阙，方书遂行万祀而无敝。独《素问》一册，帝与俞跗巫彭诸臣，论次一堂，所详者，天人一原之旨；所明者，阴阳迭乘之机；所究研者，气运更胜之微；所稽求者，性命攻荡之本；所上穷者，寒暑日月之运行；所下极者，形气生化之成败。开阖详尽，几无余蕴。然其中论生生之统居其半，言灾病者次之，治法者又次之。盖欲天下后世，子孙诜庶，勿罹灾眚，咸归生长，圣教不唐乎大哉！第经义渊微，圣词古简，苟非其人，鲜有通其义者。即如周之越人，汉之仓公，晋之皇甫谧，唐之王启玄，以及宋元明诸名家，迭为论疏，莫不言人人殊。而经旨隐括者，或以一端求之。经言缕析者，或以偏见解之。经词有于彼见而于此若隐者，或以本文诠释而昧其大原。经文有前未言而今始及者，或以先说简脱而遗其弘论，是皆余所深悯也。聪辄忘愚昧，竭力覃思，自庚子五载，注仲祖《伤寒论》及《金匮要略》二书，刊布问世。今复自甲辰五载，注释《内经·素问》九卷。以昼夜之悟思，印黄岐之精义，前人咳唾，概所勿袭，古论糟粕，悉所勿存，惟与同学高良，共深参究之秘，及门诸弟，时任校正之严，剞劂告成，颜曰《集注》。盖以集共事参校者，什之二三；先辈议论相符者，什之一二。非有弃置也，亦日前所已言者，何烦余言，唯未言者，亟言之以俟后学耳。讵敢追康节希夷通《易》之秘，隐君齐相搜药之遗，以自附古人也乎。虽然，人惮启辟，世乐因仍，维《诗》有云："如彼飞虫，时亦弋获。"然则天下后世之誉我，或于此书；天下后世之毁我，亦或于此书。余何敢置喙？夫亦以见志之有在，恶容矜慎哉！

康熙庚戌花朝武陵张志聪书于西泠怡堂

序

先儒有云：经传而经亡。非经亡也，亡于传经者之精而以粗求之、深而以浅视之之失其旨归也。夫《灵》《素》之为烈于天下也，千百年于兹矣。然余尝考《汉书·艺文志》，曰《黄帝内经》一十八卷，而《灵枢》居其九，《素问》亦居其九。昔人谓先《灵枢》而后《素问》者何也？盖以《素问》为世人病所由生也。病所生而弗慎之，则无以防其流，故篇中所载阴阳寒暑之所从，饮食居处之所摄，五运生制之所由胜复，六气时序之所由逆从，靡弗从其本而谨制之，以示人维持，而生人之患微矣。若《灵枢》，为世人病所由治也。病既生而弗治之，则无以通其源，故本经所论营卫血气之道路，经脉脏腑之贯通，天地岁时之所由法，音律风野之所由分，靡弗借其针而开导之，以明理之本始，而惠世之泽长矣。是《灵枢》、《素问》为万世所永赖，靡有息也。故本经曰："人与天地相参。"日月相应，而三才之道大备。是以人气流行上应日，行于二十八宿之度，又应月之盈亏，以合海水之消长；且以十二经脉、脏腑，外合于百川汇集之水，咸相符也。故本经八十一篇，以应九九之数，合三才之道，三而三之．成九九八十一篇，以起黄钟之数。其理之广，其道渊微，传竹帛而使万世黎民不罹灾眚之患者，孰不赖此经也哉？乃自皇甫士安类为《甲乙针经》，而玄台马氏又专言针而昧理，俾后世遂指是经为针传而忽之，而是经几为赘旒矣。余悯圣经之失传，惧后学之沿习，遂忘愚昧，《素问》注疏告竣，复借同学诸公，举《灵枢》而诠释之。因知经意深微，旨趣层折，一字一理，确有指归，以理会针，因针悟证，殚心研虑，鸡鸣风雨，未敢少休，庶几借是可告无罪乎？俾后之人读《素问》而严病之所以起，读《灵枢》而识病之所以瘳，则脏腑可以贯通，经脉可以出入，三才可以合道，九针可以同法，察形气可以知生死寿夭之源，观容色可以辨邪正美恶之类；且也因九针而悟《洛书》之妙理，分小针而并识

《河图》之微情，则前民用而范围不过者，大《易》之传统乎是矣，则利民生而裁成不遗者，坟典之传亦统乎是矣。敢以质之天下后世之同学者，亦或有以谅余之灌灌也夫。

康熙壬子葵夏　钱塘张隐庵书于西泠怡堂

增补凡例

一、医家谓《灵枢》在《素问》之前，殊难征信。盖《素问》述病所由起，《灵枢》明病所由瘳，学者先读《素问》，次读《灵枢》，方为得门而入。

二、《内经》唯圣医张仲景运用最熟，自隋唐杨氏、王氏，至近世马氏、吴氏，注释几十余家，经旨反为所掩。但马氏于《内经》原文，未尝割截，张隐庵照本录出，集诸及门一得之见，创为集注，实迫于不容已，汪讱庵因其摒弃旧闻而疑之，误矣。

三、程子谓《素问》出于战国之际，今按篇首及通篇语气，诚非轩岐自著，乃由雷公之伦，传授成书。至于司运之说，张飞畴议之，程子亦云，除是尧舜之世，五风十雨始验，迫门人问难，则曰："善言天者，必有验于人；善言古者，必有验于今"，岂不当哉？是为通篇定案。

四、从前注家，每于经文极难理会之处，强经就我，阙疑者居其半，唯隐庵集注，体贴入妙，凡经中章节字句，均释得融洽分明，不愧长沙贤裔。

五、《侣山堂类辨》《针灸秘传》两书，俱因《素灵集注》告成而作。向闻《秘传》从《内经》推出，极切时用，乾隆时其书已亡，故王琢崖《医林指月》，有《类辨》无《秘传》。

六、隐庵集注，有《素问》《灵枢》两序，学者应从隐庵两序读起，读至终篇，自知体要。又宜潜心领会，不可浅尝辄止，习熟之后，再读《神农本经》，仲景《伤寒论》《金匮要略》等书，庶得源流俱清，与道大适。

七、隐庵与高士宗所著各书，陈修园亦未全读，观《修园十六种》可见矣。然辩证释方，已高出前代名医，凡时下狂瞽之谈，铲削殆尽，非力学好古诵法张高者不能，学者苟得张高之一体，则获益已不浅云。

浙江官医局谨志

目 录

素问集注

灵枢集注

附篇 白话黄帝内经

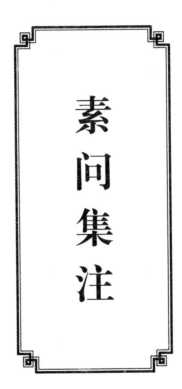

素问集注

卷 一

上古天真论篇第一

"上古"，谓所生之来。"天真"，天乙始生之真元也。首四篇，论调精神气血。所生之来谓之精，故首论精；两精相搏谓之神，故次论神；气乃精水中之生阳，故后论气。

昔在黄帝，生而神灵，弱而能言，幼而徇齐，长而敦敏，成而登天。

"徇"，音循。"长"，上声。按《史记》黄帝姓公孙，名轩辕，有熊国君少典之子，继神农氏而有天下，都轩辕之丘，以土德王，故号黄帝。"神灵"，智慧也。"徇"，顺；"齐"，正；"敦"，信；"敏"，达也。此节记圣德禀性之异，发言之早。方其幼也，能顺而正；及其长也，既敦且敏。故其垂拱致治，教化大行，广制度以利天下，垂法象以教后世，生知之圣人也。后铸鼎于鼎湖山，鼎成而白日升天，此亦寿敝天地，无有终时之真人也。〔眉批：此史臣记述之书，故先言帝之功德，《虞书》章法与此相同。〕

乃问于天师曰：余闻上古之人，春秋皆度百岁，而动作不衰。今时之人，年半百而动作皆衰者，时世异耶？人将失之耶？

"天师"，尊称岐伯也。天者，谓能修其天真；"师"乃先知先觉者也。言道者上帝之所贵，师所以传道而设教，故称伯曰天师。"度"，越也。度百岁者，百二十岁也。

岐伯对曰：上古之人，其知道者，法于阴阳，和于术数。

"上古"，太古也。"知道"，谓知修养之道也。"法"，取法也。"阴阳"，天地四时五行六气也。"和"，调也。术数者，调养精气之法也。盖阴阳者，万物之终始，死生之本，逆之则灾害生；从之则苛疾不起，故能取法以和调，是谓得道。

食饮有节，起居有常，不妄作劳，故能形与神俱，而尽终其天年，度百岁乃去。

《灵枢·决气篇》曰："上焦开发，宣五谷味，熏肤充身泽毛，若雾露之溉，是谓气。""饮食有节"，养其气也。《生气通天论》曰："起居如惊，神气乃浮。""起居有常"，养其神也。"烦劳则张，精绝"。"不妄作劳"，养其精也。夫神气去，形独居，人乃死。能调养其神气，故能与形俱存，而尽终其天年。

今时之人不然也，以酒为浆，以妄为常，醉以入房，

酒能伤脾，脾气伤，则不能宣五谷味，而生气伤矣。以妄为常，伤其神矣。醉以入房，伤其精矣。言今时之人，不知道者，纵嗜欲而伤其精气神也。

以欲竭其精，以耗散其真，不知持满，不时御神。

乐色曰欲，轻散曰耗。真者，元真之气也。"不知持满"，不慎谨也。"不时御神"，不能四时调御其神也。言不知道者，不能慎谨调养，而丧其精气神也。

务快其心，逆于生乐，起居无节，故半百而衰也。

心藏神，务快其心，丧其神守矣。乐则气缓，而更逆之，伤其气矣。"起居无节"，耗其精矣。言今时之人，惟务快乐，不能积精全神，是以半百而衰也。

夫上古圣人之教下也，皆谓之虚邪贼风，避之有时，恬淡虚无，真气从之，精神内守，病安从来？

"虚邪"，虚乡不正之邪风也。"恬"，安静也。"淡"，朴素也。"虚无"，不为物欲所蔽也。言上古之人，得圣人之教化，内修养生之道，外避贼害之邪，所以年皆度百岁而动作不衰。

是以志闲而少欲，心安而不惧，形劳而不倦，气从以顺，各从其欲，皆得所愿。

恬淡无为，是以志闲而少欲矣；精神内守，是以心安而不惧，形劳而不倦矣；真气从之，是以气从以顺矣。五方之民，衣食居处，各从其欲，是以皆得所愿也。

故美其食，任其服，乐其俗，高下不相慕，其民故曰朴。

故者，承上文而言。按《异法方宜论》曰："东方之民，皆安其处，美其食；西方之民，依山陵而居，不衣而褐荐，华食而肥脂；北方之域，其地高陵居，风寒冰冽，其民乐野处而乳食；南方之域，其地下，水土弱，其民嗜酸而食胕；中央者，其地平以湿，其民食杂而不劳。"此五方之民，随天地万物之所生，山川地土之高下，衣食居处，各从其欲，彼此

不相爱慕，故其民曰朴。

是以嗜欲不能劳其目，淫邪不能惑其心。

此复言五方之民，各有嗜欲淫邪而致病。惟上古恬淡之世，民皆安居乐俗，而无外慕之思，故虽有嗜欲淫邪，不能伤其内也。

愚智贤不肖，不惧于物，故合于道。

上古之人，无贵贱贤愚，皆全德不危，故不外惧于物，而合于养生之道焉。〔眉批：上古之人，居禽兽之中，而不惧于物。〕

所以能年皆度百岁，而动作不衰者，以其德全不危也。

德者，所得乎天之明德也。全而不危者，不为物欲所伤也。《庄子》曰："执道者德全，德全者形全。形全者，圣人之道也。"

帝曰：人年老而无子者，材力尽邪？将天数然也？

阴阳者，万物之终始也。此复论男女阴阳气血，有始有终，有盛有衰，各有自然之天数。"材力"，精力也。

岐伯曰：女子七岁，肾气盛，齿更发长；

"更"，平声。"长"，上声。七为少阳之数，女本阴体，而得阳数者，阴中有阳也。人之初生，先从肾始，女子七岁，肾气方盛。肾主骨，齿者骨之余，故齿更。血乃肾之液，发乃血之余，故发长也。按阴阳之道，孤阳不生，独阴不长，阴中有阳，阳中有阴。是以天一生水，地二生火，《离》为女，《坎》为男，皆阴阳互换之道，故女得阳数而男得阴数也。

二七而天癸至，任脉通，太冲脉盛，月事以时下，故有子。

"天癸"，天乙所生之癸水也。"冲脉任脉"，奇经脉也。二脉并起于少腹之内胞中，循腹上行，为经血之海，女子主育胞胎。夫月为阴，女为阴。月，一月而一周天，有盈有亏，故女子亦一月而经水应时下泄也。亏即复生，故于初生之时，男女构精，当为有子，虚则易受故也。

三七肾气平均，故真牙生而长极。

"长"，上声。肾气者，肾脏所生之气也。气生于精，故先天癸至，而后肾气平。肾气足，故真牙生。真牙者，尽根牙也。

四七筋骨坚，发长极，身体盛壮。

肾生骨髓，髓生肝，肝生筋，母子之相生也。女子四七，精血盛极之时，是以筋骨坚，发长极也。血气盛则充肤热肉，是以身体盛壮。

五七阳明脉衰，面始焦，发始堕。

阳明之脉，荣于面，循发际，故其衰也，面焦发堕。夫气为阳，血脉为阴，故女子先衰于脉，而男子先衰于气也。再按足阳明之脉，并冲任夹脐上行，冲任脉虚而阳明脉亦虚矣。〔眉批：女子从阳而衰于阴。〕

六七三阳脉衰于上，面皆焦，发始白。

三阳之脉尽上于头，三阳脉衰，故面皆焦。血脉华于色，血脉衰，故发白也。

七七任脉虚，太冲脉衰少，天癸竭，地道不通，故形坏而无子也。

"地道"，下部之脉道也。《三部九候论》曰："下部地，足少阴也。"癸水藏于肾，天癸竭，是足少阴下部之脉道不通，冲任虚，是以形衰而无子也。

丈夫八岁肾气实，发长齿更；

八为少阴之数，男本阳体而得阴数者，阳中有阴也。

二八肾气盛，天癸至，精气溢泻，阴阳和，故能有子。

《灵枢经》曰："冲脉、任脉，皆起于胞中，上循背里，为经络之海。其浮而外者，循腹右上行，会于咽喉，别而络唇口。血气盛则充肤热肉，血独盛则淡渗皮肤，生毫毛。今妇人之生，有馀于气，不足于血，以其数脱血也。冲任之脉不荣唇口，故须不生焉。"是则男子之天癸，溢于冲任，充肤热肉，而生髭须；女子之天癸，溢于冲任，充肤热肉，为经水下行而妊子也。男子二八，精气满溢，阴阳和合，泻泄其精，故能有子也。

三八肾气平均，筋骨劲强，故真牙生而长极。

"平"，足也。"均"，和也。"极"，止也。故真牙生而筋骨所长，以至于极矣。

四八筋骨隆盛，肌肉满壮。

四居八数之半，是以隆盛之极。

五八肾气衰，发堕齿槁。

肾为生气之原，男子衰于气，故根气先衰，而发堕齿槁也。〔眉批：男子从阴而衰于阳。〕

六八阳气衰竭于上，面焦，发鬓颁白。

根气先衰，而标阳渐竭矣。《平脉篇》曰："寸口脉缓而迟，缓则阳气长，其色鲜，其颜光，其声商，毛发长。"阳气衰，故颜色焦，而发鬓白也。

七八肝气衰，筋不能动，天癸竭，精少，肾脏衰，形体皆极。

肝乃肾之所生，肾气衰，故渐及于肝矣；肝生筋，肝气衰，故筋不能运动；肾主骨，筋骨皆衰，故形体疲极也。

八八则齿发去。

数终衰极，是以不惟颁白枯槁，而更脱落矣。

肾者主水，受五脏六腑之精而藏之，故五脏盛乃能泻。今五脏皆衰，筋骨解堕，天癸尽矣，故发鬓白，身体重，行步不正，而无子耳。

此复申明先天之癸水，又藉后天之津液所资益也。肾者主水，言肾脏之主藏精水也。受五脏六腑之精而藏之者，受后天水谷之精也。盖五味入胃，各归所喜，津液各走其道，肾为水脏，受五脏之精而藏之，肾之精液入心化赤而为血，流溢于冲任，为经血之海，养肌肉，生毫毛，所谓流溢于中，布散于外者是也。故曰："天癸者，天乙所生之精也。"是以男子天癸至，而精气溢泻，肾之精化赤为血，溢于冲任，生髭须。女子天癸至，而月事以时下，故精血皆谓之天癸也。再按经云："荣血之道，内谷为宝，谷入于胃，乃传之肺，流溢于中，布散于外。专精者，行于经隧，常荣无已。"男子八八，女子七七，天地之数终，而天癸绝，然行于经隧之荣血未竭也。是以老年之人，能饮食而脾胃健者，尚能有筋骨坚强，气血犹盛。此篇论天癸绝而筋骨衰，其后天水谷之精，又不可执一而论也。再按女子过七七而经淋不绝者，此系行于经隧之血，反从冲任而下，是以面黄肌瘦，骨惫筋柔，当知经隧之血，行于脉中，冲任之血，兼渗于脉外。

帝曰：有其年已老而有子者何也？岐伯曰：此其天寿过度，气脉常通，而肾气有馀也。此虽有子，男不过尽八八，女不过尽七七，而天地之精气皆竭矣。

此复申明天地阴阳之数，止尽终于七七八八也。"天寿过度"，先天所秉之精气盛也。"气脉常通"，后天之地道尚通也。是以肾气有馀而有子，此虽有子，然天地之精气，尽竭于七八之数者也。

帝曰：夫道者，年皆百数，能有子乎？岐伯曰：夫道者，能却老而全形身，年虽寿，能生子也。

此承上文而言，惟修道者，能出于天地阴阳之数也。

黄帝曰：余闻上古有真人者，提挈天地，把握阴阳，呼吸精气，独立守神，肌肉若一，故能寿敝天地，无有终时，此其道生。

"上古真人者"，言所生之来，自然合道，而能全其天真之人也。天真完固，故能斡旋造化，燮理阴阳，吐纳精气，与道独存，守神全形，是以肌肤若冰雪，绰约如处子，寿过天地，无有终极之时。此由道之所生，故无为而道自合也。玉师曰：天命之性，复归于无极，是谓真人。佛老以真空见性，本经谓空中有真。

　　中古之时，有至人者，淳德全道，和于阴阳，调于四时，去世离俗，积精全神，游行天地之间，视听八达之外。此盖益其寿命而强者也，亦归于真人。

　　"中古至人者"，谓有为以入道，而能全所生之天真者也。天真虽泄，复能修德全道，积精养神，故令神气充塞于天地之间，耳目聪明于八达之外，此盖从修炼保固得来，亦能复完天真，而同归大道。夫真人者，得先天之真者也；至人者，得后天乙气者也。其趋则一，故亦归于真人。〔眉批：《南华经》曰：不离于真，谓之至人。〕

　　其次有圣人者，处天地之和，从八风之理，适嗜欲，于世俗之间，无恚嗔之心，行不欲离于世，被服章，举不欲观于俗，外不劳形于事，内无思想之患，以恬愉为务，以自得为功，形体不敝，精神不散，亦可以百数。

　　至人真人者，去世离俗，修道全真，无妻室之爱，无嗜欲之情，所谓游方之外，高出人类者也。"圣人者"，处天地之内，顺八方之理，教以人伦，法于制度，黻冕于朝堂之上，不欲离于世俗章服，无为而治，不劳其形，随机而应，不役其神，此治世之圣人也，亦可以优游泮涣而长享百年矣。如五帝三皇，周公孔子，寿不越百岁，而灵明真性与太虚同体，万劫常存。

　　其次有贤人者，法则天地，像似日月，辨列星辰，逆从阴阳，分别四时，将从上古，合同于道，亦可使益寿而有极时。

　　"贤人者"，处尘俗之内，鲜拘蔽之习，取法天地，如日月之光明，推测象纬，顺逆二气，序别四时，将与上古天真之圣，同合于道，亦可使益寿，而至于寿敝天地之极。此修道之贤人，而由人以合天，超凡以至圣者也。此帝勉人修为，而不得以凡庸自弃，故《移精变气章》曰："去故就新，乃得真人。"

四气调神大论篇第二

神藏于五脏，故宜四气调之。脾不主时，王于四季月。

春三月，此谓发陈。

"发"，启也。"陈"，故也。春阳上升，发育万物，启故从新，故曰发陈。

天地俱生，万物以荣。

天地之气，俱主生发，而万物亦以生荣。

夜卧早起，广步于庭。

"夜卧早起"，发生气也。"广"，宽缓也。所以运动生阳之气。

被发缓形，以使志生。

东方风木之气，直上巅顶。被发者，疏达肝木之气也。"缓"，和缓也。举动舒徐，以应春和之气。志者，五脏之志也。志意者，所以御精神，收魂魄，适寒温，和喜怒者也，是以四时皆当从其志焉。

生而勿杀，予而勿夺，赏而勿罚。

"予"，与同。皆所以养生发之德也。故君子启蛰不杀，方长不折。

此春气之应，养生之道也。

四时之令，春生夏长，秋收冬藏，此春气以应养生之道。

逆之则伤肝，夏为寒变，奉长者少。

"逆"，谓逆其生发之气也。肝属木，王于春，春生之气逆则伤肝，肝伤则至夏为寒变之病，因奉长者少故也。盖木伤而不能生火，故于夏月火令之时，反变而为寒病。

夏三月，此为蕃秀。

"蕃"，茂也。阳气浮长，故为茂盛而花秀也。

天地气交，万物花实。

夏至阴气微上，阳气微下，故为天地气交。阳气施化，阴气结成，成化相合，故万物花实也。

夜卧早起，无厌于日。

"夜卧早起"，养长之气也。无厌于长日，气不宜惰也。

使志无怒，使花英成秀。

长夏火土用事，怒则肝气易逆，脾土易伤，故使志无怒，而使花英成秀。花者，心之花，言神气也。

使气得泄，若所爱在外。

夏气浮长，故欲其疏泄，气泄则肤腠宣通，时气疏畅，有若好乐之在外也。

此夏气之应，养长之道也。

"长"，上声。凡此应夏气者，所以养长气之道也。

逆之则伤心，秋为痎疟，奉收者少，冬至重病。

心属火，王于夏，逆夏长之气，则伤心矣。心伤至秋为痎疟，因奉收者少故也。盖夏之阳气，浮长于外，至秋而收敛于内，夏失其长，秋何以收？至秋时阴气上升，下焦所出之阴，与上焦所逆之阳，阴阳相搏，而为寒热之阴疟也。夫阳气发原于下焦阴脏，春生于上，夏长于外，秋收于内，冬藏于下。今夏逆于上，秋无以收，收机有碍，则冬无所藏，阳不归原，是根气已损，至冬时寒水当令，无阳热温配，故冬时为病，甚危险也。有云："逆夏气则暑气伤心，至秋成痎疟。"此亦邪气伏藏于上，与阳气不收之义相同，但四时皆论脏气自逆，而不涉外淫之邪，是不当独以夏时为暑病也。

秋三月，此为容平。

"容"，盛也。万物皆盛实而平定也。

天气以急，地气以明。

寒气上升，故天气以急。阳气下降，故地气以明。

早卧早起，与鸡俱兴。

鸡鸣早而出埘晏，与鸡俱兴，与春夏之早起少迟，所以养秋收之气也。

使志安宁，以缓秋刑。

阳和日退，阴寒日生，故使神志安宁，以避肃杀之气。

收敛神气，使秋气平，无外其志，使肺气清。

皆所以顺秋收之气，而使肺金清净也。

此秋气之应，养收之道也。

凡此应秋气者，所以养收气之道也。

逆之则伤肺，冬为飧泄，奉藏者少。

"飧"，音孙。肺属金，王于秋，逆秋收之气，则伤肺矣；肺伤，至冬为飧泄之病，因奉藏者少故也。盖秋收而后冬藏，阳藏于阴，而为中焦釜底之燃，以腐化水谷，秋失其收，则奉藏者少，至冬寒水用事，阳气下虚，则水谷不化而为飧泄矣。

冬三月，此为闭藏。

万物收藏，闭塞而成冬也。

水冰地坼，无扰乎阳。

"坼"，音折。"坼"，裂也。阳气收藏，故不可烦扰，以泄阳气。

早卧晚起，必待日光。

"早卧晚起"，顺养闭藏之气，必待日光，避寒邪也。

使志若伏若匿，若有私意，若已有得。

"若伏若匿"，使志无外也。"若有私意，若已有得"，神气内藏也。夫肾藏志，心藏神，用三"若"字者，言冬令虽主闭藏，而心肾之气，时相交合，故曰私者，心有所私得也。

去寒就温，无泄皮肤，使气亟夺。

"去寒就温"，养标阳也。肤腠者，阳气之所主也。夫阳气根于至阴，发于肤表，外不固密，则里气亟起以外应，故无泄皮肤之阳，而使急夺其根气也。此言冬令虽主深藏，而标阳更宜固密。

此冬气之应，养藏之道也。

凡此应冬气者，所以养藏气之道也。

逆之则伤肾，春为痿厥，奉生者少。

肾属水，王于冬，逆冬藏之气则伤肾，肾气伤，至春为痿厥之病，因奉生者少故也。盖肝木生于冬水，主春生之气而养筋，筋失其养则为痿，生气下逆则为厥。

天气清净光明者也。

上节论顺四时之气，而调养其神，然四时顺序，先由天气之和，如天地不和，则四时之气亦不正矣。故以下复论天地之气焉。

藏德不止，故不下也。

上天之气，至清净光明，然明德惟藏，而健运不息者也。夫天气下降，地气上升，斯成地天之泰，惟其运用不止，故不必下而后谓之下也。盖言天气布于六合九州，化生万物，而体位仍尊高也。

天明则日月不明，邪害空窍。

天气至光明者也。明德藏隐，故昼明者日焉，夜明者月焉。若不藏而彰著于外，是天明而日月不明矣。天德不藏，则虚其清净高明之体，而邪乘虚以害之，故曰："天运当以日光明，阳因而上，卫外者也。"如人之阳不固密于上，不卫护于外，则邪走空窍而为害矣。此言天包乎地，阳抱于阴，然当藏隐固密，而不宜外张下泄者也。

阳气者闭塞，地气者冒明。

"阳气者"，天气也。此承上文而复言天德惟藏，无运用不息之机，则地气上乘，而昏冒其光明矣。上节言虚其藏德之体，此节言失其不止之机。

云雾不精，则上应白露不下。

地气升而为云为雾，天气降而为雨为露，云雾不精，是地气不升也。地气不升，则天气不降，是以上应白露不下。上节言天气闭塞，此节言地气伏藏，天地不交而为《否》矣。

交通不表，万物命故不施，不施则名木多死。

"表"，外也，扬也。言天地之气，虽上下交通，而不表彰于六合九州之外，则万物之命，不能受其施化矣。不施则名木多死，盖木为万物之始生也。上节言不交通于上下，此节言不运用于四方。

恶气不发，风雨不节，白露不下，则菀槁不荣。

"菀"，音郁，"菀"，茂木也。"槁"，禾秆也。上节言天地之气不施，则名木多死；此复言四时之气不应，则草木不荣。盖天地之气不和，而四时之气亦不正矣。"恶气"，忿怒之气也。《脉要精微论》曰："彼秋之忿，成冬之怒。""恶气不发"，则失其劲肃严凛之令矣；"风雨不节"，则失其温和明曜之政矣；"白露不下"，则无溽蒸湿泽之濡矣。四时失序，虽茂木嘉禾，而亦不能荣秀也。按岁运四之气，大暑、立秋、处暑、白露，乃太阴湿土主气，盖湿热之气上蒸，而后清凉之露下降。故曰恶气不发者，言秋冬之令不时也；风雨不节者，言春夏之气不正也；白露不下者，言长夏之气不化也。莫仲超曰："菀"，郁也。"槁"，枯也。言四时之气不行，则草木枯槁而不荣。

贼风数至，暴雨数起，天地四时不相保，与道相失，则未央绝灭。

"数"，音朔。"贼风数至"，阳气不正，而太过也；"暴雨数起"，阴气不正，而偏胜也。此总结上文而言，天地四时不相保其阴阳和平，而又失其修养之道，则未久而有绝灭之患矣。

唯圣人顺之，故身无奇病，万物不失，生气不竭。

唯圣人能顺天地四时之不和，而修养其神气，故无奇暴之害。夫万物有自然之生气，虽遇不正之阴阳而不至于绝灭，惟人为嗜欲所伤，更逆其时则死，圣人内修养生之道，外顺不正之时，与万物不失其自然，而生气不绝也。朱济公曰："此即与万物浮沉于生长之门义。此言万物之有生气，后言万物之有根本。"

逆春气，则少阳不生，肝气内变；逆夏气，则太阳不长，心气内洞；逆秋气，则太阴不收，肺气焦满；逆冬气，则少阴不藏，肾气独沉。

此论阴阳之气随时出入，逆则四时所主之脏自病于内也。少阳主春生之气，春气逆则少阳不生，致肝气郁而内变矣；太阳主夏长之气，太阳不长，则心气虚而内洞矣；太阴主秋收之气，太阴不收，则肺叶热焦而胀满矣；少阴主冬藏之气，少阴不藏，则肾气虚而独沉矣。首论所奉者少，而所生之脏受病，此论四时之气逆，而四时所主之脏气，亦自病焉。济公曰："少阳主厥阴中见之化，故少阳不生，而肝气内变。心为阳中之太阳，故太阳不长，而心气内虚。"

夫四时阴阳者，万物之根本也。所以圣人春夏养阳，秋冬养阴，以从其根。

四时阴阳之气，生长收藏，化育万物，故为万物之根本。春夏之时，阳盛于外而虚于内；秋冬之时，阴盛于外而虚于内。故圣人春夏养阳，秋冬养阴，以从其根而培养也。杨君举问曰："上节言秋冬之时，阴主收藏。此复言秋冬之时，阴盛于外。阴阳之道，有二义欤？"曰："天为阳，地为阴，天包乎地之外，地居于天之中，阴阳二气，皆从地而出，复收藏于地中。故曰未出地者，名曰阴中之阴；已出地者，名曰阴中之阳。所谓阴主收藏者，收藏所出之阳气也。

故与万物浮沉于生长之门。

万物有此根而后能生长，圣人知培养其根本，故能与万物同归于生长之门。济公曰："阴阳出入，故谓之门。"

逆其根，则伐其本，坏其真矣。

根者，如树之有根；本者，如树之有干。真者，如草木之有性命也。逆春气则少阳不生，逆夏气则太阳不长，所谓逆其根矣；逆春气则奉长者少，逆夏气则奉收者少，所谓逆其根则伐其本矣。逆之则灾害生，逆之则死，是谓坏其真矣。

故阴阳四时者，万物之终始也，死生之本也。逆之则灾害生；从之则苛疾不起，是谓得道。道者，圣人行之，愚者佩之。

言天地之阴阳四时，化生万物，有始有终，有生有死，如逆之则灾害生，从之则苛疾不起，是谓得阴阳顺逆之道矣。然不能出于死生之数，惟圣人能修行其道，积精全神，而使寿敝天地，无有终时。愚者止于佩服而不能修为，是知而不能行者，不可谓得道之圣贤也。

从阴阳则生，逆之则死。从之则治，逆之则乱。反顺为逆，是谓内格。

上节言天地四时之阴阳，有顺逆死生之道。此复言吾身中之阴阳，亦有顺逆死生之道焉。盖天地之阴阳，不外乎四时五行，而吾身之阴阳，亦不外乎五行六气，是以顺之则生，逆之则死。所谓顺之者，阴阳相合，五气相生，东方肝木，而生南方心火，火生脾土，土生肺金，金生肾水，水生肝木。五脏相通，移皆有次，若反顺为逆，是谓内格。内格者，格拒其五脏相生之气，而反逆行也。

是故圣人不治已病治未病，不治已乱治未乱。此之谓也。夫病已成而后药之，乱已成而后治之，譬犹渴而穿井，斗而铸锥，不亦晚乎？

《金匮玉函》曰："上工治未病，何也？"师曰："夫治未病者，见肝之病，知肝传脾，当先实脾。"盖不使脾受逆气，而使肝气仍复顺行于心，是反逆为顺，反乱为治者也。若五脏之气已乱，而五脏之病已成，然后治之，是犹渴而穿井，战而铸兵，无济于事矣。按此篇以天地之阴阳四时，顺养吾身中之阴阳五脏，盖五脏以应五行四时之气者也。《玉机论》曰："五脏相通，移皆有次，五脏有病，则各传其所胜。故所谓顺者，四时五脏之气，相生而顺行也；逆者，五脏四时之气，相胜而逆行也。"

生气通天论篇第三

　　黄帝曰：夫自古通天者，生之本，本于阴阳。天地之间，六合之内，其气九州九窍、五脏十二节，皆通乎天气。

　　凡人有生，受气于天，故通乎天者，乃所生之本。天以阴阳五行化生万物，故生之本，本乎阴阳也。是以天地之间，六合之内，其地气之九州，人气之九窍五脏十二节，皆通乎天气。十二节者，骨节也。两手两足各三大节，合小节之交，共三百六十五会。《灵枢经》曰："地有九州，人有九窍；天有五音，人有五脏；岁有十二月，人有十二节；岁有三百六十五日，人有三百六十五节；地有十二经水，人有十二经脉。盖节乃神气之所游行，故应天之岁月；脉乃血液之所流注，故应地之经水；九窍乃脏气之所出入，五脏乃阴阳二气之所舍藏，故皆通乎天气。此篇论阴阳二气，与天气相通，故曰地之九州，人之五脏。天为阳，是以先论阳而后论阴也。朱济公曰："天乙生水，气乃坎中之满也。曰自古者，言自上古天真所生之气也。本乎阴阳者，天真之有阴有阳也。"

　　其生五，其气三，数犯此者，则邪气伤人，此寿命之本也。

　　天之十干，化生地之五行，故曰其生五。地之五行，上应三阴三阳之气，故曰其气三。三阴者，寒燥湿也。三阳者，风火暑也。如不能调养，而数犯此三阴三阳之气者，则邪气伤人，而为病矣。夫人禀五行之气而生，犯此五行之气而死，有如水之所以载舟，而亦能覆舟，故曰此寿命之本也。

　　苍天之气清净，则志意治，顺之则阳气固，虽有贼邪，弗能害也，此因时之序。故圣人传精神，服天气，而通神明。

　　生气通乎天，是以苍天之气清净，则人之志意亦治。人能顺此清净之气，而吾身之阳气外固，虽有贼邪，勿能为害，此因四时之序，而能调养者也。故圣人运精育神，餐服苍天之清气，以通吾之神明。

　　失之则内闭九窍，外壅肌肉，卫气散解，此谓自伤，气之削也。

　　逆苍天清净之气，则九窍内闭，肌肉外壅，卫外之阳气散解，此不能顺天之气而自伤，以致气之消削，盖人气通乎天，逆天气则人气亦逆矣。

〔眉批：上章言天地四时之气不正，而圣人犹能调养。此言苍天之气清净，而庸人失之，故谓自伤也。〕

阳气者，若天与日，失其所则折寿而不彰。故天运当以日光明，是故阳因而上，卫外者也。

上节言顺苍天之气，以养吾身之阳。此复言人之阳气，又当如天与日焉。若失其所居之位，所运之机，则短折其寿而不能彰著矣。夫天气，清净光明者也，然明德惟藏，而健运不息，故天运当以日光明。天之藏德不下，故人之阳气亦因而居上；天之交通，表彰于六合九州之外，故人之阳气所以卫外者也。太阳主天，合少阴之君火而主日，故曰若天与日。〔眉批：阳气者，太阳也。〕

因于寒，欲如运枢，起居如惊，神气乃浮。

夫阳气生于至阴，由枢转而外出，风寒之邪，皆始伤皮毛气分，是故因于寒而吾身之阳气，当如运枢以外应，阳气司表，邪客在门，故起居如惊，而神气乃浮出以应之。"神气"，神脏之阳气也。莫仲超曰："此节运枢，照应后之开阖，太阳主表主开，而本于下焦之寒水，故欲从枢而后出。又曰："按《伤寒》始伤皮毛气分，得阳气以化热，热虽盛不死，此能运枢而外应者也。如太阳病，发热头痛，脉反沉，当救其里，此神气不能运浮于外，故急用干姜、附子，以救在里之阳气而外出焉。夫在天阴寒之邪，藉吾身之阳气以对待，故因于寒者，欲其阳气如此而出，所谓阳因于上，卫外者也。"太阳之气上合心神而外浮，故曰神气乃浮。

因于暑，汗，烦则喘喝，静则多言，体若燔炭，汗出而散。

天之阳邪，伤人阳气，气伤外弛，故汗出也。气分之邪热，则迫及所生，心主脉，故心烦；肺乃心之盖，故烦则喘喝也。如不烦而静，此邪仍在气分而气伤，神气虚，故多言也。《脉要精微论》曰："言而微，终日乃复言者，此夺气也。"天之阳邪，伤人阳气，两阳相搏，故体若燔炭。阳热之邪，得吾身之阴液而解，故汗出乃散也。按《伤寒论》曰："病常自汗出者，此卫气不和也。复发其汗，营卫和则愈。"故因于暑而汗出者，暑伤阳而卫气不和也。汗出而散者，得营卫和而汗出乃解也。〔眉批：因于寒邪，运阳气以外御，因于暑邪，得阴液而散解。是以圣人陈阴阳，和血气，虽有贼邪，勿能为害。〕

因于湿，首如裹，湿热不攘。大筋缓短，小筋弛长，缓短为拘，弛长为痿。

緛，音软。此言湿伤阳气，而见证之如此也。阳气者，若天与日，因而上者也。伤于湿者，下先受之，阴病者，下行极而上，阴湿之邪，上干阳气而冒明，故首如裹也。湿伤阳气，则因阳而化热矣。阳气者，柔则养筋，阳气伤而不能荣养于筋，故大筋緛短，小筋弛长。盖大筋连于骨节之内，故郁热而緛短；小筋络于骨肉之外，故因湿而弛长。短则缩急而为拘挛，长则放纵而为痿弃。此言寒暑湿邪，伤人阳气者如此。〔眉批：因湿而化热。〕

因于气为肿，四维相代，阳气乃竭。

此总结上文而言，因外淫之邪有伤于气，则为肿矣。《阴阳别论》曰："结阳者，肿四肢。"盖阳气伤而不能运行，则荣血涩而为肿矣。"四维"，四肢也。四肢为诸阳之本，气为邪伤，是以四肢之阳，交相代谢，而阳气乃竭也。朱济公曰："四维，四时也。《至真要论》曰：'谨按四维，斥候皆归，其终可见，其始可知'。盖手足三阳之气，王于四时，有盛有衰，如四时之代谢，故曰四维相代也。"又问曰："六淫之邪，止言三气者，何也？"曰："六气生于五行，暑热总属于火，阳气与卫气各有分别，风伤卫而兼伤阳，故另提曰风客淫气。经曰：'燥胜则干。'燥淫之邪，伤人血液而不伤气。"

阳气者，烦劳则张，精绝，辟积于夏，使人煎厥，目盲不可以视，耳闭不可以听，溃溃乎若坏都，汩汩乎不可止。

"汩"，音骨。此言烦劳而伤其阳气也。按《金匮要略》云："劳之为病，其脉大，手足烦，春夏剧，秋冬瘥，阴寒精自出，酸削不能行。"盖阴阳之要，阳密乃固。烦劳则阳气外张，阴不得阳之温固，则精自出而绝于内矣。秋冬之阳气，内而收藏，夏则阳气张浮于外，故益虚而煎厥也。精气虚，故目盲不可以视，耳闭不可以听也。膀胱者，州都之官，精液藏焉，而又属太阳之腑，太阳为诸阳主气，阳气伤则坏其腑矣。"溃"，漏也。言其州都之坏，而不能藏精。"汩"，流貌。言其阴寒精出，而不可止也。

阳气者，大怒则形气绝，而血菀于上，使人薄厥。有伤于筋，纵，其若不容。

"菀"，于远切。此因怒而伤其阳气也。阳气者，通会于皮肤腠理之间，大怒则气上逆，而形中之气，绝其旋转之机矣。"菀"，茂貌。血随气行，而茂于上矣。"薄"，迫也。气血并逆，而使人迫厥也。阳气者，柔主养筋。血脉者，所以濡筋骨，利关节者也。阳气伤而血逆于上，则有伤于筋矣。筋伤而弛纵，则四体有若不容我所用也。前节论外因而伤其阳气，此因劳伤大怒，而亦伤其阳气焉。

汗出偏沮，使人偏枯。汗出见湿，乃生痤痱。高粱之变，足生大疔，受如持虚。劳汗当风，寒迫为皶，郁乃痤。

"沮"，音疽。"痤"，才何切。"坐"，平声。"痱"，音费。"皶"，织加切，音柞。"沮"，湿也。"痤"，小疖也。"痱"，如疹之类，"皶"，面鼻赤瘰也。此言阳气者，外卫于皮肤，充塞于四体，若天气之运用于六合九州之外，而为阴之固也。如汗出而止，半身沮湿者，是阳气虚而不能充身遍泽，必有偏枯之患矣。如汗出见湿，湿热郁于皮肤之间，则生痤痱矣。"高粱"，厚味也，味厚伤形，气伤于味，形气伤则肌腠虚矣。膏粱所变之热毒，逆于肉理而多生大疔，盖肤腠虚则热毒乘之，有如持虚之器而受之也。劳汗当风，寒湿迫于皮肤之间，则为皶、为痤矣。夫皶与痤、痱，乃血滞于肤表之轻证，盖言阳气外卫于皮肤之血，为邪所迫，则淡渗于皮毛之间，而为病矣。故曰汗出偏沮，使人偏枯者，言阳气之若天与日，宜普遍于九州也。乃生痤痱，寒薄为皶者，言阳气之外卫，而在于皮毛之间也。膏粱之变，足生大疔者，言阳气之通会于腠理也。朱济公曰："经云：'微者，卫气疏，疏则其肤空。'"又曰："腠理者，三焦通会元真之处。夫形食味，形气虚则膏粱之味毒乘之，故曰受如持虚。"〔眉批：疔毒在肌腠之气分，故宜发汗为良法。〕

阳气者，精则养神，柔则养筋。

承上文而言，阳气者，内养五脏之神，出而荣养筋骨，非只通会于肌腠，外卫于皮毛。盖有开有阖，有出有入者也。本经曰："五味入口，藏于肠胃，味有所藏，以养五气，气和而生，津液相成，神乃自生。"阳气者，水谷之精也，故先养于五脏之神。柔者，少阳初生之气也，初出之微阳而荣养于筋，是以少阳之生筋也。莫子晋问曰："首论神气本于天真，奚又属五味之所生养？"曰："精气神，皆有先天，有后天。先天之神气，又藉后天水谷之所资生而资养，故曰两精相搏谓之神。两精者，天乙之精，水谷之精也。"〔眉批：《平人篇》曰："神者，水谷之精气也。"〕

开阖不得，寒气从之，乃生大偻。陷脉为瘘，留连肉腠。俞气化薄，传为善畏，乃为惊骇。荣气不从，逆于肉理，乃生痈肿。

开者，一日而主外。阖者，暮而收引也。如失其开阖之机，则寒气从而内薄矣。背为阳，阳虚则寒邪痹闭于背，而形体为之俯偻，《金匮》所谓痹夹背行是也。如阳虚不能为荣血之卫，邪陷于脉中而为瘘，留连于肉腠之间，《金匮》所谓"马刀侠瘿"是也。如经俞之气化虚薄，则传入于内，而干及脏神矣。心主脉，神伤则恐惧自失。肝主血，故其病发惊骇也。《金匮要略》云："经络受邪入脏腑，为内所因，邪入于经俞，故内干藏气也。如邪逆于肉理气分，而阴阳不和，则生痈肿。经曰："阳气有余，荣气不行，乃发为痈。阴阳不通，两热相搏，乃化为脓。"此言阳气不固，致邪迫于所养之筋而为偻，内及于所养之神而为惊、为畏，重阳气之外卫也。济公曰："外卫者，首重皮毛，皮毛不固，则入于肉理脉络矣。"莫子晋曰："膏粱之变，逆于肉理，乃生大疔。外淫之邪，逆于肉理，乃生痈肿。"皮毛肉理皆阳气之所主，故曰清净则肉腠闭拒，邪弗能害。如肌腠固密，即邪伤皮毛，只不过痤痱之轻疾耳。〔眉批：能开阖而后能运枢，舍运枢则开阖不得，是以因于寒，而寒气从之内入矣。开阖枢者，三阳之气，非卫气也。然太阳主表，而为诸阳主气，故又重于太阳之开。〕

魄汗未尽，形弱而气烁，穴俞以闭，发为风疟。

上二"俞"字，并音输。此言表气与邪气，并陷于肌腠之间而为疟也。肺主皮毛，魄汗未尽，表邪未去也。"形弱"，肌腠虚也。腠理空疏，则表阳邪气，同陷于其间，寒邪在表，则随阳而化热，故气烁也。邪虽陷弱肌腠，而表气不入于经，是以穴俞以闭。"风疟"，但热不寒之疟也。表阳之邪，与卫气相遇，则发热也。夫表气者，太阳之气也。肌腠之气者，五脏元真之气也。《金匮要略》曰："腠者，三焦通会元真之处。"又曰："五脏元真通畅，人即安和。"《灵枢经》曰："三焦膀胱者，腠理毫毛其应。"盖三焦之气通腠理，太阳之气主皮毛，是以表气邪气，陷入于肌腠，则伤元真之气，而太阳之气仍在外也。如肌腠之邪，留而不去，则转入于经俞，盖五脏经气之相合也。此节论表气实而肌气虚，是以表气同邪并陷于肌腠之间，太阳之气与五脏之经不相合，故穴俞以闭也。此注当与《伤寒论》注疏合看。〔眉批：上节言阳气之不得从阖而开，致邪入陷于经俞。此言穴俞固闭，则邪止在气分，而为风疟，阴阳俱当固密者也。〕

故风者，百病之始也。清静则肉腠闭拒，虽有大风苛毒，弗之能害，此因时之序也。

此重调养元真之气，而肌腠之宜闭密也。夫寒暑始伤于皮毛，风邪直透于肌腠。风者，善行而数变，入于肌腠则及经脉，或为热中，或为寒中，或为偏枯，或成积聚，或入腑而生，或干藏而死，邪气淫佚，不可胜论，故曰："风者百病之始也。"人能顺苍天清净之气，而调摄其元神，则肉腠固密，虽有大风苛毒，勿之能害，此因四时之序而能顺养者也。夫肌腠之气，乃五脏之元真，故宜顺四时五行之气而调养。《要略》云："若使五脏元真通畅，人即安和，不使形体有衰，病即无由入其腠理。"前节论寒暑湿邪伤其表阳，故毋烦劳而伤其阳。此论风邪直伤于肌腠，又当因密其元真也。

故病久则传化，上下不并，良医勿为。故阳蓄积病死，而阳气当隔，隔者当泻，不亟正治，粗乃败之。

病久者，邪留而不去也。传者，始伤皮毛；留而不去，则入于肌腠；留而不去，则入于经脉冲俞；留而不去，则入于募原脏腑。化者，或化而为寒，或化而为热，或化而为燥结，或化而为湿泻。盖天有六淫之邪，而吾身有六气之化也。久而传化，则上下阴阳不相交并，虽有良工，勿能为已。故病在阳分，而蓄积至死者，以其病久而传化也。故病在阳分，而良工当亟助阳气，以隔绝其邪，勿使其传化，隔者当泻却其邪，更勿使其留而不去也。若不急用此正治之法，皆粗工之败乃事也。

故阳气者，一日而主外，平旦人气生，日中而阳气隆，日西而阳气已虚，气门乃闭。是故暮而收拒，无扰筋骨，无见雾露，反此三时，形乃困薄。

总结上文，而言阳气之有开有阖，然又重其卫外而为固也。《灵枢经》云："春生夏长，秋收冬藏。是气之常也，人亦应之。以一日分为四时，朝则为春，日中为夏，日入为秋，夜半为冬。朝则人气始生，故旦慧；日中人气长，长则胜邪；夕则人气始衰，夜半人气入脏。"是故暮而收敛其气，隔拒其邪。"无扰筋骨"，无烦劳也。"无见雾露"，宜清净也。若反此而欲如三时之动作，则形体乃为邪所困薄矣。"气门"，玄府也。"三时"，平旦、日中、日西也。〔眉批：皮毛曰表，肌腠曰外，邪在肌腠则入于俞，如邪在太阳，虽陷于肌腠而不入于俞也。在肌腠络脉曰形。又：一呼一吸，有开有阖；一昼一夜，有开有阖。〕

岐伯曰：阴者，藏精而起亟也；阳者卫外而为固也。

生之本，本于阴阳，阳生于阴也，故帝先论阳而伯复论其阴焉。

"亟"，数也。阴者，主藏精，而阴中之气，亟起以外应；阳者主卫外，而为阴之固也。"数"，音朔。

阴不胜其阳，则脉流薄疾，并乃狂。

气为阳，血脉为阴，阳盛而阴不能胜之，则脉行急迫也。阳盛则狂，阳甚而自亦为病，故曰并乃狂。

阳不胜其阴，则五脏气争，九窍不通。

五脏为阴，九窍为水注之气，乃精气所注之门户。如阴甚而阳不能胜之，则五脏之气交争于内，而九窍为之不通，盖五脏之气出而为阳，在内为阴也。夫脏为阴，精血为阴；气为阳，九窍为阳；内为阴，外为阳。五脏主藏精者也，膀胱者，州都之官，精液藏焉。表阳之气生于膀胱之精水，肌腠之气乃五脏之元真，是阳气生于阴精也。故曰："生之本，本于阴阳。""阴者，藏精而起亟也。"下经云："阳予之正，阴为之主。"盖阳气出而卫外，内则归阴，一昼一夜，有开有阖，如四时寒暑之往来，是为阴阳之和平也。

是以圣人陈阴阳，筋脉和同，骨髓坚固，气血皆从。如是，则内外调和，邪不能害，耳目聪明，气立如故。

"陈"，敷布也。阳气者养筋，阴气者注脉。少阳主骨，少阴主髓，气为阳，血为阴，圣人能敷陈其阴阳和平，而筋脉骨髓气血，皆和顺坚固矣。内为阴，外为阳，如是则外内之阴阳调和，而邪勿能害。精气注于耳，血气注于目，邪不外淫则阴气内固，是能耳目聪明，气立如故也。本经曰："根于中者，命曰神机；根于外者，命曰气立。"又曰："出入废，则神机化灭；升降息，则气立孤危。"惟圣人敷陈其阴阳，使升降出入，外内调和，是以气立如故也。〔眉批："立"，建也，坚也。言能建立坚固于外。〕

风客淫气，精乃亡，邪伤肝也。

此复申明阳者卫外，而为阴之固也。风为阳邪，客于肤表，则淫伤于气矣。阳气伤，则阴寒精自出矣。风木之邪，内通肝气，肝主藏血，肝气受邪，则伤其血矣。此言阳为阴藏精血之固。

因而饱食，筋脉横解，肠澼为痔。因而大饮，则气逆。因而强力，肾气乃伤，高骨乃坏。

承上文而言，阳气伤而不能为阴之固，致精血有伤而复饱食强力，故见证之如此也。夫肝主血而主筋，食气入胃，散精于肝，淫气于筋，邪伤肝而复饱食，不能淫散其食气，而筋脉横解于下矣。食气留滞，则湿热之气，澼积于阳明大肠而为痔。盖肠胃相通，入胃之食，不能上淫，则反下泆矣。夫饮入于胃，脾为输转，肺气通调，肺主周身之气，气为邪伤而复大饮，则水津不能四布而气反逆矣。夫精已亡而复强用其力，是更伤其肾气矣。"高骨"，腰高之骨。腰者，肾之府。高骨坏而不能动摇，肾将惫矣。此言外淫之邪，伤人阳气，复因饮食劳伤，而更伤其阴也。

凡阴阳之要，阳密乃固。

此总结上文之义，而归重于阳焉。盖阳密则邪不外淫，而精不内亡矣；无烦劳则阳不外张，而精不内绝矣。

两者不和，若春无秋，若冬无夏。因而和之，是为圣度。

此复言阴阳和平，而后能升降出入。如两者不和，有若乎惟生升而无收降，惟闭藏而无浮长矣。故必因而和之，是谓圣人调养之法度。此复结阳气之有开有合，惟圣人能陈阴阳，而内外调和也。张二中曰："《丹书》云：'一阴一阳谓之道，偏阴偏阳谓之疾。'故圣人和合阴阳之道，以平四时之气者也。"

故阳强不能密，阴气乃绝。

"阳强"，邪客于阳而阳气盛也。阳病而不能为阴之固密，则阴气乃绝于内矣。此复结风客淫气精乃亡也。

阴平阳秘，精神乃治；阴阳离决，精气乃绝。

调养精气神者，当先平秘其阴阳，惟圣人能敷陈其阴阳之和平也。〔眉批：阳者神气，阴者精气，欲养此精气神者，当平秘其阴阳。〕

因于露风，乃生寒热。是以春伤于风，邪气留连，乃为洞泄；夏伤于暑，秋为痎疟；秋伤于湿，上逆而咳，发为痿厥；冬伤于寒，春必病温。

"露"，阴邪也。"风"，阳邪也。"汗"，阴病也。"热"，阳病也。言阴阳不能固密，则在天阴阳之邪，伤吾身之阴阳，而为寒热病矣。是以有伤四时之阳邪，而为阴病者；伤四时之阴邪，而为阳病者，皆吾身中之阴阳，上下出入而变化者也。夫喉主天气，咽主地气，阳受风气，阴受湿气。伤于风者，上先受之；伤于湿者，下先受之。阳病者，上行极而下，是以春伤于风，乃为洞泄；阴病者，下行极而上，是以秋伤于湿，上逆而咳，此阴阳上下之相乘也。夏伤于暑，暑汗不泄，炎气伏藏，秋时阴气外出，与热相遇，发为痎疟；冬伤于寒，邪不即发，寒气伏藏，春时阳气外出，邪随气而化热，发为温病，此阴阳出入之气化也。夫风为阳邪，洞泄，阴病也；湿为阴邪，喉咳，阳病也；暑为阳邪，痎疟，阴疟也；寒为阴邪，温病，热病也，此皆人身中之阴阳气化也。天有阴阳之邪，人有阴阳之气。有病天之阴阳，而为寒热者；有感人之气化，而为阴病阳病者。邪正阴阳，变化不测，阴阳二气，可不和平而秘密欤？经曰："地之湿气，感则害人皮肉筋骨。"上逆而咳，论阴阳之气也；发为痿厥，病有形之筋骨也。杨君举问曰："秋主燥气，而曰秋伤于湿者，何也？"曰："长夏湿土主气，是以四之气大暑、立秋、处暑、白露，乃太阴所主，然六淫之邪，只风寒暑湿伤人阳气也。"

四时之气，更伤五脏。

四时之气，风寒暑湿也。言四时之邪，非只病阴阳之气化，而更伤五脏之有形，盖病久则传化也。

阴之所生，本在五味。阴之五宫，伤在五味。

神气生于阴精，五脏之精，生于五味，是以首论气而末论味焉。《脏象论》曰："五味入口，藏于肠胃，味有所藏，以养五气，气和而生，津液相成，神乃自生。"《本神篇》曰："五脏主藏精者也，不可伤，伤则失守而阴虚，阴虚则无气，无气则死矣。"是以谨和五味，长有天命。盖精神气血，皆由五味之所资生而资养者也。"五宫"，五脏神之所舍也。伤在五味者，味有所偏胜也。莫仲超曰："酸生肝，苦生心，甘生脾，辛生肺，咸生肾，是阴之所生，本在五味也。"

是故味过于酸，肝气以津，脾气乃绝；

酸味入肝，若过于酸，则肝多津液，津溢于肝，则脾气乃绝其转输矣。

味过于咸，大骨气劳，短肌，心气抑；

"大骨"，腰高之骨，肾之府也。过食咸则伤肾，故骨气劳伤。水邪盛则侮土，故肌肉短缩。水上凌心，故心气抑郁也。

味过于甘，心气喘满，色黑，肾气不衡。

味过于甘，则土气实矣，土实则心气不能传之于子，故喘满也。肾主水，其色黑，土亢则伤肾，故色黑而肾气不平。

味过于苦，脾气不濡，胃气乃厚。

阳明络属心，子母之气相通也。五味入胃，苦先入心，味过于苦，则母气盛而胃气强，胃强则与脾阴相绝矣。脾不为胃转输其津液，而脾气不濡矣。脾不转输，故胃气乃厚。

味过于辛，筋脉沮弛，精神乃央。

"沮"，音咀。"沮"，遏抑也。"弛"，懈弛也。金气偏盛，则肝气受伤，故筋脉弛懈也。辛甚则燥，津液不能相成，而精神乃受其殃也。央，同殃。

是故谨和五味，骨正筋柔，气血以流，腠理以密，如是，则骨气以精。谨道如法，长有天命。

肾主藏精而主骨，肝主藏血而主筋。夫风客淫气，则邪伤肝而精乃亡，谨和五味，则骨正筋柔而腠理以密。是阳气生于阴精，而为阴之外卫。故曰："阴者，藏精而起亟也；阳者，卫外而为固也。"知阴阳外内之道，无烦劳以伤其阳，节五味以养其阴，谨能调养如法，则阴阳和平，而长有天命矣。

金匮真言论篇第四

"金匮"，古帝王藏书之器。此篇论经脉之道，乃上帝之所贵，藏之心意，非其人弗教，非其真弗受，乃金匮中之真言。不知道者，不易得也。

黄帝问曰：天有八风，经有五风，何谓？

"八风"，八方之风。"经"，谓五脏之经俞。"五风"，五经之风也。上章论阳气，此章论经脉，故首提曰经有五风，末结曰善为脉者。

岐伯对曰：八风发邪，以为经风，触五脏邪气发病。

"八风发邪"，谓八方不正之邪风，发而为五经之风，触人五脏，则邪气在内而发病也。盖言在天则为八方之风，在人则为五经五脏之风矣。

所谓得四时之胜者，春胜长夏，长夏胜冬，冬胜夏，夏胜秋，秋胜春，所谓四时之胜也。

"所谓得四时之胜者"，如春时之西南风，长夏之北风，冬之南风，夏之西风，秋之东风，此得四时所胜之气，而不为风所触。盖五脏因时而旺，能胜其所不胜也。上节言八风发邪者，发所胜之风，而克贼所不胜之时也。此言得四时之胜者，得四时所胜之气，而能胜所不胜之邪风也。以上皆论四时不正之风气。

东风生于春，病在肝，俞在颈项；南风生于夏，病在心，俞在胸胁；西风生于秋，病在肺，俞在肩背；北风生于冬，病在肾，俞在腰股；中央为土，病在脾，俞在脊。

此言四时之真气，而亦能为五脏经俞作病也。《五运行论》曰："东方生风，风生木，木生肝。"盖人禀五常，因风气而生长，风气虽能生万物，亦能害万物，如水能浮舟，亦能覆舟，是以先言风气之伤五脏，而后言五脏之气，禀于五方五气而生也。俞者，经气之所注也。首言八风发邪以为经风，触五脏发病者，言天之阳邪始伤阳气，由气而经，由经而脏也。此言东风生于春，病在肝，俞在颈项者，言脏气实则病气，脏气虚则病脏，是以下文反复以申明之。

故春气者，病在头。

所谓气者，言四时五脏之气相为病也。肝俞在颈项，而春病在头者，春气生升，阳气在上也。故病在气者病在头；病在经者别下项也。是以下文之有病在气者，有病在经者，有病在脏者，有病衄衊之在上者，有病洞泄之在内者，有病风疟之在外内出入者，分别脏气经俞之有虚实也。〔眉批：春时阳气上升而风生，其风气在上，故病在头。〕

夏气者，病在脏；

夏时阳气发越在外，脏气内虚，故风气乘虚而内薄。〔眉批：夏时阳气外盛，而风气在下，故病在脏。〕

秋气者，病在肩背；

秋气降收，不能主持于皮肤肌腠之间，故风气入于俞也。

冬气者，病在四肢。

四肢为诸阳之本，冬气内藏，阳虚于外，故病在四肢也。以上论四时五脏之气，以下三"故"字，皆顶上文"东风生于春"节而言。

故春善病衄衊，

所谓善病者，言五脏之经俞在外，风伤肌腠则易入于经也。"衄衊"，头面之经证也。春气在头，故善病鼻衄。

仲夏善病胸胁，

心之经俞，在胸胁也。朱济公问曰："此言胸胁，而无所见之证者，何也？"曰："上下三节反复辨论，脏气经俞之有外内出入，故曰有病在头者，有病在脏者，有病在肩背胸胁者，而皆不言病也。至于衄衊、洞泄诸证，言病在经而在头者，则有衄衊之证。在经而在腹者，则为洞泄寒中，然总不重在论病也。

长夏善病洞泄寒中，

夏时阳气在外，里气虚寒，长夏湿土主气，风入于经俞，即内薄而为洞泄，风木乘虚而胜土也。脾为阴中之至阴，不能化热而为寒中也。《金匮要略》曰："病人绕脐痛，必有风冷。风虽阳邪，如直入于腹，则反化为寒也。"

秋善病风疟，

秋时阳气内收，阴气外出。《疟论》云："风气留其处，疟气随经络。"风入于经，即欲内薄，经脉之阴气外出，邪正相持，故成风疟也。此言经络受邪，在外则为衄衊痹厥；在内则为洞泄寒中；在外内之间，邪正相搏则为风疟也。

冬善病痹厥。

四肢为诸阳之本，冬时阳气下藏，经气外虚，风入于经，故手足痹厥也。《金匮要略》曰："但臂不遂者，名曰痹。"厥者，手足逆冷也。以上论经络为病。

故冬不按跷，春不鼽衄，春不病颈项，仲夏不病胸胁，长夏不病洞泄寒中，秋不病风疟，冬不病痹厥，飧泄而汗出也。

"飧"，音孙。此复申明阳气者，卫外而为经俞之固也。按跷者，按摩导引，引阳气之通畅于四肢也。冬时阳气伏藏，若导引其四出，则无以奉春生夏长之气，是以有鼽衄头颈之经病矣。春病在头，邪热而迫于经者鼽衄，别出下项，则为颈项之病矣。《灵枢经》曰："是主心所生病者，胸胁痛；是主脾所生病者，溏泄；是主肺所生病者，肩背痛。"所生者，经脉为病也。又曰："病在阳者，名曰风；病在阴者，名曰痹。"痹者，风入于经俞也。此复言阳气固密者，四时无经俞之病也。复曰飧泄而汗出者，言人能藏养元真之气，必不使邪伤经脉，病在内而为飧泄也，亦不使邪伤阳气，病在外而汗出也。此复甚言其阳气之不可伤也。

夫精者，身之本也。故藏于精者，春不病温。夏暑汗不出者，秋成风疟。此平人脉法也。

神气血脉皆生于精，故精乃生身之本。能藏其精，则血气内固，邪不外侵，故春不温病。夏不浮长，则暑气伏藏，至秋成风疟。阴阳开阖，生长收藏，此乃平人之脉法也。夫血脉生于阴精。此篇论经脉之道，故曰精者身之本，曰此平人之脉法。

故曰：阴中有阴，阳中有阳。

阴中有阴者，阴气在内也；阳中有阳者，阳气在外也。此阴阳开阖外内之道也。〔眉批：精藏于内，阴中之阴也；气浮于外，阳中之阳也。此承上启下之文。〕

平旦至日中，天之阳，阳中之阳也；日中至黄昏，天之阳，阳中之阴也；合夜至鸡鸣，天之阴，阴中之阴也；鸡鸣至平旦，天之阴，阴中之阳也；故人亦应之。

鸡鸣至平旦，阳气始生，应春升之气，故为阴中之阳；平旦至日中，阳气正隆，应夏长之气，故为阳中之阳；日中至黄昏，阳气始衰，应秋收之气，故为阳中之阴；合夜至鸡鸣，阳气在内，应冬藏之气，故为阴中之阴。故曰一日之中亦有四时，人之阴阳出入，一日之中，而亦有四时也，故平人之脉法而亦应之。

夫言人之阴阳，则外为阳，内为阴。言人身之阴阳，则背为阳，腹为阴。言人身之脏腑中阴阳，则脏者为阴，腑者为阳。

此篇治论经脉之道。经脉内连脏腑，外络形身，阴阳出入，外内循环，是以四时之生长收藏，以应平人脉法。人之形身脏腑，以应天之阴阳。夫人之始生也，负阳而抱阴，是以背为阳，腹为阴，督脉循于背，总督一身之阳；任脉循于腹，统任一身之阴也。夫外为阳，而有腹背之阴阳者，阳中有阴阳也；内为阴，而有脏腑之阴阳者，阴中有阴阳也。

肝心脾肺肾，五脏皆为阴；胆胃大肠小肠膀胱三焦，六腑皆为阳。

经脉生于地之五行，而上应天之六气，故凡论经脉，先配合五脏、五行，而后论及于六腑。

所以欲知阴中之阴，阳中之阳者，何也？为冬病在阴，夏病在阳；春病在阴，秋病在阳。皆视其所在，为施针石也。

冬病在肾，肾为阴中之阴，故冬病在阴。夏病在心，心为阳中之阳，故夏病在阳。春病在肝，肝为阴中之阳，故春病在阴。秋病在肺，肺为阳中之阴，故秋病在阳。针石所以治经脉者也，故当知阴中之阴，阳中之阳，皆视其五脏之经俞所在而施治之。

故背为阳，阳中之阳心也。背为阳，阳中之阴肺也。腹为阴，阴中之阴肾也。腹为阴，阴中之阳肝也。腹为阴，阴中之至阴脾也。

王氏曰："心为阳脏，位处上焦，以阳居阳，故谓阳中之阳。肺为阴脏，位处上焦，以阴居阳，故谓阳中之阴。肾为阴脏，位处下焦，以阴居阴，故谓阴中之阴。肝为阳脏，位处下焦，以阳居阴，故谓阴中之阳。脾为阴脏，位处中焦，以太阴居阴，故谓阴中之至阴。"《灵枢经》曰："心为牡脏，肺为牝脏，肾为牝脏，肝为牡脏，脾为牝脏。"

此皆阴阳表里，内外雌雄，相输应也。故以应天之阴阳也。

"雌雄"，脏腑也。"输应"，交相授受也。盖脏腑之经脉，互相连络，表里外内，循环无端，与天之昼夜四时，出入相应，故以应天之阴阳也。〔眉批：上节论天地阴阳之气，人之外内应之，其腹背脏腑，又属形中之阴阳也。此篇论有形之经脉，当兼养无形之气以卫之。〕

帝曰：五脏应四时，各有收受乎？

帝言人之五脏，应天之阴阳四时，而五脏亦能收五方之气色，受四时之阴阳乎？〔眉批：五脏受四时五行之气而生此精，合脏腑雌雄输应于

十二经脉。〕

岐伯曰：有。**东方青色，入通于肝，开窍于目，藏精于肝，**

天之五方，气色入通于脏，以养五脏之精，肝之精气开窍于目而复通乎天气，是天气通乎人而人气通乎天也，其阴精藏于本脏。《本神篇》曰："五脏主藏精者也。"

其病发惊骇，

春时阳气上升，故其病亦如气之震发而为惊骇也。

其味酸，其类草木，

木曰曲直，曲直作酸，肝属木，与地之草木同类。

其畜鸡，

《易》曰："《巽》为鸡。"东方木畜也。

其谷麦，

麦为五谷之长，故东方应之。

其应四时，上为岁星，

木之精气，上为岁星，十二年一周天，以地之草木谷畜，应天之四时，上而为岁星也。

是以春气在头也；

春气上升，春风在上，春病在头者，同气相感也，与别脏之因气虚而病者不同，故曰脏气在头而不言病。

其音角，

木音也，其应在春。

其数八，

木之成数也。

是以知病之在筋也。

肝主筋，故病在筋。夫五音五数，应天之气也；皮肉筋骨，应地之有形也。以天之应而病有形之筋骨者，天之阳气通乎五脏之阴也。是以东方文义，与下文少有差别者，言天地阴阳之气，互相交感也。其下四方，言天之气色通乎脏，而病五脏之气，地之五味五行五谷五畜，以应皮肉脉骨之有形，此皆阴阳变换之道。

其臭臊。

"臊"，音骚。"臭"，气也。气因木变则为臊，《月令》作膻，与臊同。

南方赤色，入通于心，开窍于耳，藏精于心，

心属火，受南方之赤色，入通于心而养精于内也。《邪气脏腑篇》曰："十二经脉，三百六十五络，其气血皆上于面而走空窍，其别气走于耳而为听。"别气者，心主之气也。此篇以心气开窍于耳，肾气开窍于二阴者，谓五脏之气通于九窍，九窍五脏皆通乎天气也。

故病在五脏；

五脏者，病五脏之气也。上文曰："夏气者，病在脏。"五脏六腑，心为之主，故心气病而及于五脏之气也。曰故者，言天之气色通于脏，而为病亦在气也。

其味苦，其类火，

炎上作苦，火之味也。心气通于南方，故与五行之火同类。

其畜羊，

《五常政论》曰："其畜马。"盖以午未皆属火也。

其谷黍，

"黍"，糯小米也。性温而赤色，故为心之谷。

其应四时，上为荧惑星，

其应天之四时，而上为荧惑，"荧惑"，火之精也，七百四十日一周天。

是以知病之在脉也；

心主脉，故病在脉，脉以应地，曰是以者，以地之五味五行，羊畜黍谷，以应病之在脉也。

其音徵，

火音也，其应在忧。

其数七，

火之成数也。

其臭焦。

气因火变，则为焦。

中央黄色，入通于脾，开窍于口，藏精于脾，

土旺四季，位居中央，脾为土脏，其气相通。黄者，土之色。口者，脾之窍。

故病在舌本；

《灵枢经》曰："脾者，主为卫，使之迎粮，视唇舌好恶，以知吉

凶。"是脾气之通于舌也。〔眉批：脾气主于长夏，夏时阳气浮越于四旁，里气虚寒，故病在舌本。〕

其味甘，其类土，

土爰稼穑，稼穑作甘，脾属土，故与五行之土同类。

其畜牛，

牛色黄而属土，故为脾畜。

其谷稷，

色黄而味甘。

其应四时，上为镇星，

土之精气，上为镇星，二十八年一周天。

是以知病之在肉也；

脾主肌肉，故知病在肉。

其音宫，

土音也，五音以宫为主。

其数五，

五，土之生数也。土居五位之中，故独主于生数。《六元正纪论》曰："土常以生也。"盖土主化生万物。

其臭香。

气因土变则为香。

西方白色，入通于肺，开窍于鼻，藏精于肺，

肺属金，故受西方之白色，入通于肺。鼻者，肺之窍。

故病在肩背；

秋气者，病在肩背。

其味辛，其类金，

金曰从革，从革作辛。

其畜马，

《乾》为马，肺属《乾》金而主天。

其谷稻，

稻色白而秋成，故为肺之谷。

其应四时，上为太白星，

金之精气，上为太白，三百六十五日一周天。

是以知病之在皮毛也；

肺主皮毛，故知病在皮毛。

其音商，

商主西方之音。

其数九，

金之成数也。

其臭腥。

气因金变则为腥。

北方黑色，入通于肾，开窍于二阴，藏精于肾，

肾属水，故受北方之黑色。肾在下，故开窍于二阴。夫脏真藏于内，而五脏之气发于外，见于色，是以五方之色入通于脏，以养五脏之精，而脏气复外通于九窍，其真精藏于内也。

故病在谿；

肉之大会曰谷，肉之小会曰谿。下经云："谿谷属骨，皆有所起，谿乃小分之肉，连于筋骨之间。"是肾主骨，而谿乃骨气所生之分肉也。张兆璜曰："谿者，四肢之八谿也。冬气伏藏，故谿为之病。"

其味咸，其类水，

水曰润下，润下作咸。

其畜彘，

"彘"，豕也，色黑而属亥。

其谷豆，

豆色黑而性沉，故为水之谷。

其应四时，上为辰星，

水之精气，上为辰星，三百六十五日一周天。

是以知病之在骨也；

肾主骨，故知病在骨。下经云："肝生筋，心生血，脾生肉，肺生皮毛，肾生骨。"是筋骨皮肉，五脏之所生而为病也。上经云："春气者，病在头；夏气者，病在脏；秋气者，病在肩背；冬气者，病在四肢。"是头脏肩背谿骨，乃脏气之为病也。

其音羽，

水之音也。

其数六，

水之成数也。

其臭腐。

气因水变则为腐。

故善为脉者，谨察五脏六腑，一逆一从，阴阳表里，雌雄之纪，藏之心意，合心于精。

此总结经脉之道，生于五脏，连于六腑，外合于五方五行，阴阳六气，表里循环，有顺有逆。善为脉者，藏之心意，合于精神，得之于心，应之于手，不可以言语相传，故曰"非其真勿授"，是谓得脉之道者也。〔眉批：真气为阳，血为阴。〕

非其人勿教，非其真勿授，是谓得道。

色脉者，上帝之所贵也，故非学道之人勿教，非真诚之人勿传。至真之言，犹藏之金匮而庸人不易得也。以上四篇论精神气血，然神气血脉，皆本于天乙之真精。故论神则曰："逆其根，则伐其本，坏其真"；论气则曰："自古通天者生之本"；论血脉则曰："精者，身之本"。此平人之脉法也。

阴阳应象大论篇第五

此篇言天地水火，四时五行，寒热气味，合人之脏腑形身，清浊气血，表里上下，成象成形者，莫不合乎阴阳之道，致于诊脉察色，治疗针砭，亦皆取法于阴阳，故曰《阴阳应象大论》。〔眉批：此篇亦《阴阳大论》之文，乃岁运之总纲。〕

黄帝曰：阴阳者，天地之道也。

道者，阴阳之理也。太极静而生阴，动而生阳，天生于动，地生于静，故阴阳为天地之道。〔眉批：一阴一阳之谓道。〕

万物之纲纪，

总之曰纲，周之曰纪，万物得是阴阳而统之为纲，散之为纪。

变化之父母，

《天元纪论》曰："物生谓之化，物极谓之变。"《易》曰："在天成象，在地成形，变化见矣。"朱子曰："变者，化之渐；化者，变之成。"阴可变为阳，阳可化为阴，变化之道，由阴阳之所生，故谓之父母。王子方曰："《乾》为父，《坤》为母，刚主化，柔主变。

生杀之本始，

天以阳生阴长，地以阳杀阴藏。

神明之府也。

阴阳不测之谓神，明者，阴阳合而灵显昭著也。神化天之五气，地之五行，以生万物，故为神明之府。〔眉批：在天为玄，玄生神。神在天为燥为热为寒，在地为木为火为土为金。〕

治病必求于本。

本者，本于阴阳也。人之脏腑气血，表里上下，皆本乎阴阳，而外淫之风寒暑湿，四时五行，亦总属阴阳之二气。至于治病之气味，用针之左右，诊别色脉，引越高下，皆不出乎阴阳之理。故曰治疗必求其本，谓求其病之本于阳邪、本于阴邪也；求其病之在阳分、阴分、气分、血分也；

审其汤药之宜，用气之升、味之降、温之补、苦之泄也。此篇论治道当取法乎阴阳，故首提曰"治病必求于本"，后节曰"治不法天之纪，用地之理，则灾害并至"。天地者，阴阳之道也。

故积阳为天，积阴为地；

积阳至高而为天，积阴至厚而为地。承上文而言治病者，当法天地阴阳之理。

阴静阳躁；

地之阴，主静而有常；天之阳，主动而不息。

阳生阴长，阳杀阴藏；

春夏者，天之阴阳也，故主阳生阴长；秋冬者，地之阴阳也，故主阳杀阴藏。

阳化气，阴成形。

天主生物，地主成物。故阳化万物之气，而吾人之气由阳化之；阴成万物之形，而吾人之形由阴成之。

寒极生热，热极生寒；

阴寒阳热，乃阴阳之真气。"寒极生热"，阴变为阳也。"热极生寒"，阳变为阴也。邵子曰："动之始则阳生，动之极则阴生，静之始则柔生，静之极则刚生。"此《周易》老变而少不变之义。故阴阳之理，极则变生。人之病亦然，如热甚则发寒，寒甚则反热；治病之道亦然，如久服苦寒之味，则反化火矣。

寒气生浊，热气生清。清气在下，则生飧泄；浊气在上，则生月真胀。此阴阳反作，病之从逆也。

寒气下凝，故生浊阴；热气上散，故生清阳。如清气在下，则反上而下降，故生飧泄；浊气在上，是反下而上凝，故生䐜胀。此吾身之阴阳反作，气之逆从而为病也。此论阴阳之体位，各有上下。

故清阳为天，浊阴为地。地气上为云，天气下为雨；雨出地气，云出天气。

此承上文而言，阴阳之位，各有上下，而阴阳之气，上下相交，然后云行雨施，而化生万物也。清阳为天，浊阴为地。地虽在下，而地气上升为云，天虽在上，而天气下降为雨。夫由云而后有雨，是雨虽天降，而实本地气所升之云，故雨出地气。由雨之降，而后有云之升，是云虽地升，而实本天气所降之雨，故云出天气。此阴阳交互之道也，而人亦应之。此篇言天地之阴阳，与人之阴阳相合，是以一节言天地阴阳水火，一节言清浊脏腑精形，以天人相间而言也。

故清阳出上窍，浊阴出下窍；

人之清阳，本乎天而出上窍，人之浊阴，本乎地而出下窍。言人之阴阳，犹云之升，雨之降，通乎天地之气也。

清阳发腠理，浊阴走五脏；

腠者，三焦通会元真之处。理者，皮肤脏腑之文理。言清阳之气通会于腠理，而阴浊之精血走于五脏，五脏主藏精者也。

清阳实四肢，浊阴归六腑。

四肢为诸阳之本，六腑者传化物而不藏，此言饮食所生之清阳，充实于四肢，而浑浊者，归于六腑也。夫脾主四肢，又曰：手太阴独受其浊，盖浊中之清者，由脾之转输，而充实于四肢，浊中之浊者，归于六腑也。饮食之有形为浊，饮食之精气为清。首言清阳之在上，次言发于外内之腠理，此言充实于四旁。盖阳气者，若天与日，位居尊高，而运用于六合九州之外内者也。

水为阴，火为阳，阳为气，阴为味；

水性润下，故为阴。火性炎上，故为阳。清阳上升，故为气；浊阴下降，故为味。盖以水火而征兆气味之阴阳也。〔眉批：后天之气味，本于先天之水火。〕

味归形，形归气，气归精，精归化；

阴为味，阴成形，地食人以五味，以养此形，故味归形。阳化气，诸阳之气通会于皮肤肌腠之间，以生此形，故形归气。阳气生于阴精，故气归于精。水谷之精气，以化生此精，故精归于化也。

精食气，形食味。

水谷之精气，以生此精，精食气也。五味入胃，以养此形，形食味也。

化生精，气生形；

水谷之精气，以化生此精，诸阳之神气，以生养此形。盖天食人以五气，地食人以五味，气味化生此精气，以生养此形也。

味伤形，气伤精；

夫形食味，精食气，如饮食之气味太过，则反伤其精形矣。

精化为气，气伤于味。

精为元气之本，气乃精之化也。形食味而味归形，味伤形则及于气矣。此节论饮食之阴阳气味，以生精气之阴阳而养此形。

阴味出下窍，阳气出上窍。

王氏曰："味有质，故下流于便溺之窍；气无形，故上出于呼吸之门"。

味厚者为阴，薄为阴之阳；气厚者为阳，薄为阳之阴。

味为阴，而味厚者为纯阴，薄者为阴中之阳；气为阳，而气厚者为纯阳，薄者为阳中之阴。此阴阳之中而又分阴阳也。

味厚则泄，薄则通；气薄则发泄，厚则发热。

味厚为阴中之阴，降也，故主下泄；味薄为阴中之阳，升也，故主宣通。气薄为阳中之阴，降也，故主发泄；气厚为阳中之阳，升也，故主发热。此节论气味之阴阳升降。

壮火之气衰，少火之气壮。壮火食气，气食少火。壮火散气，少火生气。

夫气为阳，火为阳，合而言之，气即火也。少阳三焦之气生于命门，游行于外内，合于包络而为相火，然即少阳初生之气也，归于上焦而主纳，归于中焦而主化，纳化水谷之精微，而生此精，以养此形。故承上文而言，五味太过，则有伤于气，而阴火太过，亦有伤于气矣。盖气生于精，而精之所生，由气之所化，形食其味，而味之入胃，亦由气化，以养此形，是气之不可有伤者也。故曰："壮火之气衰，少火之气壮。"盖阳亢则火壮，而生气反衰，阳和则火平，而气壮盛矣。如火壮于内则食气；气盛于内则食火。"食"，犹入也。言火壮则气并于火，气盛则火归于气，气火之合一也。如火壮于外则散气；火平于外则生气。故曰：相火为元气之贼，欲养此精气形者，又当平息其火焉。王子方曰："壮火之气，少火之气，是气即火之气也。〔眉批：火为阳，阳为气，人藉后天之气味，以养此精气，而先天之火不可壮也，精胜则气壮而火平矣。故曰：能知七损八益，则二者可调。〕

气味辛甘发散为阳，酸苦涌泄为阴。

言气味固分阴阳，而味中复有阴阳之别。辛走气而性散，甘乃中央之味，而能灌溉四旁，故辛甘主发散为阳也。苦主泄下，而又炎上作苦，酸主收降，而又属春生之木味，皆能上涌而下泄，故酸苦涌泄为阴也。

阴胜则阳病，阳胜则阴病；阳胜则热，阴胜则寒。

马氏曰："用酸苦之味至于太过，则阴胜矣，阴胜则吾人之阳分不能敌阴寒，而阳斯病也；用辛甘之味至于太过，则阳胜矣，阳胜则吾人之阴分，不能敌阳热，而阴斯病也。所谓阳胜则阴病者，何也？以阳胜则太热，彼阴分安得不病乎？所谓阴胜则阳病者何也？以阴胜则太寒，彼阳分安得不病乎？"

重寒则热，重热则寒。

苦化火，酸化木，久服酸苦之味，则反有木火之热化矣。辛化金，甘化土，久服辛甘之味，则反有阴湿之寒化矣。所谓久而增气，物化之常也；气增而久，天之由也。

寒伤形，热伤气；气伤痛，形伤肿。

阳化气，阴成形，寒则阴盛，故伤形，热则阳盛，故伤气。气无形故痛，阴有形故肿也。

故先痛而后肿者，气伤形也；先肿而后痛者，形伤气也。

夫形归气而气生形，阴阳形气之相合也。故气伤则转及于形，形伤则病及于气矣。以上论气味阴阳寒热偏胜之为病。〔眉批：此节论后天之气味，而兼论先天之水火，水火即精气也。〕

风胜则动，热胜则肿，燥胜则干，寒胜则浮，湿胜则濡泻。

此以下论天之四时五行，人之五脏五气，外感六淫，内伤五志，亦有阴阳寒热之为病也。风性动摇，故风胜则动。热气伤阴，故热胜则肿。燥伤津液，故燥胜则干。寒气伤阳，故神气乃浮也。湿淫所胜，则脾土受伤而为濡泻之病矣。"风热"，天之阳气也；"寒燥湿"，天之阴气也，乃四时五行之阴阳偏胜而为病也。

天有四时五行，以生长收藏，以生寒暑燥湿风。

天之十干，化生地之五行，地之五行，上呈天之六气，故在地为水，在天为寒；在地为火，在天为暑；在地为金，在天为燥；在地为土，在天为湿；在地为木，在天为风。天有四时五行之生长收藏，而化生阴阳之六气也。此言天之四时五行成象成形者，而应乎阴阳也。

人有五脏，化五气，以生喜怒悲忧恐。

化五气者，化五行之气也。肝志为怒，心志为喜，脾志为悲，肺志为忧，肾志为恐，以五气而生五脏之志也。此言人之五脏，化生五气、五志，有形无形者，而应乎阴阳也。

故喜怒伤气，寒暑伤形。

喜怒由内发，故伤阴阳之气；外淫之邪由皮毛而入于肌络脏腑，故寒暑伤形。马氏曰："举喜怒而凡忧思恐可知矣；举寒暑而凡燥湿风知矣。"王子方曰："四时之气，总属寒暑之往来，五志内伤，亦归重阴阳之二气。"故下文曰："暴怒伤阴，暴喜伤阳。"《本神篇》曰："顺四时而适寒暑，和喜怒而安居处。"是以五行五气论阴阳可也，以寒暑喜怒论阴阳亦可也，若胶执于文字以论阴阳则固矣。

暴怒伤阴，暴喜伤阳。厥气上行，满脉去形。

多阳者多喜，多阴者多怒，喜属阳而怒属阴也。是以卒暴而怒则有伤于阴矣，卒暴之喜则有伤于阳矣。阴阳之气，厥逆上行，则五脏之气满于脉，而离脱于真脏之形矣。此言寒暑伤在外形身之阴阳，喜怒伤于内脏气之阴阳也。张兆璜曰："伤阳则气厥于上，伤阴则血满于脉。"

喜怒不节，寒暑过度，生乃不固。

经曰："智者之养生也，必顺四时而适寒暑，和喜怒而安居处。"若喜怒不恒，寒暑过度，则表里阴阳俱损，生何可以固久乎？此总结上章之意。

故重阴必阳，重阳必阴。

承上文而言，天有四时之寒暑，人有五气之阴阳，合而论之，在天阴阳之邪，又由吾人之阴阳气化也。是以受天之阴邪而必阳，受阳邪而必阴。王子方曰："此篇论天之四时五行，合人之五脏五气，是以有言天节，有言人节，有分而论者，有合而论者。"

故曰：冬伤于寒，春必病温；春伤于风，夏生飧泄；夏伤于暑，秋必痎疟；秋伤于湿，冬生咳嗽。

秋冬，时之阴也。寒湿，气之阴也。冬伤寒，秋伤湿，谓之重阴。冬伤寒而春必温，秋伤湿而冬咳嗽，乃重阴而变阳病也。春夏，时之阳也。风暑，气之阳也。春伤风而夏伤暑，谓之重阳。春伤风而飧泄，夏伤暑而秋病痎疟，乃重阳而变阴病也。夫寒邪伏藏，春时阳气外出，化寒而为温热也；暑气伏藏，秋时阴气外出，化热而为阴疟也。此天之阴阳，又由吾身之阴阳而变化也。伤于风者，上先受之，伤于湿者，下先受之。阳病者，上行极而下，故变为飧泄之阴病矣；阴病者，下行极而上，故变为咳嗽之阳证矣。此四时之阴阳，又由吾身之阴阳而升降也。痎疟，三阴疟也。王子方曰："故曰者，引《生气篇》之文以证明之也。"

帝曰：余闻上古圣人，论理人形，列别脏腑，端络经脉，会通六合，各从其经，气穴所发，各有处名；谿谷属骨，皆有所起；分部逆从，各有条理；四时阴阳，尽有经纪；外内之应，皆有表里。有信然乎？

帝言人之脏腑形身，与天之四时阴阳，外内相应，惟上古圣人能论理人形，与天地参合，是以岐伯论天之五方、五气、五色、五音，地之五行、五味，以应人之五体、五脏、五窍、五志也。"六合"，谓十二经脉之合也，足太阳与足少阴为一合，足少阳与足厥阴为二合，足阳明与足太阴为三合，手太阳与手少阴为四合，手少阳与手厥阴为五合，手阳明与手太阴为六合，各从其经正而相通也。气穴者，经气所注之穴，有三百六十五穴，以应一岁，而各有定处，各有定名也。谿谷者，大小之分肉，连于骨而生起也。分部者，皮之分部也。皮部中之浮络，分三阴三阳，有顺有逆，各有条理也。言天地之四时阴阳，尽有经纬纪纲，应人形之外内，皆有表有里也。

岐伯对曰：东方生风，

风乃东方春生之气，故主生风。

风生木，

寅卯属木，春气之所生也。

木生酸，

地之五行，生阴之五味。

酸生肝，

阴之所生，本在五味，故酸生肝。此言内之五脏，外之筋骨皮肉，皆收受四时五行之气味而相生，故曰"外内之应，皆有表里也。"

肝生筋，筋生心，

肝之精气生筋，筋之精气生心，内之五脏合五行之气，而自相资生也。

肝主目；

肝气通于目，肝和则目能辨五色，故目为肝所主。

其在天为玄，在人为道，在地为化；化生五味，道生智，玄生神；

承上文而言，在天之五方五气，在人之五脏五体，在地之五味五行，皆阴阳变化之为用也。阴阳变化之道，其在天为玄。"玄"，幽远也。玄生神，神者，阴阳不测之谓，是以在天为六气，而在地为五行也。其在人为道，道者，阴阳五行不易之理也。道生智，智者，五脏之神志魂魄，因思虑而处物，是以人之五脏生五神化五志也。其在地为化，物生谓之化，化生万物，而五味之美，不可胜极也。

神在天为风，在地为木，在体为筋，在脏为肝，

按《天元纪论》曰：阴阳不测谓之神，神在天为风，在地为木；在天为热，在地为火；在天为湿，在地为土；在天为燥，在地为金；在天为寒，在地为水。故在天为气，在地成形，形气相感，而化生万物矣。此阴阳不测之变化，是以在天，则为风为热为湿为燥为寒；在地，则为木为火为土为金为水；在体，则为筋为脉为肉为皮毛为骨；在脏，则为肝为心为脾为肺为肾；在声，则为呼为笑为歌为哭为呻；在变动，则为握为忧为哕为咳为栗；在窍，则为目为舌为口为鼻为耳；在色，则为苍黄赤白黑；在味，则为酸苦甘辛咸；在音，则为宫商角徵羽；在志，则为喜怒忧思恐，此皆阴阳应象之神化也。

在色为苍，

薄青色，东方木色也。

在音为角，

角为木音，和而长也。

在声为呼，

"呼"，叫呼也。在志为怒，故发声为呼。

在变动为握，

"变动"，脏气变动于经俞也。握者，拘急之象，筋之证也。

在窍为目，

目者，肝之官也。

在味为酸，

木之味也。

在志为怒；

肝者，将军之官，故其志在怒。

怒伤肝，

用志太过，则反伤其体矣。

悲胜怒；

悲为肺志，以情胜情也。

风伤筋，

能生我者，亦所能害我也。

燥胜风；

燥属西方之金气，四时五行之气，有相生而有相制也。

酸伤筋，

能养我者，亦能伤我也。

辛胜酸。

辛为金味，故能胜酸，金胜木也。

南方生热。

南方主夏令，故生热。

热生火，

夫火生热，今以在天之热而生火，正阴阳不测之变化。

火生苦，

炎上作苦，火生苦味也。

苦生心，

"苦"，心之味也，味为阴，脏亦为阴，故味生脏。

心生血，

血乃中焦之汁，奉心神而化赤，故血者神气也。

血生脾，

由本脏之所生，而生及相生之脏。

心主舌；

心气通于舌，心和则能知五味，故舌乃心之主。

其在天为热，在地为火，在体为脉，在脏为心，

风寒暑湿燥火，天之阴阳也；木火土金水火，地之阴阳也；人有五脏化五气，以生喜怒悲忧恐，人之阴阳也。在天成象，在地成形，人则参天两地者也。先言体而后言脏者，人秉天地之生气，自外而内也。

在色为赤，

南方之火色也。

在音为徵，

徵，为火音，和而美也。

在声为笑，

心志喜，故发声为笑。

在变动为忧，

心独无俞，故变动在志，心气并于肺则忧。

在窍为舌，

舌者，心之官也。

在味为苦，

火之味也。

在志为喜；

心中和乐则喜。

喜伤心，

过于喜则心志自伤。

恐胜喜；

恐为肾志，水胜火也。

热伤气，

热则气泄，故热伤气。

寒胜热；

有亢害则有承制，阴阳五行之自然也。

苦伤气，

苦乃火味，故亦伤气也。

咸胜苦。

咸为水味，故胜苦。

中央生湿，

中央主土，而灌溉四旁，故生湿。

湿生土，

在天为气，在地成形，以气而生形也。

土生甘，

土主稼穑，稼穑作甘。

甘生脾，

地食人以五味，甘先入脾，故主生脾。

脾生肉，

脾之精气，主生肌肉。

肉生肺，

五行之相生者，以所生之气而相生也。

脾主口；

脾气通于口，脾和则能知谷味，故脾主口。

其在天为湿，在地为土，在体为肉，在脏为脾，

人之形身脏腑，由五行五气而生，五气五行又归于神化。

在色为黄，

中央土色也。

在音为宫，

宫为土音，大而和也。

在声为歌，

脾志思，思而得之，则发声为歌。

在变动为哕，

气逆于肺胃之间则为哕，胃之上肺之下，脾之分也，故脾气变动则为哕。

在窍为口，

脾者，主为卫使之迎粮，故脾窍在口。

在味为甘，

土之味也。

在志为思；

因志而任变谓之思。脾主运用，故所志在思。

思伤脾，

五脏化五气，以生五志，用志则伤气，气伤则脏伤。

怒胜思；

怒为肝志，故能胜思。

湿伤肉，

脾主肉而恶湿，故湿胜则伤肉。

风胜湿；

风乃木气，故胜土湿。

甘伤肉，

味伤形也。

酸胜甘。

酸乃木味，故胜土之甘。

西方生燥，

西方主秋金之令，故其气生燥。

燥生金，

因气而生形。

金生辛，

因形而成味。

辛生肺，

因味而生脏。

肺生皮毛，

因脏而生形。

皮毛生肾，

肺气主于皮毛，因金气而生肾。

肺主鼻；

肺气通于鼻，肺和则鼻能知香臭，故肺主开窍在鼻。

其在天为燥，在地为金，在体为皮毛，在脏为肺，

在天为气，在地成形，形气相感，而化生万物。人为万物之灵，在体为皮毛，在脏为肺者，感天地之形气而化生也。

在色为白，

肺金之色也。

在音为商，

西方之音，轻而劲也。

在声为哭，

肺志在悲，故发声为哭。

在变动为咳，

脏气变动，则及于喉而为咳。

在窍为鼻，

鼻者，肺之窍也。

在味为辛，

金之味也。

在志为忧；

精气并于肺则忧。

忧伤肺，

过则损也。

喜胜忧；

喜则气散，故能胜忧郁。

热伤皮毛，

秋令燥热，反伤皮毛。

寒胜热；

严肃之令复，则炎烁之气消。

辛伤皮毛，

气主皮毛，辛散气，故伤皮毛。

苦胜辛。

火味胜金也。

北方生寒，

北方主水，故生寒。

寒生水，

形生气而气生形也。

水生咸，

水味咸，故咸生于水。

咸生肾，

味之咸者，主生养肾。

肾生骨髓，

肾之精气，生长骨髓。

髓生肝，

肾之精髓，复生肝木，言五脏之相生，由天之五气、地之五味之所生也。

肾主耳。

肾气通于耳，肾和则耳能闻五音，故肾气所主在耳。

其在天为寒，在地为水，在体为骨，在脏为肾，

五方生五气，五气生五行，五行生五味，五味生五体。五脏者，言人本天地之形气而生成也。其在天为寒，在地为水，在体为骨，在脏为肾者，言天地人之成象成形者，皆本于阴阳不测之变化。

在色为黑，

色有阴阳也。

在音为羽，

声有阴阳也。

在声为呻，

呻者，伸也。肾气在下，故声欲太息而伸出之。

在变动为慄，

慄，战慄貌，寒水之气变也。

在窍为耳，

肾开窍于耳。

在味为咸，

水之味也。

在志为恐；

肾藏志而为作强之官，故虑事而时怀惕厉也。

恐伤肾，

《灵枢经》曰："恐惧而不解，则伤精。"明感肾也。

思胜恐；

思虑深则处事精详，故胜恐。

寒伤血，

寒甚则血凝涩，故伤血。王子方问曰："风伤筋，湿伤肉，以本气而伤本体也。在心则曰热伤气，在肾则曰寒伤血者，何也？"曰："气为阳，血为阴，火为阳，水为阴，心主火而为热，肾主水而为寒，是以热伤气而寒伤血者，同气相感也。下文曰阴阳者，血气之男女也；水火者，阴阳之兆征也。心肾为水火阴阳之主宰，故所论虽与别脏不同，而亦是本气自伤之意。"

燥胜寒；

燥主秋热之令，故能胜寒。

咸伤血，

咸走血，故食咸则伤血矣。

甘胜咸。

甘为土味，故能胜咸，莫子晋问曰："五方注释，曷多不同？"曰："阴阳之道，变化无穷，是以五方之经文，亦少有差别，愚故引经注经，各尽其义，学者引而伸之，总不外乎阴阳之大道也。"

故曰：天地者，万物之上下也；

天覆于上，地载于下，天地位而万物化生于其间。

阴阳者，血气之男女也；

阴阳之道，其在人则为男为女，在体则为气为血。

左右者，阴阳之道路也；

在天地六合，东南为左，西北为右，阴阳二气于上下四旁，昼夜环转，而人之阴阳亦同天地之气，昼夜循环，故左右为阴阳之道路。

水火者，阴阳之兆征也；

天一生水，地二生火。火为阳，水为阴，水火有形，故为阴阳之征兆。

阴阳者，万物之能始也。

《乾》知大始，《坤》以简能，而生万物。

故曰：阴在内，阳之守也；阳在外，阴之使也。

阴静于内，阳动于外，阴阳动静，而万物化生。上文论天地阴阳之气，运用于上下两旁，此复言阴阳之气，又有外内之所主也。在天地则天包乎地之外，其在人则阳为阴之卫也。

帝曰：法阴阳奈何？

帝言何以取法天地阴阳之气，而为调治之法也。高士宗曰："按以下岐伯所答，如阳胜则身热，阴胜则身寒，乃阴阳偏胜之为害也。如能知七损八益，是能调养吾身中之阴阳损益，而不为邪所伤也。如人之右耳目不如左明，左手足不如右强，乃法象天地四方之盛虚也；如贤人上配天以养头，下象地以养足，中旁人事以养五脏，乃取法天地以养人也；如天气通于肺，地气通于嗌，风气通于肝，雷气通于心，是天地之气而应象于人。如暴气象雷，逆气象阳，是人之气而应象于天地也。如善用针者，从阴引阳，从阳引阴，是取法阴阳之道，而为用针之法。如善诊者，察色按脉，先别阴阳，是取法阴阳之理，而为诊视之法也。其高者因而越之，其下者引而竭之，阳病治阴，阴病治阳，是审别阴阳而为救治之法也。"此篇论天地阴阳，五方五行之气，以应人之形身脏腑。至于诊治调养，亦皆取法乎阴阳，故曰《阴阳应象大论》。

岐伯曰：阳胜则身热腠理闭，喘粗为之俯仰，汗不出而热齿干，以烦冤腹满死，能冬不能夏；

阳胜乃火热用事，故身热。热在表，则腠理闭；热在里，则喘粗。阴胜在腹，则为之俯；阳胜在背，则为之仰；阳胜于周身，则汗不出而热也。肾主精液，齿干，精液竭矣；心主血液，烦冤，血液枯矣；腹满，中焦之生气绝矣。此阳热偏胜之死证，然能苟延于冬，则不能幸免于夏。盖言人之阴阳，又配合天地四时之阴阳，而为生死也。

阴胜则身寒汗出，身常清，数栗而寒，寒则厥，厥则腹满死，能夏不能冬。此阴阳更胜之变，病之形能也。

阴胜则阳虚，故汗出。阴寒在表则身常清；在里则数栗而寒也。四肢为诸阳之本，表里俱寒，则四肢厥冷。四肢厥逆，则腹虚满矣，乃阴寒偏胜之死证，得夏月之阳热，尚可救其阴寒。此阴阳之变，能为形身作病也。

帝曰：调此二者奈何？岐伯曰：能知七损八益，则二者可调，不知用此，则早衰之节也。

女子以七为纪，男子以八为纪。七损八益者，言阳常有馀，而阴常不足也。然阳气生于阴精，知阴精之不足，而无使其亏损，则二者可调。不知阴阳相生之道，而用此调养之法，则年未半百而早衰矣。〔眉批：损下而益上曰"损"，损上而益下曰"益"，故阳可损而阴不可损也。〕

年四十，而阴气自半也，起居衰矣。

男子以八为期，故四十而居半。"阴气"，肾气精气也，阴气渐虚，则起居自倦矣。

年五十，体重，耳目不聪明矣。

经曰："肾虚肝虚脾虚，皆令人体重烦冤。"又曰："液脱者，骨肉屈伸不利。"年五十而精液血液皆虚，是以体重而不轻便也。精气虚而不能并于上，则耳目不聪明矣。

年六十，阴痿，气大衰，九窍不利，下虚上实，涕泣俱出矣。

人年六十，已逾七八之期，天癸竭，肾气大衰，而阴事痿矣。九窍为水注之气，精水竭而精气衰，则九窍为之不利也。精竭于下，水泛于上，而涕泣俱出矣。《解精微论》曰："精神去目涕泣出。"王子方曰："调此二者，重在七损，故曰阴气自半，曰体重，曰阴痿。夫起居动作为阳，耳目九窍为阳，曰起居衰矣，曰耳目不聪明，九窍不利，自阴虚而衰及于阳也。"

故曰：知之则强，不知则老。

知七损八益，而能固守其精，则阴阳俱盛，而筋骨壮强，不知阴阳所生之原，以欲竭其精，以耗散其真，至半百而衰老矣。

故同出而名异耳。

神气生于阴精，故同出于天乙之真，而有精气神三者之异名耳。

智者察同，愚者察异，愚者不足，智者有馀。

"察"，知也，省也。智者，省察其阴阳，同出于天真，不妄作劳，则阳完而阴亦固矣。精神内守，则阴盛而气亦外强，知阴阳之交相生固，则精气常为有馀。愚者止知名之有异，如烦劳则阳气外张，而不知精亦内绝，如逆之伤肾，则春阳之气，亦无所资生，不知阳为阴之固，阴为阳之根，而精气恒不足矣。

有馀则耳目聪明，身体轻强，老者复壮，壮者益治。

有馀则阳气充而耳目聪明，精血足而身体强健，精神完固，能却老而全形，壮者益充满而平治也。王子方曰："上文曰体重，耳目不聪明，此节曰耳目聪明，身体强健，又见其阴阳互相资益之妙。"

是以圣人为无为之事，乐恬憺之能，纵欲快志于虚无之守，故寿命无穷，与天地终，此圣人之治身也。

此言治世之圣人与逸世之真人至人不同，寿仅可以百数，然亦有修身之道，而寿命无穷，与天地终始，行所无事，则外不劳形，内无思想，恬憺虚无，则精神内守，真气从之，其知道者亦归于真人。高士宗曰："此节照应首篇之圣人，外不劳形于事，内无思想之患，以恬愉为务，以自得为功，精神不散，亦能寿敝天地，无有终时。"〔眉批：七损八益，圣人俱照应首篇，而归于天乙之真元。〕

天不足西北，故西北方阴也，而人右耳目不如左明也；地不满东南，故东南方阳也，而人左手足不如右强也。

此言天地阴阳之所不能全，惟其阴阳精气运行，故能生长收藏，化生万物，其在人亦当配天地以养头足，勿使邪气居之。天不足西北者，阳中之阴不足也，故西北方阴也，而人之右耳目不如左明也。左为阳，而右为阴，阴不足于上也。地不满东南者，阴中之阳不足也，故东南方阳也，而人左手足不如右强也。右为阴，而左为阳，阳不足于下也。

帝曰：何以然？岐伯曰：东方阳也，阳者其精并于上，并于上则上明而下虚，故使耳目聪明而手足不便也；西方阴也，阴者其精并于下，并于下，则下盛而上虚，故其耳目不聪明而手足便也。

天有精，地有形。东方阳也，其精气上升而并于上，并于上则上盛而下虚，故使人之耳目聪明，而手足不便也。西方阴也，其精气下降而并于下，并于下则下盛而上虚，故其人之耳目不聪明，而手足便也。此以天地之左右而言也。王子方曰："上篇论阳气生于阴精。此复言天有精，而精气上下交并，是阴精又生于天也。"〔眉批：精即天乙所生之水，故在上

为司天，在下为在泉，天包乎地，水连于天。〕

故俱感于邪，其在上则右甚，在下则左甚，此天地阴阳所不能全也，故邪居之。

此以形身论之，其在上则右虚，在下则左虚，是天地阴阳之所不能全，而人身亦有左右之不足也。上文言天地左右之上下，此言人身上下之左右。王子方曰："俱感于邪，然后知虚处之病甚。"

故天有精，地有形，天有八纪，地有五理，故能为万物之父母。

天有所生之精，地有所成之形；天有八方之纪纲，地有五行之道理。其精气交通于九州八方之外，故能为万物生长之父母，又非止于上下之交并而已。〔眉批：天有精有气有神。〕

清阳上天，浊阴归地，是故天地之动静，神明为之纲纪，故能以生长收藏，终而复始。

言天地之体位，虽有东西南北之不足，而神明为之纲纪，故能以生长收藏，终而复始，化生万物。神明者，生五气化五行者也。

惟贤人上配天以养头，下象地以养足，中傍人事以养五脏。

上配天，以养耳目之聪明；下象地，以养腰以下之不足；节五味适五志，以养五脏之太和。虽有贼邪，而勿能居之矣。此篇曰圣人曰贤人，谓惟贤圣能法则天地，逆从阴阳，恬憺虚无，精神内守，可使益寿，无有终极之时，而皆归于真人也。身半以上，天气主之；身半以下，地气主之。

天气通于肺，

肺脏属乎乾金，位居至高，而主周身之气，故与天气相通。此复言非惟头之上窍通乎天，从腰以下以象地，而五脏六腑九窍六经，皆与天地之气相通。惟贤人能法天之纪，用地之理以治身，故灾害不能及也。

地气通于嗌，

嗌乃胃腑之门，主受湿浊之气以入胃，故与地气相通。《太阴阳明篇》曰："喉主天气，嗌主地气。"

风气通于肝，

风生木，木生肝，外内之气相通也。

雷气通于心，

"雷"，火之发声也。心为火脏，气相感召，故与心相通。

谷气通于脾，

脾为土脏，而主司转运。"谷气"，山谷之通气也，故与脾气相通。

雨气通于肾。

肾为水脏。"雨气"，寒水之气也。

六经为川，

"六经"，手足三阴三阳之经脉也。外内环转，如川流之不息。

肠胃为海，

肠胃受盛水谷，如海之无所不容。又胃为水谷之海而外合海水，肠为受盛之官。

九窍为水注之气。

精气通上窍，水浊出下窍。

以天地为之阴阳。

阴阳者，天地之道也。以天地之道，通乎身之阴阳。

阳之汗，以天地之雨名也；

汗出于阴液，由阳气之宣发，故曰阳加于阴谓之汗。雨乃地之阴湿，亦由天气之所化施，故可方人之汗。〔眉批：汗出于表，故曰阳之汗。〕

阳之气，以天地之疾风名之。

风出于地之隧谷，阳气发于里阴。以疾风名之者，言阳气之行身有道，无少逆滞者也。

暴气象雷，逆气象阳。

气暴如雷火之发，气逆如阳热之胜，此复言阳气之如风，行于上下四旁，无暴无逆也。

故治不法天之纪，不用地之理，则灾害至矣。

人之阴阳通乎天地，天有八纪，地有五理，为治不取法天地之阴阳，则灾害至矣。

故邪风之至，疾如风雨。

天之邪气，始伤皮毛，由皮毛而至肌肉筋脉，由经脉而入于脏腑，故如风雨之骤至，而易入于内也。独言风者，风为百病之长，而能开发皮腠。

故善治者，治皮毛，

阳气者，卫外而为固也。天之阳邪始伤皮毛气分，故善治者，助阳气以宣散其邪，不使内入于阴也。

其次治肌肤，

邪在皮毛留而不去，则入于肌肤矣。肌肤尚属外之气分，亦可使邪从外解，故其治之次也。

其次治筋脉，

邪在肌肤，留而不去，则入于经络矣。经脉内连脏腑，外络形身，善治者，知邪入于经，即从经而外解，不使内干脏腑，此为治之法，又其次也。《灵枢经》曰："邪留而不去，或著经脉，或著于膂筋。"

其次治六腑，

《金匮要略》曰："经络受邪入脏腑，为内所因，邪入于经，留而勿治，则入于里矣，故只可从腑而解。"

其次治五脏。治五脏者，半死半生也。

五脏之脉，属脏络腑，六腑之脉，属腑络脏，脏腑经气，连络相通，邪入于内而又不从腑解，则干及于脏矣。邪在五脏经气之间，尚可救治而生，如干脏则死矣，故曰半死半生也。夫皮肤气分为阳，经络血分为阴，外为阳内为阴，腑为阳脏为阴，邪在阳分为易治，邪在阴分为难治。以上论为治之道，当取法乎阴阳。

故天之邪气，感则害人五脏；水谷之寒热，感则害于六腑；地之湿气，感则害皮肉筋脉。

天之邪气，由形层而入于里阴，故感则害人五脏。水谷入胃，寒温不适，饮食不节，而病生于肠胃，故害于六腑。清湿地气之中人也，必从足始，故感则害皮肉筋脉。夫脏为阴，腑为阳，经脉血分为阴，皮肉气分为阳。天地之邪有阴有阳，水谷之气有热有寒，而病人之形身脏腑，亦有阴阳之别也。

故善用针者，从阴引阳，从阳引阴；以右治左，以左治右；以我知彼，以表知里；以观过与不及之理，见微得过，用之不殆。

此言用针者，当取法乎阴阳也。夫阴阳气血，外内左右，交相贯通，故善用针者，从阴而引阳分之邪，从阳而引阴分之气。病在左者取之右，病在右者取之左，以我之神得彼之情，以表之证知里之病。观邪正虚实之理，而补泻之，见病之微萌，而得其过之所在，以此法用之，而不致于危殆矣。

善诊者，察色按脉，先别阴阳。

此言善诊者，宜审别其阴阳也。夫色为阳，血为阴，然色有阴阳，而脉有阴阳，故善诊者，察色按脉，当先审别其阴阳。

审清浊而知部分；

夫色有清明，有浊暗，五色之见于面也，各有部分。审清浊，则知病之从来；知部分，则知病之所在。

视喘息，听音声，而知所苦；

《金匮要略》曰："息摇肩者，心中坚；息引心中上气者，咳；息张口短气者，肺痿唾沫。"又曰："吸而微数，其病在中焦实也，当下之则愈，虚者不治。在上焦者，其吸促；在下焦者，其吸远，此皆难治。呼吸动摇振振者不治。"又曰："病人语声寂然，喜惊呼者，骨节间病；语声喑喑然，不彻者，心膈间病；语声啾啾然，细而长者，头中病。"《平脉篇》曰："病人欠者，无病也；脉之而呻者，病也。言迟者，风也；摇头者，里痛也。里实护腹，如怀卵物者，心痛也。此以望闻而知其病之所苦也。

观权衡规矩，而知病所主；

观四时所应之脉，而知病之所主者何藏。

按尺寸，观浮沉滑涩，而知病所生以治。

寸主在上为阳，尺主在下为阴；浮为在表为阳，沉为在里为阴；滑主气为阳，涩主血为阴。审察脉之上下表里气血，而知病之生于阴生于阳，而以法治之也。

无过以诊，则不失矣。

夫诊有五过，诊无差误，则治之不失矣。

故曰：病之始起也，可刺而已；其盛，可待衰而已。

此以下言治病者，亦当取法于阴阳也。夫针石所以治外者也。病之始起尚在于外，故可刺而已，其病盛者，勿去其针，待其衰而后已。言始起在外在阳，盛则在里在阴也。

故因其轻而扬之，因其重而减之，因其衰而彰之。

病之始起则轻而浅，久则重而深，故因其轻而发扬之，因其重而少减之，因其病势少衰而彰逐之。盖病之盛者，不可急逆。经曰："微者逆之，盛者从之，避其来锐，击其惰归"，此之谓也。

形不足者，温之以气；精不足者，补之以味。

"形"，谓形体肌肉。"精"，谓五脏之阴精。夫形归气，气生形，温热气胜者，主补阳气，故形不足者，当温之以气。五脏主藏精者也，五味入口，各归所喜，津液各走其道，故五味以补五脏之精。《灵枢经》曰："诸部脉小者，血气皆少，其阴阳形气俱不足，勿以针，而当调以甘和之药可也。"是不足者，不可妄用其针，又当温补其气味。

其高者因而越之，其下者引而竭之，中满者泻之于内。

人有三部，在上为阳，在下为阴。病在胸膈之上者，因其上而发越之；其在胸腹之下者，因其下而引去之；其在中者，宜从内而泻泄之。此言病之有上下阴阳，而治之有法也。

其有邪者，渍形以为汗；

"渍"，浸也。古者用汤液浸渍取汗，以去其邪，此言有邪之在表也。

其在皮者，汗而发之；

邪在皮毛，取汗而发散之。

其慓悍者，按而收之；

气之悍利者，宜按摩而收引。

其实者，散而泻之。

阳实者，宜散之。阴实者，宜泻。此言病之有表里阴阳，而治之亦有法也。

审其阴阳，以别柔刚。

阴阳者，天之道也；刚柔者，地之道也；参合天地之气者，人之道也。

阳病治阴，阴病治阳；

"治"，平治也。如感天之阳邪，则当治人之阴气，阴气盛而阳热之邪自解矣；如感天之阴邪，则当治人之阳气，阳气盛而阴寒之邪自散矣。此邪正阴阳之各有对待，而善治者之有法也。

定其血气，各守其乡。

承上文而言，如邪在气分，则当守其阴血，而勿使邪入于阴；如邪在血分，则当守其阳气，而勿使阴邪伤阳。定其血分气分之邪，而各守其部署。盖阳邪伤气，阴邪伤血，气血内守，则邪不敢妄侵，此即上文对待之意。

血实宜决之，气虚宜掣引之。

经曰："邪之所凑，其正必虚。"实者，邪气实，而虚者真气虚也。血实者决之使行，气虚者掣之使升，盖阳气发原于下也。

上节言各守其阴阳气血，使邪之不敢妄传。此复言其在血分而血实者，宜行血以驱邪，邪在气分而气虚者，宜提掣阳气以助正。此又邪正对待之一法也。按此篇论天地人之阴阳相应，而针石诊治亦皆法乎阴阳，故曰"天地者，万物之上下也；阴阳者，血气之男女也。"盖阴阳之在人为男为女，在身为气为血，故末结其气血焉。

阴阳离合论篇第六

　　黄帝问曰：余闻天为阳，地为阴；日为阳，月为阴，大小月三百六十日成一岁，人亦应之。今三阴三阳，不应阴阳，其故何也？

　　按此篇论三阴三阳之气，皆出于地之阴，出则为阳，合则归阴，与天地定位，日月呈象之阴阳不同，故帝设此问，而名曰《阴阳离合论》也。《阴阳系日月论》曰："天为阳，地为阴；日为阳，月为阴。其合之于人，腰以上为天，腰以下为地。故足之十二经脉，以应十二月，月生于水，故在下者为阴。手之十指以应十日，日主火，故在上者为阳。"曰："大小月三百六十日成一岁，人亦应之"，与《日月论》文义相同。

　　岐伯对曰：阴阳者，数之可十，推之可百；数之可千，推之可万；万之大，不可胜数，然其要一也。

　　"数"，上声。阴阳者，有名而无形，不可胜数，然其要道归于一也。《易》曰："一阴一阳谓之道。"莫子晋曰："天地定位，日月运行，寒暑往来，阴阳出入，总归于太极一气之所生。"〔眉批：太极静而生阴，动而生阳，动生于静，阳生于阴也。〕

　　天覆地载，万物方生。未出地者，命曰阴处，名曰阴中之阴；则出地者，命曰阴中之阳。

　　"天覆地载，万物方生"，言有天地，然后万物生焉。然天地之化育万物，由四时之阴阳出入，而能生长收藏，为万物之终始。未出地者，命曰阴处"，言处于阴中，而为阴中之阴，则出地者为阳，其名曰阴中之阳，言从阴中所出而为阳也。

　　阳予之正，阴为之主。

　　向明处曰正。"予"，我也。言在地之气，乃阴中之阴，故阴为之主。以我所主之气，而向明处欲出者为阳，故曰阳予之正也。如圣人南面而立，前曰广明，乃室之向明处也；后曰太冲，乃阴为之主也。是以三阳皆根起于阴。

　　故生因春，长因夏，收因秋，藏因冬。失常，则天地四塞。

　　生长收藏者，地之阴阳也；春夏秋冬者，天之阴阳也。此复言地气之出入，又因天气之四时，而为之生长收藏。此天地阴阳离合之常理，失常则天地四时之气皆闭塞矣。夫天有阴阳，地有阴阳，三阴三阳之气虽出于地，而又当与天之阴阳相交。

阴阳之变，其在人者，亦数之可数。

天地之阴阳，数之可十可百，推之可千可万。阴阳之变，其在人者亦不可胜数也。如人之身半以上为阳，身半以下为阴；手之十指为阳，足之十二经脉为阴；背为阳，腹为阴，左为阳，右为阴；外为阳，内为阴；腑为阳，脏为阴，与三阴三阳不相应也。

帝曰：愿闻三阴三阳之离合也。

离则为三阴三阳，合则为一阴一阳。

岐伯曰：圣人南面而立，前曰广明，后曰太冲；

南面者，人君听治之位，故曰圣人。然人皆面南而背北，左东而右西，以圣人而推及于万民也。南面为阳，故曰广明；背北为阴，而曰太冲。太冲乃阴血之原，位处下焦，上循背里，是以三阴以太冲为主。

太冲之地，名曰少阴；

太冲所起之地，为足少阴之处。

少阴之上，名曰太阳。

少阴与太阳合，阳出于阴，故在阴之上。

太阳根起于至阴，结于命门，名曰阴中之阳。

"至阴"，穴名，在足小趾外侧，太阳经脉之根，起于此也。"结"，交结也。按《灵枢·根结篇》曰："太阳结于命门，命门者，目也。阳明结于颡大，颡大者，钳耳也。少阳结于葱笼，葱笼者，耳中也。太阴结于太仓；少阴结于廉泉；厥阴结于玉英。"

中身而上，名曰广明；

身半以上，天气主之；身半以下，地气主之。阳出于阴，从下而上，故中身而上，名曰广明。先以前面为阳，此复以中身而上为阳。

广明之下，名曰太阴；

太阴主中土，而为阴中之至阴，故位居广明之下。

太阴之前，名曰阳明。

太阳与阳明合，并主中土，故位居太阴之前。

阳明根起于厉兑，名曰阴中之阳。

"厉兑"，穴名，在足大趾次趾之端，乃足阳明经脉之所起。

厥阴之表，名曰少阳；

太阳之气在上，故曰少阴之上。两阳合明曰阳明，在二阳之间，而居中土，故曰太阴之前。厥阴处阴之极，阴极于里，则生表出之阳，故曰厥阴之表。盖以前为阳，上为阳，表为阳也。曰上曰前曰表者，言三阳之气也；曰至阴厉兑窍阴者，言三阳之经脉也。手足十二经脉，主三阴三阳之气，在经脉则分为三阴三阳，在气相搏命曰一阴一阳耳。

少阳根起于窍阴，名曰阴中之少阳。

"窍阴"，穴名，在足小趾次趾之端。少阳主初生之气，故名阴中之少阳，三阳之气皆出于阴，故曰阴中之阳，而止论足之三经也。

是故三阳之离合也，太阳为开，阳明为阖，少阳为枢。

阴阳之气，分而为三阴三阳，故有开阖枢也。太阳者，巨阳也，为盛阳之气，故主开；阳明合于二阳之间，故主阖；少阳乃初出之气，故主枢。

三经者，不得相失也。抟而勿浮，名曰一阳。

开阖者，如户之扉；枢者，扉之转牡也。舍枢不能开阖，舍开阖不能转枢，是以三经者，不得相失也。开主外出，阖主内入，枢主外内之间。若抟于中而勿浮，则合而为一阳矣。〔眉批：抟者，圆也。朱夫子曰："圆者一而围三。"〕

帝曰：愿闻三阴。岐伯曰：外者为阳，内者为阴。

阳气出而主外，阴气升而主内。

然则中为阴，其冲在下，名曰太阴。

阴阳二气皆出于下，阴气出而在内，是以中为阴，其所出之太冲在下，而冲之上名曰太阴，冲脉为十二经之原，故三阴三阳皆以太冲为主。

太阴根起于隐白，名曰阴中之阴；

"隐白"，穴名，在足大趾端。"太阴"，为阴中之至阴。

太阴之后，名曰少阴。

中为阴，故曰后曰前。言阴气出于下，而并处于里之中也。

少阴根起于涌泉，名曰阴中之少阴；

"涌泉"，穴名，在足心下踡趾宛宛中。少阴乃一阴初生之气，故为阴中之少阴。

少阴之前，名曰厥阴。

少阴主水，厥阴主水生之木，故在少阴之前。

厥阴根起于大敦，阴之绝阳，名曰阴之绝阴。

"大敦"，穴名，在足大趾三毛中，足厥阴肝经所出之井穴。阴在下，故论足之三阴也。十一月一阳初生，厥阴主十月，为阳之尽，故曰阴之绝阳；两阴交尽，名曰厥阴，故为阴之绝阴。

是故三阴之离合也，太阴为开，厥阴为阖，少阴为枢。

太阴者，三阴也，为阴之盛，故主开；厥阴为两阴之交尽，故主阖；少阴为一阴之初生，故主枢。

三经者，不得相失也。抟而勿沉，命曰一阴。

阴气从下而出，在内之中，抟聚而勿沉，命为一阴也。阳气主浮，故曰勿浮。阴气主沉，故曰勿沉。盖三阳之气，开阖于形身之外内；三阴之气，开阖于内之前后。故曰阳在外，阴之使也；阴在内，阳之守也。

阴阳㲀㲀，积传为一周，气里形表，而为相成也。

"㲀㲀"，气之往来也。阴气积于内，阳气传于外，日出而阳气始生，日中而阳气降，日晡而阳气衰，日入而阳气内归于阴，一昼夜而为之一周，阴气开阖于里，阳气出入于形表，而为阴阳离合之相成也。

阴阳别论篇第七

黄帝问曰：人有四经十二从，何谓？岐伯对曰：四经应四时，十二从应十二月，十二月应十二脉。

四经者，春脉弦，夏脉钩，秋脉毛，冬脉石，四时之经脉，以应四时之气也。十二从者，手足三阴三阳之气，从手太阴顺行至足厥阴也。应十二月者，手太阴应正月寅，手阳明应二月卯，足阳明应三月辰，足太阴应四月巳，手少阴应五月午，手太阳应六月未，足膀胱应七月申，足少阴应八月酉，手厥阴应九月戌，手少阳应十月亥，足少阳应十一月子，足太阴应十二月丑。十二脉者，六腑六脏之经脉也，三阴三阳之气，以应岁之十二月，十二月复应有形之十二脉也。此篇论分别阴阳以知死生，故曰《阴阳别论》。

脉有阴阳，知阳者知阴，知阴者知阳。

十二经脉乃脏腑阴阳配合，故知阳者可以知阴，知阴者可以知阳，能知阴阳，可别死生。《方盛衰论》曰："持雌失雄，弃阴附阳，不知并合，诊故不明。"

凡阳有五，五五二十五阳。

此节以胃脏藏真，而分别其阴阳也。胃脘之阳，资养五脏，五脏相生而各有五，是以五五二十五阳也。

所谓阴者，真脏也，见则为败，败必死也；

五脏为阴。脏者，藏也，神藏而不外见者也。如无阳和之胃气，而真脏之脉见，见则脏气为败，败必死也。

所谓阳者，胃脘之阳也。

所谓二十五阳者，乃胃脘所生之阳气也。胃脘者，中焦之分，主化水谷之精气，以资养五脏者也。夫四时之脉，春弦夏洪，秋浮冬沉，长夏和缓。五脏之脉，肝弦、心洪、脾缓、肺涩、肾沉。如春时之肝脉微弦而长，心脉微弦而洪，脾脉微弦而缓，肺脉微弦而涩，肾脉微弦而沉。夏时之肝脉微洪而弦，心脉微洪而大，脾脉微洪而缓，肺脉微洪而涩，肾脉微洪而沉。四时五脏，皆得微和之胃气，故为二十五阳也。

别于阳者，知病处也；别于阴者，知死生之期。

能别阳和之胃气，则一有不和，便可知病处。能别真脏之阴脉，则知肝脉至者，期十八日死；心脉至者，九日死也。此论真脏为阴，胃气为阳，与上下二节论经脉之阴阳不同也。

三阳在头，三阴在手，所谓一也。

此复论十二经脉之阴阳也。手足三阳之脉，手走头而头走足，故曰三阳在头；手足三阴之脉，足走腹而腹走手，故曰三阴在手也。十二经脉虽有手足阴阳之分，然皆一以贯通。手太阴肺脉交于手阳明大肠，大肠交足阳明胃，胃交足太阴脾，脾交手少阴心，心交手太阳小肠，小肠交足太阳膀胱，膀胱交足少阴肾，肾交手厥阴心包络，包络交手少阳三焦，三焦交足少阳胆，胆交足厥阴肝，肝复交于手太阴肺，故所谓一也。

别于阳者，知病忌时；别于阴者，知死生之期。

能别于阳之脉证者，知一阳二阳三阳之发病，及阳结之为病也，至于三阳搏鼓三日死，二阳俱搏十日死。"忌"，死忌也。言别于阳者，知所病之证，及死忌时也。别于阴之脉者，知一阴、二阴、三阴之发病，及肝之心，心之肺，以至于阴搏之死证。此论别手足三阴、三阳之脉证也。

谨熟阴阳，无与众谋。

此总结上文之意，所谓阴阳者，胃脘之阳，真脏之阴，手足之三阳，手足之三阴也。言审别阴阳之脉，谨熟之于心，应之于手，无与众相谋论也。

所谓阴阳者，去者为阴，至者为阳；静者为阴，动者为阳；迟者为阴，数者为阳。

此审别十二脉之阴阳也。夫脏为阴，腑为阳，手足之阴阳乃六脏六腑之经脉，故当以脉之来去动静迟数，而分别其阴阳。

凡持真脉之脏脉者，肝至悬绝急，十八日死；心至悬绝，九日死；肺至悬绝，十二日死；肾至悬绝，七日死；脾至悬绝，四日死。

此审别真脏胃脘之阴阳也。悬绝者，真脏脉悬而绝，无胃气之阳和也。急者，肝死脉来，急益劲，如张弓弦也。《六节脏象论》曰："天以六六为节，地以九九制会，计人亦有三百六十五节，以为天地久矣，此气之数也。"木生于地，故死于九九之数；肺主天气，绝于六六之期。水火本于先天，故死于生成之数，脾土寄于四季，故绝于四日之周，五脏死期，总合大衍之数。按王氏皆以天地生成之数论之，马氏论天干之五行相克，其间多有不合。夫脏腑具五行之气，各有阴阳刚柔不同，不必执一而论，是以以下阴阳相搏，亦只少阴太阳，死于天地生成之数，余皆不合也。此节论真脏脉见之死期，与后节阴阳相搏之死期，又少有异同也。王子方曰："人秉天地之气数而生，故应天地之气数而死。气数者，天地五行之数也。"〔眉批：知肝之急，则心之带钩，肾之夺索，可类推矣。〕

曰：**二阳之病发心脾，有不得隐曲，女子不月；其传为风消，其传为息贲者，死不治。**

此审别三阴三阳之发病也。二阳者，足阳明胃经也。夫人之精血，由胃腑水谷之所资生，脾主为胃行其精液者也。二阳病则中焦之汁竭，无以奉心神而化赤，则血虚矣。水谷之精，脾无转输于五脏，则肾无所藏而精虚矣。男子无精，有不得为隐曲之事；在女子无血，则月事不得以时下矣。此病本于二阳而发于心脾也。精血两虚，则热盛而生风，风热交织，则津液愈消竭矣。火热烁金，而传为喘急息肩者，死不治。盖胃乃津液之生原，肺乃津液之化原也。按《阴阳离合论》只论足三阴三阳，此章亦先论足经，至末章曰三阴俱搏，三阳俱搏，是兼手经而言，故曰具也。〔眉批：高士宗曰："不得隐曲，女子不月，病在肾也。"风消"，肝木病也。"息贲"，病在肺也。二阳之病传发于五脏而死。〕

曰：**三阳为病发寒热，下为痈肿，及为痿厥腨痛；**

"腨"，音善，"痛"，音捐。三阳者，太阳之为病也。太阳之气主表，邪之中人，始于皮毛，邪正相搏，发为寒热之病矣。太阳主开，病则开阖不得，邪气从之，逆于肉理，乃生痈肿。太阳为诸阳主气而主筋，筋伤则为痿，气伤则为厥也。"腨"，腘股也。"痛"，痠疼也。此皆太阳筋脉之为病也。太阳之气主表，而经脉发原于下，是以始病寒热之在上在表，而渐为痈肿、痿厥、颓疝之在内在下也。张兆璜曰："太阳标阳而本寒，故为寒热之病，谓其能为寒、为热，故曰为。"

其传为索泽，其传为颓疝。

太阳之经气生于膀胱。膀胱者，主藏津液，气化则出。太阳之气病热于表，传入于里，则水津枯索而泽竭矣。"颓疝"，小腹控卵肿痛，所谓膀胱疝也。盖始病标而及本，始病气而及经与筋也。

曰：**一阳发病，少气，善咳善泄，**

一阳者，少阳之气病也。少阳主初生之气，病则生气少矣。足少阳相火主气，气少则火壮矣。火烁金，故善咳；木火之邪，贼伤中土，故善泄也。

其传为心掣，其传为隔。

饮食入胃，浊气归心，脾胃受伤而为泄，故心虚而掣痛矣。《灵枢经》云："脾脉微急为隔中。"又曰："饮食不下，隔塞不通，邪在胃脘。"此皆少阳之木邪干土，亦始病气而后及经与腑也。

二阳一阴发病，主惊骇背痛，善噫善欠，名曰风厥。

二阳一阴者，阳明厥阴之为病也。东方肝木，其病发惊骇；足阳明之脉病，闻木音则惕然而惊；背为阳，厥阴主春阳肝木，故引背痛也；邪气客于胃，厥逆，从上下散，复出于胃，故为噫也；欠者，气引而上也，胃是动病，善伸数欠。此厥阴风木厥逆之为病也。风木为病，干及胃土，故名风厥。

二阴一阳发病，善胀，心满善气。

二阴一阳者，少阴少阳也。少阳之气，生于肾脏水中，经云："肾气实则胀。三焦病者，腹气满，小腹尤坚。"此肾气与生阳并逆，故善胀。心肾之气不能相交，故心满善气也。善气者，太息也。心系急则气道约，故太息以伸出之。三焦，气也。此一阳之气病，故引论于三焦。

三阳三阴发病，为偏枯痿易，四肢不举。

三阳三阴者，太阳三阴之为病也。偏枯者，半身不遂，痿易者，委弃而不能如常之动作也。太阳为诸阳主气而主筋，阳气虚则为偏枯，阳虚而不能养筋则为痿，脾属四肢，故不举也。此水腑为病而逆乘脾土也。

鼓一阳曰钩，鼓一阴曰毛，鼓阳胜急曰弦，鼓阳至而绝曰石，阴阳相过曰溜。

"钩"，当作"弦"，"弦"当作"钩"。此论四经之脉，以应四时也。"鼓"，动也。一阳之气初升，故其脉如弦之端直，以应春生之气也。一阴之气初升，故其脉如毛之轻柔，以应秋阴之气也。阳气正盛，故其脉来盛去悠，如钩之急，以应夏热之气也。至者勾阳，阳气伏藏，故脉虽鼓至而断绝，以应冬藏之气也。"溜"，滑也。阴阳相过，其脉则滑。长夏之时，阳气微下，阴气微上，阴阳相过，故脉滑也。此言人有四经，以应四时之气也。

阴争于内，阳扰于外。

内为阴，外为阳；脏为阴，腑为阳。承上文而言，人之经气，阴阳相贯，外内循环。如阴不得阳气以和之，则阴争于内矣；阳不得阴气以和之，则阳扰于外矣。高士宗曰："此言阴阳之气不和，则为阳结阴结之病。若夫刚与刚，是阳传于阳，阴传于阴，乃阴阳相绝之死候也。"

魄汗未藏，四逆而起，起则熏肺，使人喘鸣。

此言阴和于阳而阴液不宜外泄者也。汗者，血之液也。"魄汗"，肺之汗也。夫经气归于肺，肺朝百脉，输精于皮毛，皮毛汗出而精血仍藏于阴。如魄汗未藏，是夺汗而伤其精血矣。脏真高于肺，主行营卫阴阳，肺脏之阴液外泄，则四脏之阴并逆而起，起则上熏于肺，而使人喘急、喉鸣，盖五脏主藏精者也。精化而为血，血化而为汗，百脉虽朝于肺，而五脏相通，移皆有次，四逆而起，则失其次序旋转之机矣。〔眉批：肺者脏之盖也，是以四脏之气，上逆则熏肺。〕

阴之所生，和本曰和。

此言阳和于阴，而后谓之和也。夫外脉为阳，腑脉为阳，然皆本于五脏、五行而生，故曰阴之所生也。阴之所生之阳脉，与所本之阴脉相和，而始名曰和。盖阳予之正，阴为之主，既有所出，当有所入，是故刚与刚，则阳散而阴亡矣。

是故刚与刚，阳气破散，阴气乃消亡。

"刚与刚"，是阳不与阴和矣。阳不归阴，则阳气破散，阳气外散，而孤阴亦内亡矣。

淖则刚柔不和，经气乃绝。

此言柔与柔而生气绝也。"淖"，和也。阴与阴和，而刚柔不和，则阴无所生之阳矣。孤阴不生，则经气乃绝，经气已绝，不过三日、四日而死也。

死阴之属，不过三日而死；生阳之属，不过四日而死。

五脏相克而传，谓之死阴；相生而传，谓之生阳。"属"，类也。如肝之心，心之脾，脾之肺，肺之肾，皆谓之生阳。如心之肺，肺之肝之类，皆谓之死阴也。以阳脏相生而传，故不过四日之偶数而死；以阴脏相克而传，故不过三日之奇数而死也。莫子晋曰："三日者，不过天地之生数；四日者，不能尽五行之数终。"

所谓生阳死阴者，肝之心，谓之生阳；心之肺，谓之死阴。

"之"，往也，传也。夫肝脉传肺，肺传大肠，大肠传胃，胃传脾，脾传心，心传小肠，小肠传膀胱，膀胱传肾，肾传心包络，包络传三焦，三焦传胆，胆传肝，一脏一腑，一雌一雄，阴阳相间，循环无端。如肝之心，心之肺，肺之肾，肾之脾，此皆经气绝而死不治者也。

肺之肾，谓之重阴；肾之脾，谓之辟阴，死不治。

肺之肾亦生阳之属，因肺肾为牝脏，以阴传阴，故名重阴。"辟"，偏辟也。以水脏而反传所不胜之脾土，故谓之辟阴，此皆不治之死候也。

结阳者，肿四肢。

此言阴阳之气不和，自结而为病也。四肢为诸阳之本，气归形，气结故形肿也。此概三阳而言也。

结阴者，便血一升，再结二升，三结三升。

阴气结于内，而不得流行，则水亦留聚而下泄矣。一阴结便血一升；二阴并结便血二升；三阴俱结便血三升。此概三阴而言也。《辨脉篇》曰："脉有阳结阴结者，何以别之？答曰：其脉浮而数，能食，不大便者，名曰阳结也。其脉沉而迟，不能食，身体重，大便反硬，名曰阴结也。"盖欲审别阴阳之气者，当以脉之去至动静，浮沉迟数，以分阴阳。以证之肿四肢，知三阳并结；便血三升，知三阴并结也。以证之消，知结在二阳，当以二阳之法治之；证之隔，知结在三阳，当以三阳之法治之可也。

阴阳结斜，多阴少阳曰石水，少腹肿，

结斜者，偏结于阴阳之间也。夫外为阳，内为阴；胃为阳，肾为阴。此结于形身之内，脏腑之外，胃肾空廓之间而为肿也。"石水"，肾水也。肾者，胃之关，关门不利，故聚水而从其类也。此多偏于肾脏，故为多阴少阳，而少腹肿也。

二阳结谓之消，

二阳阳明胃气也。"消"，消渴也。盖阳明气结，则水谷之津液不生，以致消渴而为病也。按《灵枢》以五脏之脉微为消瘅，盖水谷之津液不资，则五脏之精气俱微弱矣。

三阳结谓之隔，

"三阳"，太阳也。太阳为诸阳主气，太阳之气生于膀胱，从内膈而出于胸胁，从胸胁而达于肤表，阳气结则膈气不通，内膈之前，当胃脘贲门之处，膈气逆则饮食亦隔塞而不下矣。

三阴结谓之水，

"三阴"，太阴脾土也。脾为转运之官，脾气结，则入胃之水液不行，而为水逆矣。

一阴一阳结谓之喉痹，

一阴一阳者，厥阴少阳也。厥阴风木主气，而得少阳之火化，风火气结，则金气受伤，是以喉痛而为痹也。痹者，痛也，闭也。

阴搏阳别谓之有子，

阴搏者，尺脉滑利而搏击应手也；阳别者，与寸口之阳似乎别出而不相贯，此当主有妊。盖有诸内，而是以尺脉滑利如珠也。吴氏曰："此以下论脉也。"

阴阳虚肠澼死，

"阴阳"，指尺寸而言。"汤澼"，澼积下利也。夫营卫气血，皆由水谷之所资生。胃为受纳之腑，肠为传导之官，阴阳两虚，而又失其所生之本，故无望其生机矣。此言阴阳由肠胃水谷之所生也。

阳加于阴谓之汗，

汗乃阴液，由阳气之宣发，而后能充身泽毛，若动数之阳脉加于尺部，是谓之汗，当知汗乃阳气之加于阴液，而脉亦阳脉之加于阴部也。

阴虚阳搏，谓之崩。

阴虚阳盛，则迫血妄行。

三阴俱搏，二十日夜半死。

"搏"，俱音博。三阴者，太阴也。俱搏者，脾肺二部，俱搏击应手，而无阳和之气也。二者偶之始；十者阴之终。夜半者，阴尽而将一阳初生之时。太阴者，至阴也。以至阴之气而绝无生阳，故死于阴极之数也。董帷园曰："阴结、阳结者，论阴阳之气结也。刚与刚者，言腑脉传腑，脏脉传脏也。阴搏阳搏者，言十二经脉之阴阳不和也。"

二阴俱搏十三日夕时死，

二阴者，少阴也。俱搏者，心肾二部俱搏击应手也。少阴主水火阴阳之气，天乙生水，地六成之；地二生火，天七成之。十三日者，成数之终也。夕时者，日之终也。以水火之阴脏，故死于成数，而终于日终也。

一阴俱搏十日死，

一阴者，厥阴也。俱搏者，肝与心主，二部俱搏击应手也。十日者，阴之终也。厥阴者，阴之尽也。以阴尽之气，而死于阴数之终也。

三阳俱搏且鼓三日死。

三阳者，太阳也。"鼓"，动也。俱搏且鼓者，手足太阳之脉俱搏击，而且鼓动，阳极而绝无阴之和也。太阳与少阴为表里，并主水火之气，天乙生水，地二生火，以水火之阳府，故死于天地之生数也。盖天为阳，地为阴，天主生，地主成，故太阳死于生数，而少阴死于成数也。

三阴三阳俱搏，心满，腹发尽，不得隐曲，五日死。

三阴三阳者，五行之气也。阴阳二气俱搏击而不和，故尽五行之数终而死也。"心满"，阳搏于上也；"不得隐曲"，阴搏于下也。腹居身半之中，阴阳相交者也。腹发尽者，阳尽发于上，阴尽发于下，而无阴阳中见之和也。此言上下阴阳之病，下文言寒热阴阳之病。

二阳俱搏，其病温，死不治，不过十日死。

二阳者，阳明也。俱搏者，手足阳明俱搏击也。病温者，病寒热也。夫人之阴阳由阳明水谷之所资生，二阳俱搏，则绝其阴阳所生之原矣。阴不得阳则病寒，阳不得阴则病热，阴阳俱绝，不治之死证也。九乃阳之终，十乃阴之尽，不过十日者，死于阴阳之交尽也。上节言三阳在头，三阴在手，所谓一也。阴阳二气，不能一以贯通，而自相搏击，其为病死也若此。此言胃脘之阳，以生养阴阳五脏，二阳俱搏，则阴阳并绝，其病死也如此，故末二节独表出其病证焉。

灵兰秘典论篇第八

黄帝问曰：原闻十二脏之相使，贵贱何如？

六脏藏神，六腑藏物，六脏六腑皆谓之脏，故云十二脏也。相使者，六脏六腑相为传使也。受清者贵，受浊者贱，五脏之中，惟足太阴独受其浊，故曰脾胃者，仓廪之官。

岐伯对曰：悉乎哉问也，请遂言之。

上章论手足三阴三阳之经脉，阴阳相间而传，然所本于六脏、六腑，故帝复问脏腑之相使贵贱，而伯称其详悉焉。王子方曰："血者神气也，心藏神，心主脉，故十二脏经脉皆以心为主。"

心者，君主之官也，神明出焉；

位居南面，灵应万机，故为君主之官。清静虚灵而主藏神，故神明出焉。

肺者，相傅之官，治节出焉。

位高近君，犹之宰辅，主行营卫阴阳，故治节由之。

肝者，将军之官，谋虑出焉。

肝气急而志怒，故为将军之官，主春生之气，潜发未萌，故谋虑出焉。

胆者，中正之官，决断出焉。

胆秉刚果之气，故为中正之官。有胆量则有果断，故决断出焉。

膻中者，臣使之官，喜乐出焉。

膻中者，心主之宫城，心主包络，位居膻中，而代君行令，故为臣使之官。心志喜，心主代君宣布，故喜乐出焉。

脾胃者，仓廪之官，五味出焉。

脾胃运纳五谷，故为仓廪之官。五味入胃，脾为转输，以养五脏气，故五味出焉。

大肠者，传道之官，变化出焉。

大肠居小肠之下，小肠之受盛者，赖以传道，济泌别汁，变化糟粕，从是出焉。

小肠者，受盛之官，化物出焉。

小肠居胃之下，胃之运化者，赖以受盛，而凡物之所化者，从是出焉。

肾者，作强之官，伎巧出焉。

"伎"，多能也；"巧"，精巧也。肾藏志，志立则强于作用，能作用于内，则伎巧施于外矣。

三焦者，决渎之官，水道出焉。

"决"，通也。"渎"，水道也。三焦下俞，出于委阳，并太阳之正，入络膀胱，约下焦。实则闭癃，虚则遗溺。三焦主气，气化则水行，故为决渎之官也。

膀胱者，州都之官，津液藏焉，气化则能出矣。

膀胱为水腑，乃水液都会之处，故为州都之官。水谷入胃，济泌别汁，循下焦而渗入膀胱，故为津液之所藏，气化则水液运行而下出矣。

凡此十二官者，不得相失也。

十二官者，经脉相通，刚柔相应，失则灾害至矣。

故主明则下安，以此养生则寿，殁世不殆，以为天下则大昌。

五脏六腑，心为之主，君主神明，则十二官各安其职，以此养生则寿，终身而不致危殆。盖心正则身修也，以此而及于治国平天下，未有不大昌者矣。

主不明，则十二官危，使道闭塞而不通，形乃大伤。以此养生则殃，以为天下者，其宗大危，戒之戒之！

心者，《离》也。《离》也者，明也。心为一身之主，即我之神明，心主不明，则十二官皆不安矣。心主包络为臣使之官，代君行令而主脉。脉者，血脉也。血者，神气也。神明昏乱，则血脉凝涩，而使道闭塞矣。血气者，充肤热肉，渗皮肤，生毫毛，濡筋骨，利关节者也。血脉不通，而形乃大伤矣。故以此养生，则殃折不寿，在治天下，则其宗大危。正心明德之道，岂不重可戒哉？此言心为一身之主，主明即可以养生，推而大之，可以治国平天下。如心不明，即此身亦不可保矣。

至道在微，变化无穷，孰知其原！

承上文而言，修身养生，以及于为天下之至道，始在于微。盖心之变化无穷，苟正其心，在养生则寿，为天下则昌；其心不正，在此身则殃，为天下则殆。当知寿夭治乱之机，在此心一念之发萌，而人莫知其原也。

窘乎哉！消者瞿瞿，孰知其要！闵闵之当，孰者为良？

窘乎哉者，叹其至道之难明而窘极也。"消者"，消息其道之微。"瞿瞿"，惊顾貌。视其道之要妙，而孰能知之也。"闵"，忧也。忧其理之切当，而孰者为良也！

恍惚之数，生于毫厘，毫厘之数，起于度量，千之万之，可以益大，推之大之，其形乃制。

"恍惚"，谓之心神之萌动，生于毫厘之间。"度量"长短轻重也。言毫厘之间，而有邪正明昧之分，以至于千之万之，不可胜极也。"制"，正也。以毫厘之诚意，推而大之，其形乃正，言其心正而后形正也。

黄帝曰：善哉！余闻精光之道，大圣之业，而宣明大道，非斋戒择吉日，不敢受也。

"精"，纯粹也。"光"，光明也。言正心明德之道也。大圣之业者，能正心修身，以及于治国平天下也。斋戒者，诚意涤虑也。择吉者，从善避恶也。

帝乃择吉日良兆，而藏灵兰之室，以传保焉。

"良"，善，"兆"，吉也。"灵兰之室"，心之宫也。乃择其良善，而藏之于心。以传保者，保于无穷，流于无极，守而勿失也。按《灵枢经》曰："五脏六腑，心为之主，肺为之相，肝为之将，脾为之卫，肾为之主外。大肠者，传道之腑；小肠者，受盛之腑；胆者，中精之腑；胃者，五谷之腑；膀胱者，津液之腑；三焦者，中渎之腑也。"吴氏曰："灵台兰室，黄帝藏书之所。秘典，秘密典籍也。"

六节脏象论篇第九

〔眉批：此篇乃三部九候五运六气之提纲。〕

黄帝问曰：余闻天以六六之节，以成一岁，人以九九制会，计人亦有三百六十五节，以为天地久矣，不知其所谓也？

天以六六之节者，十干主天，六十日甲子一周而为一节。"六六"三百六十日，以成一岁也。人以九九制会者，人之九窍九脏，以会合生五气三之数也。《灵枢经》曰："岁有三百六十五日，人有三百六十五节。"言人亦有六六之节，以应天六六之数也。按下文曰地以九九制会，盖人有九窍九脏，地有九州九野，以合三而成天，三而成地，三而成人，故先言人以九九制会，而后言地以九九制会也。按此篇乃论岁运之总纲，天之十干成六六之节，以应一岁，而天之十干，化生地之五行；地之五行，上呈天之六气。《五运行论》云："帝曰：'寒暑燥湿风火，在人合之奈何？'伯曰：'东方生风，风生木，木生酸，酸生肝。'"是在天之六气，在地之五行、五味，而又化生人之五脏也。然人之五脏，地之五行，皆由天之十干所化，故曰《六节脏象论》也。夫人之五脏，又化生六气。六气者，即末章之所谓，人迎一盛，病在少阳；二盛，病在太阳是也。盖人之五脏，应地之五行，食地之五味；人之六气，复应天之六气，气亢害而无承制，则为病矣。夫先以九九制会，以应六六之节者，言地有九州，人有九窍，天有六节，而皆合乎生五气三之数。

岐伯对曰：昭乎哉问也，请遂言之。夫六六之节，九九制会者，所以正天之度，气之数也。

"昭"，明也。"遂"，因也。言六六之节，所以正天之度。盖岁有三百六十五日，而天有三百六十五度也。九九制会，所以纪气之数也。

天度者，所以制日月之行也；气数者，所以纪化生之用也。

"制"，度也。天度者，周天三百六十五度。日，日行一度，一岁而一周天。月，日行十三度，一月而一周天。盖以天之度数，以纪日月之行也。气数者，生五气三之数也。化者，阴阳之化，在天而成六六，在地、在人而成九九，皆阴阳气化之为盛也。

天为阳，地为阴；日为阳，月为阴，行有分纪，周有道理，日行一度，月行十三度而有奇焉，故大小月三百六十五日而成岁，积馀气而盈闰矣。

此复申明天度，以纪日月之行也。行有分纪者，谓日月之行有分野纪度。周有道理者，谓日月之周天，有南道北道之理路也。按历法，周天三百六十五度四分度之一，左旋于地，一昼一夜，则其行一周而又过一度。日月皆右行于天，一昼一夜，则日行一度，月行十三度十九分度之七，故曰有奇也。故日一岁而一周天，月二十九日有奇而一周天，以二十九日有奇，故有大月小月也。每岁朔虚五日有奇，故只三百五十四日，又气盈五日有奇，合气盈朔虚而闰生焉。故每岁连闰，共计三百六十五日有奇也。《汉·律志》云："日月五星，从西而循天东行，天道从东西行，一昼一夜，日月随天西转一周，如蚁行磨上，磨转一回，而日往东行止一度，月从西而东行十三度，故月行疾，而一月与日一会而一周天。是以每岁冬至夏至，日行有南道北道之分；每月上弦下弦，而月有南道北道之分也。"

立端于始，表正于中，推馀于终，而天度毕矣。

"立端"，竖端正之木，以正天表也。上古树八尺之臬，度其日出入之影，以正东西，参日中之影与极星，以正南北。以周天三百六十五度之馀四分度之一，推日月行度之有奇，气盈五日之有馀，朔虚五日之有馀，推而算之，以终一岁之数，以终天道之周，而天度毕矣。

帝曰：余以闻天度矣，愿闻气数，何以合之？

帝复以九九之数，以合六六之数而为问也。

岐伯曰：天以六六为节，地以九九制会。

首言人之九九，以应天之六六，此言地之九九，以应天之六六也。

天有十日，日六竟而周甲，甲六复而终岁，三百六十日法也。

此言天以六六为节，而成一岁也。十干主天，故曰天有十日。

夫自古通天者，生之本，本于阴阳。其气九州九窍，皆通乎天气。

此言地之九九，人之九九，而通乎天之六六者，皆本于阴阳。阴阳者，五行所生之三气也。是以地之九州，人之九窍，皆通乎天气。盖天有此三气，地有此三气，人有此三气也。

故其生五，其气三，

生五者，天之十干化生地之五行也。气三者，五行所生，三阴三阳之气也。承上文而言，以五行所生之三气，而后能合六六九九之数也。

三而成天，三而成地，三而成人。

以此三气，三而三之，以成天之六气，地之六气，人之六气也。天之六气者，以冬至后得甲子少阳王，复得甲子阳明王，复得甲子太阳王，复得甲子厥阴王，复得甲子少阴王，复得甲子太阴王，所谓天以六六之节，以成一岁也。地之六气者，显明之右，君火之位也。君火之右，退行一步相火治之；复行一步，土气治之；复行一步，金气治之；复行一步，水气治之；复行一步，木气治之；复行一步，君火治之，此地理之应六节气位也。人之六气者，脏腑三阴三阳之气也，是以人迎一盛病在少阳，二盛病在太阳，三盛病在阳明。寸口一盛病在厥阴，二盛病在少阴，三盛病在太阴，所谓亢则害，承乃制，害则败乱，生化大病也。

三而三之，合则为九，九分为九野，九野为九脏。

再以天地人之六气，三而三之，合则为九九。九九分为地之九野，人之九脏。盖以九州配九窍，九野配九脏，故曰九野为九脏也。以地之九州，通乎天气，天之三气，分为九野，是地以九九制会，而合天之六六也。以人之九窍通乎天气，天之三气分为九脏，是人以九九制会，而合天之六六也。高士宗曰："邑外谓之郊，郊外谓之牧，牧外谓之野，附城郭者也。"《胀论》曰："胸腹，肠胃之郭也。膻中者，心主之宫城也。"盖以九野在内，九州在八方之外；九脏在内，儿窍在形身之外，故曰九野为九脏也。以九野之草生五色，普遍于九州八荒，是五色之变不可胜视矣。五气五味藏于心肺肠胃，外使九窍之五色修明，音声能彰，此五味之美不可胜极矣。是人之九窍，与天气相通，而九脏之又与地气相通也。

故形脏四，神脏五，合为九脏以应之也。

形脏者，藏有形之物也。神脏者，藏五脏之神也。藏有形之物者，胃与大肠、小肠、膀胱也。藏五脏之神者，心藏神，肝藏魂，脾藏意，肺藏魄，肾藏志也。盖五味入口，藏于肠胃，津液藏于膀胱，以养五脏之神气，故以形脏神脏，合而为九脏，以配地之九野九州也。按脏腑各六，止五脏藏神，肠胃膀胱，受盛水谷，胆乃奇恒之府，不藏有形；三焦虽主决渎，乃无形之气，而亦不藏有形者也。故以九脏在内，以应九野，九窍在外，以应九州。而王氏诸贤妄以头角耳目为形脏，即《三部九候论》之所谓天以候头角之气者，候足太阳膀胱之气也；地以候口齿之气者；候足阳明胃腑之气也；小肠之脉，至目锐眦，却入耳中，人以候耳目之气者，候手太阳小肠之气也，岂可以头角耳目为形脏乎？张兆璜曰："若谓耳目口齿，是属九窍而非九脏矣。"〔眉批：五气入神脏以通九窍，五味入形脏以养九脏。〕

帝曰：余已闻六六九九之会也。夫子言积气盈闰，愿闻何谓气？请夫子发蒙解惑焉。

三五十五日为一气，每一气盈二十一刻有奇，合气盈朔虚而生闰，故曰积气盈闰也。此以下论五运之主岁、主时，各有太过不及，故复设此问。

岐伯曰：此上帝所秘，先师传之也。

上帝贵道而秘密，师所以传教者也。莫子晋曰："上帝，天帝也。天不言而四时代序，惟师能阐明而传道之。"

帝曰：请遂言之。

王氏曰："遂，尽也"。

岐伯曰：五日谓之候，三候谓之气，六气谓之时，四时谓之岁，而各从其主治焉。

《月令》曰："立春节初五日，东风解冻；次五日，蛰虫始振；后五日，鱼上冰。"故五日谓之候，候物气之生长变化也。三五十五日而成一气，六气九十日而为一时，四时合二十四气而成一岁，以四时之气而各从其主治焉。

五运相袭，而皆治之，终期之日，周而复始，时立气布，如环无端，候亦同法。

此论五运之主岁也。甲己之岁土运主之，乙庚之岁金运主之，丙辛之岁水运主之，丁壬之岁木运主之，戊癸之岁火运主之。以五行之相生沿袭，而各主一岁。一岁之中，所主之气而皆治之，终期年之三百六十日，五岁一周而复始也。时立气布者，一岁之中，又分立五运所主之时，而分布五行之气，五气相传而如环无端，其候环转之气，亦如五岁沿袭之法同也。

故曰：不知年之所加，气之盛衰，虚实之所起，不可以为工矣。

每岁有六气之加临，五运之太过不及，气有盛衰，则虚实之乘侮胜复所由起也。岁气之盛虚，主民病之生死，故不知气运者，不可为良工也。

帝曰：五运之始，如环无端，其太过不及，何如？

五运之始，始于甲己化土，土生金，金生水，水生木，木生火，火复生土。五岁而右迁，如环无端。五行所主之岁，而各有太过不及。

岐伯曰：五气更立，各有所胜，盛虚之变，此其常也。

五运之气，五岁更立，太过之年，则胜己所胜，而侮所不胜；不及之年，则为己所不胜而胜之，己所胜而侮之，故各有所胜也。所胜之气，不务其德，则反虚其本位，而复受其乘侮，此盛虚之变，理之常也。

帝曰：平气何如？岐伯曰：无过者也。

无太过不及之岁，是为平气。故曰无过者，谓不衍常候也。

帝曰：太过不及奈何？岐伯曰：在经有也。

此篇乃岁运之提纲。后《天元纪》《五运行》《六微旨》《气交变》《五常政》《至真要》诸篇，详论天地有淫胜郁复之变，生物有草木昆虫之眚，民病有胸胁腹背之灾，故曰在经有也。〔眉批：经者，谓《阴阳大论》。〕

帝曰：何谓所胜？岐伯曰：春胜长夏，长夏胜冬，冬胜夏，夏胜秋，秋胜春，所谓得五行时之胜，各以气命其脏。

此言五运之所胜也。春应木，木胜土；长夏应土，土胜水；冬应水，水胜火；夏应火，火胜金；秋应金，金胜木，所谓得五行之主时而为胜也。春木合肝，夏火合心，长夏土合脾，秋金合肺，冬水合肾，各以四时五行之气以名其脏焉。

帝曰：何以知其胜？岐伯曰：求其至也，皆归始春。未至而至，此谓太过，则薄所不胜，而乘所胜也，命曰气淫不分，邪僻内生，工不能禁；

此论岁运之气至，有太过不及，而皆归始于春，盖春为气之始也。《六元正纪论》曰："运太过则其至先，运不及则其至后，此天之道，气之常也。运非有馀，非不足，是谓正岁，其至当其时也。"是以春未至而天气温和，此为至先，运之太过也。主岁之气太过，则迫己所不胜之气，而乘侮己所胜之气也。《至真要大论》曰："气至谓之至，气分谓之分。至则气同，分则气异，所谓天地之正纪也。"如所主岁运之气，惟太过淫胜而不分，则民之邪僻内生，虽有良工不能禁也。下经曰："太过者暴，不及者徐。暴者为病甚，徐者为病持。"是以太过之岁，如木淫不政，冲阳绝者，死不治；岁火太过，太渊绝者，死不治。故不及之气，只云所生受病，而不致于工不能禁也。

至而不至，此谓不及，则所胜妄行，而所生受病，所不胜薄之也，命曰气迫。

春已至而天未温和，是至而不至，此谓气之不及也。主岁之运气不及，则所胜之气妄行，而所生受病，所不胜迫之也。如岁木不及，则己所胜之土气妄行，而所生我之水气受病矣。木火之气虚，则己所不胜之金气，迫而侮之也。名曰气迫，谓主气不及，而所胜所不胜之气，交相逼迫也。

所谓求其至者，气至之时也。谨候其时，气可与期。失时反候，五治不分，邪僻内生，工不能禁也。

此复申明气淫不分之义。所谓求其至者，求其四时之气，应至而至之时也。谨候其春夏秋冬之时，则春时之气，可期而温；夏时之气，可期而热；秋时之气，可期而凉；冬时之气，可期而寒。失时反候，而五行所主之时气不分，以致邪僻内生，而工不能禁也。朱济公曰："此节添一"也"字，有意。〔眉批：前节论气始于岁首，此节论太过不及之气，各分四时而候之。〕

帝曰：有不袭乎？

"袭"，承袭也。木承水而王于春；火承木而王于夏；土承火而王于长夏；金承土而王于秋；水承金而王于冬。五运之气，交相沿袭而主治也。

岐伯曰：苍天之气，不得无常也。气之不袭，是谓非常，非常则变矣。

言苍天之气，四时代序，自有经常。然五运之气，有德化政令，变异灾眚之不同，设有不袭，是谓反常而变易矣，变易则为民病之灾眚矣。

帝曰：非常而变奈何？岐伯曰：变至则病，所胜则微，所不胜则甚，因而重感于邪则死矣。故非其时则微，当其时则甚矣。

五运相袭，气之常也，反常则为变易矣。变常之气至，则为民病矣。如春木主时，其变为骤注，是主气为风木，变气为湿土，变气为主气之所胜，而民病则微。如变为肃杀，是主气为风木，变气为燥金，变气为主气之所不胜，而民病则甚，因而重感于邪则死矣。故变易之气至，非其克我之时，为病则微；当其克我之时，为病则甚。

帝曰：善。余闻气合而有形，因变以正名，天地之运，阴阳之化，其于万物，孰少孰多，可得闻乎？

此复言地气与天气相合，而后化生万物之有形也。《五常政论》曰："气始而生化，气散而有形，气布而蕃育，气终而象变。然而五味所资，生化有薄厚，成熟有多少，终始不同。"盖在天为气，在地成形，形气相合，而化生万物，物生谓之化，物极谓之变，物变已成而后定名。此皆天地之运，阴阳之化，然生化有厚薄，成熟有多少，故帝设此问焉。

岐伯曰：悉哉问也。天至广，不可度；地至大，不可量。大神灵问，请陈其方。

所谓太虚廖廓，肇基化元，万物资始，五运终天，布气真灵，总统《坤》元，幽显既位，寒暑弛张，生生化化，万物咸彰，故曰大神灵问。"神灵"，指天地阴阳而言，言大哉天地阴阳之问也。"陈其方"，言其略也。

草生五色，五色之变，不可胜视；草生五味，五味之美，不可胜极。

草者，五谷五菜，概及果木而言也。盖天三生木，故先言草木而及于昆虫万物也。草生五色者，其色为苍，其化为荣；其色为赤，其化为茂；其色为黄，其化为盈；其色为白，其化为敛；其色为黑，其化为肃。物极而象变，不可胜视也。草生五味者，其味为酸，其味为苦，其味为甘，其味为辛，其味为咸，以草生之五味而及于五菜、五谷、五果、五畜之美，不可胜极也。

嗜欲不同，各有所通。

言人之嗜欲不同，而五味各归所喜，如苦先入心，酸先入肝。五气入鼻，藏于心肺；五味入口，以养五气，故各有所通也。

天食人以五气，地食人以五味，

"五气"，臊、焦、香、腥、腐也。在天为气，故食人以五气；在地为化，化生五味，故食人以五味也。

五气入鼻，藏于心肺，上使五色修明，音声能彰。

天位居高，而包乎地之外，故五气从外窍，而内入于心肺。心肺居上为阳也，心荣色而华于面，故使五色修明。肺主声，故音声能彰也。

五味入口，藏于肠胃，味有所藏，以养五气，气和而生，津液相成，神乃自生。

地位居下，而处乎天之内，故五味藏于肠胃，以养五脏之气，气得味养，则阴阳和而相生矣。水谷皆入于口，其味有五，津液各走其道，气和津成，而五脏之神乃自生矣。济公曰："神气为阳，故曰生；津液为阴，故曰成。"〔眉批：津液生于胃腑，大肠主津，小肠主液，膀胱者，津液之所脏，故曰津液相成，神乃自生。〕

帝曰：脏象何如？

象者，像也。论脏腑之形像，以应天地之阴阳也。

岐伯曰：**心者，生之本，神之变也。其华在面，其充在血脉，为阳中之太阳，通于夏气。**

心主血，中焦受气取汁，化赤而为血，以奉生身，莫贵于此，故为生身之本。心藏神而应变万事，故曰神之变也。十二经脉，三百六十五络，其气血皆上于面，心主血脉，故其华在面也。在体为脉，故其充在血脉。其类火，而位居尊高，故为阳中之太阳，而通于夏气，夏主火也。济公曰："荣为根，卫为叶，荣血为阴阳血气所生之本。

肺者，气之本，魄之处也。其华在毛，其充在皮，为阳中之太阴，通于秋气。

肺主气而藏魄，故为气之本，魄之处也。肺主皮毛，故华在毛，充在皮也。脏真居高而属阴，故为阳中之太阴，而通于秋气，秋主肺也。

肾者，主蛰封藏之本，精之处也。其华在发，其充在骨，为阴中之少阴，通于冬气。

冬令之时，阳气封闭，蛰虫深藏，肾主冬藏，故为蛰封藏之本。盖蛰乃生动之物，以比生阳之气，至春一阳初生，而蛰虫复振矣。肾为水脏，受五脏之精液而藏之，故为精之处也。发乃血之余，血乃精之化，故其华在发。肾主骨，故其充在骨也。肾为阴脏，而有《坎》中之阳，故为阴中之少阴，而通于冬气，冬主水也。

肝者，罢极之本，魂之居也。其华在爪，其充在筋，以生血气，其味酸，其色苍，此为阳中之少阳，通于春气。

动作劳甚谓之罢。肝主筋，人之运动皆由乎筋力，故为罢极之本。肝藏魂，故为魂之居。爪者筋之馀，故其华在爪，其充在筋。肝属木，位居东方，为发生之始，故以生血气。酸者，木之味。苍者，木之色。木王于春，阳气始生，故为阳中之少阳，以通于春气。张令韶曰："罢，同羆。《书》曰：'有熊羆之士，不二心之臣'。肝乃将军之官，故为罢极之本。"

脾胃大肠小肠三焦、膀胱者，仓廪之本，营之居也，名曰器，能化糟粕，转味而入出者也。其华在唇四白，其充在肌，其味甘，其色黄，此至阴之类，通于土气。

足太阴独受水谷之浊，为转输之官，肠胃主受传水谷，三焦主决渎水道，膀胱为水精之府，故皆为仓廪之本。脾藏荣，故为荣之居。器者，生化之宇，具升降出入之气，脾能运化糟粕，转味而入养五脏，输出腐秽于二阴，故名之曰器也。"四白"，唇之四际白肉也。口为脾窍，而主肌，故华在唇四白，其充在肌。甘者，土之味。黄者，土之色也。脾为阴中之至阴，通于土气。此节指脾而言，以肠、胃、三焦、膀胱，并受传水谷之精粗，故总为仓廪之本，受浊者为阴，故曰至阴之类。

凡十一脏，取决于胆也。

五脏六腑共为十一脏，胆主甲子，为五运六气之首，胆气升，则十一脏腑之气皆升，故取决于胆也。所谓求其至也，皆归始春。

故人迎一盛，病在少阳，二盛病在太阳，三盛病在阳明，四盛以上为格阳。

此论脏腑之六气，以应天地之六六也。左为人迎，右为气口，盖阳气从左而行于右，阴气从右而行于左，故以人迎以候三阳之气。故者，承上文而言，人之脏腑以应三阴三阳之六气也。一盛病在少阳，少阳主春升之气也。太阳主夏，阳明主秋，四盛以上者，言人之阴阳，惟阳太盛，名曰格阳，盖阳主在外，阳格于外，不得三阴中见之化以和之，此三阳之太过也。

寸口一盛病在厥阴，二盛病在少阴，三盛病在太阴，四盛以上为关阴。

"寸口"，手太阴之两脉口，以候三阴之气也。厥阴，主乙木春生之气，故寸口一盛，病在厥阴，二之气少阴，四之气太阴，四盛以上者，人之阴阳惟阴太盛，名曰关阴。盖阴气主内，关阴于内，不得三阳中见之化以和之，此三阴之太过也。此论寸口人迎之病脉，以应四时之三阴三阳，即四时之六气不平，而亦为三阴三阳之民病也。故《六微旨大论》曰："至而不至，来气不及；未至而至，来气有余，物生其应也，气脉其应也。"《灵枢经》曰："持其脉口人迎，以知阴阳有余不足，平与不平，天道毕矣。所谓平人者不病。不病者，脉口人迎应四时也，上下相应而俱往来也。"上下相应者，脉口与人迎平等，所谓阴中有阳，阳中有阴也。此言天地之阴阳，以应人之脏腑，脏腑之六气，以应天地之阴阳也。〔眉批：太阴为之行气于三阴，寸口，亦太阴也。〕

人迎与寸口，俱盛四倍以上为关格。关格之脉赢，不能极于天地之精气则死矣。

俱四倍以上者，阴阳俱亢极也。"赢"，盈同。"极"，至也。盖天有阴阳，地有阴阳，阳盛之下，阴精承之，阴盛之下，阳气承之，阴阳承制，而交相生化者也。人生于天地气交之中，阴阳和平，是为无病。如阴阳俱盛而不和，是不能及于天地阴阳精气之承制，则死矣。此即《六微旨》之所谓："亢则害，承乃制，制则生化，外列盛衰，害则败乱，生化大病。"

卷二（下）

五脏生成篇第十

夫色以应天，脉以应地，天主生，地主成，此篇无问答，而直曰心之合脉，似承上篇天地之阴阳而复应乎色脉也。无问答，故不曰论。

心之合脉也，其荣色也，

心主血脉，故合于脉。经云："脉出于气口，色见于明堂。"心之华在面，故其荣在色。

其主肾也。

五脏合五行，各有相生相制，制则生化，心主火而受制于肾水，是肾乃心脏生化之主，故其主肾也。

肺之合皮也，其荣毛也，其主心也。

肺主气，气主表，故合于皮。《伤寒论》曰："寸口脉缓而迟，缓则阳气长，其声商，毛发长，毛附于皮，气长则毛荣。"

肝之合筋也，其荣爪也，其主肺也。

髓生肝，肝生筋，故所合在筋。爪乃筋之余，故其荣在爪。

脾之合肉也，其荣唇也，其主肝也。

脾主中央，土乃仓廪之官，主运化水谷之精，以生养肌肉，故合肉。脾开窍于口，故荣在唇。

肾之合骨也，其荣发也，其主脾也。

肾藏精而主髓，故所合在骨；发乃精血之余，故其荣在发。《五运行论》曰："北方生寒，寒生水，水生咸，咸生肾，肾生骨髓，髓生肝，肝生筋，筋生心，心生血，血生脾，脾生肉，肉生肺，肺生皮毛，皮毛生肾。"此天乙生水，而五脏之相生也。《六微旨论》云："帝曰：'地理之应，六节气位何如？'岐伯曰：'相火之下，水气承之；水位之下，土气承之；土位之下，风气承之；风位之下，金气承之；金位之下，火气承之；君火之下，阴精承之。亢则害，承乃制，制则生化。'"故曰心之合脉也，肺之合皮也，言五脏之相生也；其主肾也，其主心也，言五脏之相成也。朱济公曰："先心而肺，肺而肝，肝而脾，脾而肾，乃归重于成矣？曰："然。"

是故多食咸，则脉凝涩而色变；多食苦，则皮槁而毛拔；多食辛，则筋急爪枯；多食酸，则肉胝皱而唇揭；多食甘，则骨痛而发落，此五味之所伤也。

此承上文而言太过之为害也。夫五行有相生相制，不可偏废者也。如制之太过，则又有克贼之害矣。是故多食咸，则水味太过而伤心，其脉凝涩而色变矣。多食苦，是火味太过而伤肺，则皮槁而毛落矣。多食辛，是金味太过而伤肝，则筋缩急而爪干枯矣。多食酸，是木味太过而伤脾，则肉胝皱而唇掀揭矣。多食甘，是土味太过而伤肾，则骨痛而发落矣。五味所以养五脏者也，脏有偏胜，则所不胜之脏受伤，此又承制之不可太过也。

故心欲苦，肺欲辛，肝欲酸，脾欲甘，肾欲咸，此五味之所合也。

五味入口，藏于肠胃，以养五脏气，故五味为五脏之所欲，无有偏胜，则津液相成，而神自生矣。

五脏之气，

五味藏于肠胃，以养五脏之气。五脏内藏五神五气，外见五色。此以下论五脏之经气，而见死生之色，与生于心，生于肺之色，各有不同，故首提曰五脏之气。

故色见青如草兹者死，

故者，承上文而言。五脏之气受伤，则见五行之败色矣。"兹"，蓐席也。兹草者，死草之色，青而带白也。

黄如枳实者死，

黄而带青色也。

黑如炲者死，

"炲"，音台。烟尘也，黑而带黄。

赤如衃血者死，

"衃"，铺杯切。衃者，凝聚之血，色赤黑也。

白如枯骨者死，

死白而枯干也。

此五色之现，死也。

五色干枯，而兼有所胜之色，故死。

青如翠羽者生，赤如鸡冠者生，黄如蟹腹者生，白如豕膏者生，黑如

乌羽者生，此五色之见，生也。

五色正，而华彩光润，故生。

生于心，如以缟裹朱；生于肺，如以缟裹红；生于肝，如以缟裹绀；生于脾，如以缟裹栝楼实；生于肾，如以缟裹紫。此五脏所生之外荣也。

此言五脏所生之荣色见于外也。上节言五脏之气，见五色于外，此复言脏真之荣，隐见于皮肤之间，有若缟裹者也。"缟"，素白也；"朱"，红之深也；"红"，淡白红也；"绀"，青扬赤也；"栝楼实"，红黄色也；"紫"，赤黑之间色也。此五行之色，而俱兼红者也。盖气主白而荣主红，如以缟裹者，五脏之气包于外也。五色之俱兼红者，五脏之荣隐见于内也。上节言五脏之气色，此论五脏之血色。王子方问曰："气色有死生，血色无死生耶？"曰："外因之病，由气而经，经而脏；内因之病，由脏而经，经而气。内外二因，俱伤五脏之气而后死，是以五色之现死者，五脏之气绝也"。〔眉批：所生者，血也。〕

色味当五脏，白当肺辛，赤当心苦，青当肝酸，黄当脾甘，黑当肾咸。

"当"，承也，值也。谓色味之应五脏者，色外而味内也，故曰白当肺辛，言辛生肺，而肺生白也。此复结五脏死生之色，生于五脏之气，五脏之神气，生于五味也。

故白当皮，赤当脉，青当筋，黄当肉，黑当骨。

肺合皮，心合脉，肝合筋，脾合肉，肾合骨，此言生于心，生于肺之色，承五脏之合而见于外也。〔眉批：此即《五运行论》之所谓：酸生肝，肝生筋，其色青之类。〕

诸脉者，皆属于目；

五脏六腑之精，十二经脉皆上注于目，属于脑，后出于顶，故曰诸脉皆属于目。此节论五脏经气之所循行，盖脏而经，经而气，气而色也。头痛巅疾，过在足少阴巨阳，是气而经，经而脏也。是以此节与"头痛巅疾"节，照应"五脏之气"节，故"人卧血归于肝"节，与"赤脉之至"节，照应"生于心如以缟裹朱"节。

诸髓者，皆属于脑；

脑为精髓之海也。

诸筋者，皆属于节；

"节"，骨节也，筋生于骨，连络于骨节之间。

诸血者，皆属于心；

"血者"，神气也。中焦之汁，五脏之精，奉心神化赤而为血，故诸血皆属于心。

诸气者，皆属于肺；

上焦开发，宣五谷味，熏肤充身泽毛，若雾露之溉，是谓气。五谷入胃，淫精于脉，肺居上焦，朝百脉而输精于皮毛，故主周身之气也。

此四肢八谿之朝夕也。

"四肢"，五脏经俞之所出也。"八谿"，即四肢股肱之肉，五脏元真之所通会也。此言五脏之经血，总属于心；五脏之气，总属于肺。经气循行于四肢八谿，注于目，会于脑，濡筋骨，利关节，朝夕循行，外内出入，如环无端者也。故善察色者，当知五脏之气；善诊脉者，当以五脉为始者也。

故人卧血归于肝，

此复论血随卫气之行于脉外也。夫血乃水谷之精，流溢于中，布散于外。专精者，行于经隧，是行于经隧者，经脉之荣血也；流溢于中者，流溢于冲任也，冲任起于胞中，上循背里，为经络之海；其浮而外者，循腹右上行，布散于外，渗皮肤，生毫毛，寤则随卫行于肤表，卧则随卫内入而归于肝，是冲任主发原，而肝主受纳，是以伤寒热入血室，而刺肝之期门。故者，承上文而言，经脉之血，随荣气行于四肢之三阴三阳，昼夜环转。冲任之血，随卫气而日行于阳，夜归于阴也。〔眉批：五脏元真之气与卫气，各别详《仲景全书》。又：阴受气于五藏。〕

肝受血而能视，

肝开窍于目，故肝受此血而能视。夫见色于明堂者，五脏之气色也，五脏所生之外荣者，血色而见于目也。故曰五色之奇脉者，奇经之血色也。夫水谷入胃，津液各走其道，五脏主藏精者也。五脏之精化赤而为血，溢于冲任，归受于肝，开窍于目，是于五脏所生之色，外荣于目，而肝主色也。

足受血而能步，掌受血而能握，指受血而能摄。

血者，所以濡筋骨，利关节者也。此言冲任之血，亦循行于四肢，渗于指掌而无处不到也。

卧出而风吹之，血凝于肤者为痹，

《金匮要略》曰："血痹病从何得之？"师曰："汗卧出，不时动摇，加被微风，遂得之。"汗出者，言卫气之虚于外也。卧则卫归于阴，出则血行于外，加被风吹，则血凝于皮肤而为痹矣。痹者，痹闭而不遂也。此言卫气之留于阴也久，不能为血之外卫故也。经云："饮酒者，卫气先行皮肤，先充络脉。"是皮肤之血，转渗于络脉之中，外内出入之相通也。

凝于脉者为涩，

"脉者"，见于皮肤之络脉也。冲任之血，溢于皮肤，渗于络脉，故凝于皮肤则为痹，凝于络脉则涩，涩而不能流行矣。

凝于足者为厥。

厥者，逆冷也。夫阴阳气不相顺接则为厥，下为阴，血为阴，如血凝于下，则上下阴阳不相顺接而为厥矣。此言血随卫行，而阴阳之不相和者也。诸生起跃曰："营卫之循行，经旨似乎矛盾，久为人所疑。今夫子发明之，始知血随卫气之日行于阳，夜行于阴者，皮肤之血也。阴经行尽，阳经继之，阳经行尽，阴经继之者，十二脏腑之经荣也。"

此三者，血行而不得反其空，故为痹厥也。

"空"，骨空也。骨空者，节之交，三百六十五穴会，络脉之渗灌诸节者也。血行于皮肤，不得反循于穴会，故为痹厥也。

人有大谷十二分，小谿三百五十四名，少十二俞，此皆卫气之所留止，邪气之所客也，针石缘而去之。

此言卫气之行于谿谷也。谿谷者，分肉之交会处也。《气穴论》曰："肉之大会为谷，肉之小会为谿，分肉之间，谿谷之会，以行营卫，以会大气，气穴三百六十五穴会，亦应一岁"。人有大谷十二分者，肉之大分处也。小谿三百五十四名者，肉之小分处也。分者，肉分而有纹理也。"名"，穴名也。盖肉分之间而有交会，交会之处而有穴名也。谿谷之数，以应一岁者，岁只三百六十日，内朔虚六日，只三百五十四日以应小谿之数也。少十二俞者，言大谷十二分，而有十二俞穴也。气盈五日九百四十分。朔虚五日，九百四十分共计十二日，以应十二俞也。以岁之三百五十四日，合气盈朔虚之十二日，共三百六十五日有奇，以成一岁，故日期三百有六旬有六日，以闰月定四时而成岁也。卫气者，行于脉外，温分肉，充皮肤，肥腠理，司开阖者也。此腠理分肉之间，皆卫气之所留止，卧出而风吹之，则血凝而为痹厥矣。针石缘而去之者，言分肉之间，亦有三百六十五穴也。杨君立问曰："《气穴论》云：'气穴三百六十五穴，以应一岁，今则三百六十六矣。'"曰："岁缘三百六十六日，而少有不足，故合而论之，则曰三百六十五日，今分而论之，则每岁有三百五十四日，而又有气盈朔虚之十二日也。"

诊病之始，五决为纪，欲知其始，先建其母。所谓五决者，五脉也。

"诊"，视也。始者，言邪始在三阴三阳之气分也。五决者，审别五脏阴阳之经气，以决其病也。欲知其病之始在某经，先分立五脏为根本，审其邪病某经之气，某脏之经也。夫五脏之体藏于内，而五脏之经气行于外，故色见草兹者死，青如翠羽者生，是五脏死生之经气，发于外而成于色也。诊病之始，五决为纪者，复言邪之始病在气，气而经，经而脏也。

是以头痛巅疾，下虚上实，过在足少阴巨阳，甚则入肾。

少阴巨阳相为表里，阳气生于水脏、水腑之中，而上出于巅顶。实者，邪实。虚者，正虚。是以头痛巅疾，乃邪气实于上，而使真气虚于下也。盖邪之中人，始于皮毛气分，留而不去，则转入于经，是以过在巨阳少阴之经，而甚则入肾。盖经络受邪，则内干脏腑矣。

徇蒙招尤，目冥耳聋，下实上虚，过在足少阳厥阴，甚则入肝。

"徇"，眴同，"蒙"，昏冒也。"招"，摇也。"尤"，甚也。足少阳厥阴经脉，布胁肋而下循足跗，厥阴肝脏开窍于目，少阳经脉上出于耳，邪实于下，而经气不能上通，是以目瞑耳聋，真气虚于上，致动视而昏冒摇掉之甚也。此始伤气而致正虚于上，过在经而复邪实于下也。上节论邪实为病，此复论正虚为病，盖邪之所凑，其正必虚。王子方问曰："五脏之邪，止言甚则入肾入肝何也？"曰："邪入于经，则内干脏腑，然干脏者，半死半生，故曰不必动脏。邪入于阴经，其脏气实则溜于腑。此章论五脏三阴三阳之经气，故曰甚则入肾入肝，如不甚则或留于经，或溜于腑，是以首提二脏，而不尽言之者，欲使后学之不可执一而论也。"

腹䐜满胀，支膈胠胁，下厥上冒，过在足太阴阳明。

腹者，脾胃之郭郭也。腹满䐜胀，邪薄于太阴阳明之气分。"支"，支络。"膈"，内高也。太阴阳明之支络贯膈，气分之邪转入于经，是以连及支膈胠胁皆胀满也。

咳嗽上气，厥在胸中，过在手阳明太阴。

手太阴主气而主皮毛，邪伤皮毛气分，则咳嗽而气上逆矣。手太阴之脉，起于中焦，循胃上膈。手阳明之脉，入缺盆络肺，下膈属肠。邪过在经，是以胸中厥逆也。

心烦头痛，病在膈中，过在手巨阳少阴。

经曰："心部于表。"君火之气，外受于邪，则心烦于内矣。太阳之气受邪，则头痛于上矣。手太阳之脉，循咽下膈，手少阴之脉，出属心系，下膈络小肠，病在膈中，是过在手太阳少阴之经矣。此节以审证而知五脏之病，盖脏腑之经气，上下内外各有部分，故曰："诊病之始，五决为纪。""诊"，视也。

夫脉之大小滑涩浮沉，可以指别；五脏之象，可以类推；五脏相音，可以意识；五色微诊，可以目察。能合色脉，可以万全。

此以诊脉察色，而知五脏之病也。小者真气虚，大者邪气盛，滑主血伤，涩为少气，浮为在外在腑，沉为在里在脏，此六者，脉之提纲，而可以指别也。五脏在内，而气象见于外，以五行之理，可类而推之；五脏之相合于五音，发而为声，可以意识；视五色之微现，可以目内察之；能审色脉之相应，以辨病之死生，则万全而无失矣。此与上节审证以决五脉之病，又一法也。〔眉批：上节论始病气而经而脏者，当以五脉为纪。此论积气在五脏，而见于色脉者，可以指别目察也。〕

赤脉之至也，喘而坚，诊曰有积气在中，时害于食，名曰心痹，得之外疾，思虑而心虚，故邪从之。

"赤"当脉，脉合心，故曰赤脉之至也。"喘"，急疾也。"坚"，牢坚也。心脉之至，急而牢坚，主积气于中，当时害于食，盖食气入胃，浊气归心，淫精于脉，有积于中，故害于食也，名曰心痹，积气痹闭于心下也。此得之外淫之邪，因思虑而心虚，故邪气乘虚而留于内也。经曰："心怵惕思虑则伤神，神伤则心虚矣。"此节照应"生于心，如以缟裹朱"节，故曰赤脉之至，白脉之至也。前论五脏之色生于脏而见于外，此言五脏之病成于内，而见于脉也。头痛巅疾，过在足少阴巨阳，言六淫之邪生于外也，此言五脏之病成于内也。〔眉批：上节论外生之病，自外而传于内。此言内成之积，从内而见于外。故曰赤脉之至曰喘，曰积气在中。〕

白脉之至也，喘而浮，上虚下实，惊，有积气在胸中，喘而虚，名曰肺痹寒热，得之醉而使内也。

《平脉篇》曰："呼吸者，脉之头也"。盖呼吸急则脉亦急，故以呼吸之喘急，以形容脉之急疾也。肺主气而虚，故脉浮，病气而不病血，病上而不病下，故脉上虚而下实也，阳气虚则善为惊骇矣。胸中为气之海，上注于肺，以司呼吸，邪积于上，则膻中之真气反虚，故为虚喘也。脏真高于肺，主行营卫阴阳，阴阳虚乘，则为往来之寒热矣。酒者，熟谷之液，其气慓悍，入于胃中，则胃胀，气上逆则满于胸中，醉而使内则气上逆，故有积气在胸中也。入房太过则伤肾，肾为本，肺为末，本伤故肺虚也。

青脉之至也，长而左右弹，有积气在心下支胠，名曰肝痹，得之寒湿，与疝同法，腰痛，足清，头痛。

脉长而弹，弦而急也。弦则为减，诸急为寒，此得之寒湿而阳气受伤，故弦急也。心下为膈，胁下为胠，内膈下连于两胠，邪在心下支胠间，故脉左右弹也。清湿地气之中人也，必从足始，足厥阴之脉，从足上腘入毛中，过阴器，抵小腹，布胁肋，故病证与疝痛相同，而腰痛足冷也。厥阴与督脉会于巅，故头痛也。王子方曰："清邪中上，浊邪中下，阳受风气，阴受湿气，阴病者，下行极而上，故头痛也。"

黄脉之至也，大而虚，有积气在腹中，有厥气，名曰厥疝，女子同法，得之疾使四肢，汗出当风。

"腹中"，脾土之郭郭也。脾属四肢，土灌四末，四肢汗出当风，则风湿内乘于脾而为积气。盖风木之邪内干脾土，湿与阴土同气相感，故留聚而为积也。脾气不能灌溉于四方，则逆于中而为厥气矣。名曰厥疝者，气逆而痛也。夫男女气血相同，受病亦属同法，故于中央土脏，而曰女子同法者，欲类推于四脏也。

黑脉之至也，上坚而大，有积气在小腹与阴，名曰肾痹，得之沐浴清水而卧。

尺以候肾，黑脉之至，上坚而大者，肾脏有积而肾脉坚大也。上坚者，坚大在上而不沉也。与阴者，小腹而兼于前阴也。"清水"，冷水也。肾脏寒水主气，亦同气相感也。经云："积生于风雨寒暑，清湿喜怒。"喜怒不节则伤脏，脏伤则病起于阴，阴既虚矣，则风雨袭阴之虚，病起于上而生积，清湿袭阴之虚，病起于下而成积。夫风雨，天之邪也。清湿，地之邪也。言五脏之积，由天生而地成也。

凡相五色之奇脉，面黄目青，面黄目赤，面黄目白，面黄目黑者，皆不死也。

"奇脉"，奇经冲任之脉色也。冲任为经血之海，五脏之血皆归于肝，故外荣于目也。面主气色，目主血色，目之五色而俱见面黄者，五脏之阴而俱得胃脘之阳也。

面青目赤，面赤目白，面青目黑，面黑目白，面赤目青，皆死也。

经云："人无胃气者死。"面无黄色，无胃土之阳矣。面之青黑赤色，皆脏邪乘阳，纯阴无阳，故皆死也。夫生于心，如以缟裹朱者，论五脏之生色也；察于目者，论五脏病成之色也。

五脏别论篇第十一

黄帝问曰：余闻方士，或以脑髓为脏，或以肠胃为脏，或以为腑，敢问更相反？皆自谓是，不知其道，原闻其说。

"方士"，修炼方术之士。"道"，理也。凡藏物者，皆可名脏名腑，故皆自以为是也。按以上十篇，首四篇论精神气血，后六篇论脏腑阴阳，是以此篇中明藏精气者名脏，传化物者为腑，然又有脑髓骨脉胆，女子胞，亦所以藏精神气血者也。修养之士，欲积精全神，通玄牝，养胎息，结灵孕者，不可不知也，脑名泥丸宫，为上丹田。骨藏髓，脉藏血，诸髓血脉皆会于脑，故脑为精髓之海。舌下为华池，有廉泉玉英二窍，通于胆液。《黄庭经》曰："玉池清水灌灵根，审能修之可常存。"结精育胞化生身，留胎止精可生长。女子，玄母也。胞者，养胎息结灵胎者也。《胎息经》曰："胎从伏气中结，气从有胎中息。"故曰脑髓骨脉胆女子胞，此六者，更当藏密而不可虚泻者也。〔眉批：曰方士者，谓能上通泥丸，下养胎息。〕

岐伯对曰：脑髓骨脉胆女子胞，此六者，地气之所生也，皆藏于阴而象于地，故藏而不泻，名曰奇恒之府。

地主闭藏而上升，天主化施而下降，言人之脏腑形骸，应象天地阴阳之气。此六者，与传化之腑不同，故名曰奇恒之府。〔眉批：奇恒之腑与五脏并主精，皆可名脏，故设此问。〕

夫胃大肠小肠三焦膀胱，此五者，天气之所生也，其气象天，故泻而不藏。此受五脏浊气，名曰传化之腑。此不能久留，输泻者也。

夫脏为阴，地为阴，地之浊气升于天，天受之而复降于下，故名曰传化之腑，天主化施也。〔眉批：骨有三百六十五节，节之交，神气之所游行出入。〕

魄门亦为五脏使，水谷不得久藏。

"魄门"，肛门也，上合于肺，故名魄门。五脏之浊，从此而出，故亦为五脏之下使，肠胃之腐秽，从此而泻出，故曰水谷不得久藏。

所谓五脏者，藏精气而不泻也，故满而不能实。

王氏曰："精气为满，水谷为实，但藏精气，故满而不能实。"〔眉批：此言奇恒之腑与五脏，皆主藏精而不泻。〕

六腑者，传化物而不藏，故实而不能满也。

水谷充实于内，而不得久留，故实而不能满。

所以然者，水谷入口，则胃实而肠虚，食下，则肠实而胃虚。

此复申明实而不满之义。

故曰实而满，满而不实也。

此总结上文两节之义。

帝曰：气口何以独为五脏主？

"气口"，手太阴之两脉口，五脏之气皆变见于气口，故为五脏主。此论水谷入胃，以养五脏，五脏之精气，复荣于脉，而见于气口也。盖水谷之清者，荣于五脏；水谷之浊者，出于六腑。清中之清者，荣于经脉；清中之浊者，复传化于肠胃、膀胱。此节论饮食于胃，有气味清浊上下出入之分，当知奇恒之府，亦受清中之清者也。

岐伯曰：胃者，水谷之海，六腑之大源也。五味入口，藏于胃，以养五脏气，气口亦太阴也，是以五脏六腑之气味，皆出于胃，变见于气口。

此言五脏六腑与奇恒之府，并受胃腑水谷之所资养，足太阴之转输，手太阴之行气。水谷入胃，由足太阴脾脏转输，以灌溉四脏，然水入于胃，又由手太阴肺脏之通调四布。谷入于胃，淫精于脉，肺朝百脉，输精于皮毛，毛脉合精，行气于脏腑，是五脏六腑之气味皆出于胃，变见于气口，故曰气口亦太阴也。言足太阴转输水谷之精，而手太阴亦为胃以养五脏气，是以五脏之气皆见于气口也。

故五气入鼻，藏于心肺，心肺有病，而鼻为之不利也。

心肺居上为阳，肺乃心之盖而主气，开窍于鼻，故引《脏象论》而言味归阴，而气归阳也。《道书》云："鼻为天门，口为地户。"〔眉批：天食人以五气，地食人以五味，此言奇恒之府，地气之所生也。此言九窍五脏通乎天气。〕

凡治病必察其下，

"下"，谓肠胃水谷之所出也。《玉机论》曰："五实死，五虚死，前后不通，闷瞀，此谓实；泄利前后，饮食不入，此为虚。浆粥入胃，泄注止，则虚者活；身汗得后利，则实者活。"又曰："仓廪不藏者，是门户不要也。得守者生，失守者死。"是以凡病必察其下二便也。鼻为上窍，其下为魄门。五脏有病见于上，则鼻为之不利；见于下，则便有所不调。故凡病必察其下者，魄门为五脏使也。

适其脉，

调适其太阴气口之脉，以决脏腑之气。

观其志意，与其病也。

志意者，所以御精神，收魂魄，适寒温，和喜怒者也。故当观其志意，与其所受之病焉。

拘于鬼神者，不可与言至德。

"拘于鬼神者"，欲其祝由而愈病也。然祝由之道，移精变气，以我之神而通神明，有至道存焉。若惟拘于鬼神之事，不可与言至德矣。

恶于针石者，不可与言至巧。

用针石者，有至巧之妙道。

病不许治者，病必不治，治之无功矣。

不能藏此精神以通鬼神，当以针石治其外，汤药治其内矣。若恶于针石，不许治以汤药，治之亦无功矣。

按以上七篇，论阴阳脏腑，而脏腑阴阳之病，必须审证辨脉，治以针石醪醴。是以下篇论五方，有五治之法，病在外者，治以针石；病在内者，治以醪醴汤液。即欲祝由愈病，亦须移精变气，而后能通于神明。故此篇末结曰："拘于鬼神者，不可与言至德；恶于针石者，不可与言至巧。"乃承上起下之文也。

异法方宜论篇第十二

治病之法，各有异同，五方之民，居处衣食，受病治疗，各有所宜。

黄帝问曰：医之治病也，一病而治各不同，皆愈何也?

"不同"，谓针石、灸焫、毒药、导引也。

岐伯对曰：地势使然也。

夫九州八方，皆通于天气。天有春夏秋冬之四时，地有生长化收藏之五气，而人亦应之。是以东方主春生之令，而人气亦发生于外，故宜针石以治其外；南方主夏长之令，而人气更发越于外，故宜微针以治其皮毛；西方主秋收之令，人气亦收藏于内，故宜毒药以治其内；北方主冬藏之令，而人之阳气亦沉潜于下，故宜艾熨以起阳气于至阴；中央湿土，主生化之令，而人气亦守于中，故且导引按跷，使灌通于四末。此地势有生长收藏之不同，而治法是亦有别也。

故东方之域，天地之所始生也。

"域"，区界也，宇内也。言天地始生之气，由东方之九野，以及于宇内九州也。金西铭曰："首言地势使然，继言天地之所始生，地气通于天也。"

鱼盐之地，海滨傍水，其民食鱼而嗜盐，皆安其处，美其食。鱼者使人热中，盐者胜血，故其民皆黑色疏理，其病皆为痈疡。

此言五方之生物所以养生，如偏于嗜食，皆能致病也。地不满东南，故多傍水，海滨之地，利于鱼盐。傍水，故民多食鱼；近海，故嗜咸，得鱼盐之利，故居安食美也。鱼性属火，故使人热中，心主血脉，故咸胜血也。嗜盐，故色黑，血弱，致肉理空疏也。《五脏生成篇》曰："多食咸，则脉凝涩而色变。"《灵枢经》曰："饮食不节，阴气不足，阳气有余，荣气不行，乃发为痈。"又曰："血泣不通，则卫气归之不得复返，故痈肿也。"

其治宜砭石，故砭石者，亦从东方来。

"砭"，悲廉切，叶边。"砭石"，石针也。《山海经》曰："高氏之山有石如玉，可以为针"，即此类也。东方之地，人气发生于外，故其治诸病，宜于砭石也。夫春生之气，从东方而普及于宇内，故砭石之法，亦从东方而来，以施及于九州也。

西方者，金玉之域，砂石之处，天地之所收引也。

地之刚在西方，故多金玉砂石。天地降收之气，从西北而及于东南。

其民陵居而多风，水土刚强，其民不衣而褐荐，其民华实而脂肥，故邪不能伤其形体，其病生于内。

高平曰陆，大陆曰阜，大阜曰陵。依山陵而居，故多风。金气坚肃，故水土刚强。"不衣"，不事服饰也。"褐"，毛布也。"荐"，茵褥也。"华"，浓厚也。谓酥酪膏肉之类，饮食华厚，故人多脂而肥，水土刚强，肤腠肥厚，是以外邪不能伤其形，惟饮食七情之病生于内也。

其治宜毒药，故毒药者，亦从西方来。

"毒药"，有毒之药也。《五常政论》曰："大毒治病，十去其六；常毒治病十去其七；小毒治病，十去其九。"盖上古以神农之上品无毒者，可以久服长生，而中品、下品有毒之药，以治病攻疾也。邪不外入，病从内生，故宜毒药治其内。天地秋收之气，从西以及于九州，故毒药治病之法，亦从西方来也。

北方者，天地所闭藏之域也。

西北方阴也，是以闭藏之气，惟北更甚。

其地高陵居，风寒冰冽，其民乐野处而乳食。

"地高陵居"，西北之势也。"风寒冰冽"，阴气胜也。"野处乳食"，北人之性也。

脏寒生满病，其治宜艾焫，故艾焫者，亦从北方来。

夫秋收之气收于内，冬藏之气直闭藏于至阴之下，是以中土虚寒，而胸腹之间生胀满之病矣。艾名冰台，削冰令圆，举而向日，以艾承其影，则得火。夫阳生于阴，火生于水，艾能得水中之真阳者也。北方阴寒独盛，阳气闭藏，用艾热灸之，能通接元阳于至阴之下，是以灸蒸之法，亦从北方而来也。夫人与天地参也，天有寒暑之往来，人有阴阳之出入，经曰："陷下则灸之"，即四方之民，阳气陷藏，亦宜艾焫，故曰艾焫之法，亦从北方来。董帷园曰："故凡虚寒胀满之病，治宜温补，启发元阳，不可误用寒凉克伐之剂。"

南方者，天地所长养，阳之所盛处也。

南方主夏长之气，是以为阳热所盛之处。

其地下，水土弱，雾露之所聚也。

地陷东南，故其地下而水土弱；低下则湿，故雾露之所聚。

其民嗜酸而食腐，故其民皆致理而赤色，其病挛痹。

如豉鲊醯醢之类，物之腐者也。"致"，密也。酸味收敛，故肉理致密；酸乃木味，故外见赤色；多雾露湿气，故其病挛痹也。金西铭曰："五方之民，举东方之嗜咸者，则见本色之黑；南方之嗜酸者，则见所生之赤，盖色生于味也。夫气为阳，味为阴，东方主春生之气，而民嗜藏下之咸，南方主浮长之气，而民嗜收敛之酸，有若阳鹿之嗜阴龟，潜龙之嗜飞燕，皆出于天性之自然也。"

其治宜微针，故九针者，亦从南方来。

南方之气，浮长于外，故宜微针以刺其皮。夫针有九式，微针者，其锋微细，浅刺之针也。

中央者，其地平以湿，天地所以生万物也众。

"中央"，土之位也。"地平"，土之体也。湿者，土之气也。化生万物，土之德也。位居中央，而气溉四方，是以所生万物之广众也。

其民食杂而不劳，故其病多痿厥寒热。

四方辐辏，万物会聚，故民食纷杂，化养于中，故不劳其四体。四肢为诸阳之本，痿痹者，手足之气逆，而痿弱不用也。《平脉篇》曰："阳脉不足，阴脉乘之，则洒渐恶寒；阴脉不足，阳往乘之，则发热。"寒热者，手足三阴三阳之脉病也。盖言中土之民，不劳其四体，而气血不能灌溉于四旁，是以多痿厥寒热之病矣。

其治宜导引按跷，故导引按跷者，亦从中央出也。

导引者，擎手而引欠也。按跷者，乔足以按摩也。盖中央之化气，不能充达于四旁，故宜导按其四肢，以引血气之流通也。夫中央之化，气由中而及于四方，故导引按跷之法，亦从中而四出也。子晋曰："由东南而及于西北，由西北而及于东南，故曰来。由中央而及于四方，故曰出。"

故圣人杂合以治，各得其所宜。

夫天有四时之气，地有五方之宜，民有居处衣食之殊，治有针灸药饵之异，故圣人或随天之气，可合地之宜，或随人之病，或用针灸毒药，或以导引按摩，杂合以治，各得其宜。

故治所以异，而病皆愈者，得病之情，知治之大体也。

所谓病同而异治者，如痈病之热毒盛于外者，治宜针砭；毒未尽出者，治以毒药；阴毒之内陷者，又宜于艾焫也。又如湿邪之在四肢，而病痿厥者，宜于针砭；气血之不能疏通者，宜按蹻导引。所以治异而病皆愈者，得病之情者，知病之因于天时，或因于地气，或因于人之嗜欲，得病之因情也。或因五方之民，而治以五方之法；或因人气之生长收藏，而宜于砭针艾焫；或宜于毒药按蹻，是知治之大体，而又不必胶执于东方之治宜砭石，西方之治宜毒药也。是以圣人杂合以治，而皆得其所宜。再按上古之民，动作以避寒，则阳气不致陷藏，而无胀满之病矣；阴居以避暑，则元气不致外弛，而无挛痹之证矣；形劳而不倦，则气血得以流通，而无痿厥寒热之疾矣。是以毒药不能治其内，针石不能治其外，此修养吾身中之精气，而能胜天地之阴阳者也。

移精变气论篇第十三

黄帝问曰：余闻古之治病，惟其移精变气，可祝由而已。今世治病，毒药治其内，针石治其外，或愈或不愈，何也？

移精变气者，移益其精，传变其气也。对神之辞曰祝，"由"，从也。言通祝于神明，病从而可愈已。按此篇帝曰："移精变气"，伯曰："得神者昌，失神者亡。"言能养其精气神者，可祝由而愈病，汤药针石亦能治之，如精神散失，虽有灵丹，无能为已，故有愈有不愈也。

岐伯对曰：往古人居禽兽之间，动作以避寒，阴居以避暑，内无眷慕之累，外无伸官之形，此恬憺之世，邪不能深入也。故毒药不能治其内，针石不能治其外，故可移精祝由而已。

伯言往古之人，精神完固，故可祝由而已，盖以神而后可通神明也。居禽兽之间，不惧于物也；寒暑得宜，四时之气调矣；无眷慕之累，精得其养矣；无伸官之形，不劳其神矣；居恬憺之世，志意自适矣。邪不入五脏骨髓，是以毒药不能治其内；不外伤空窍肌肤，是以针石不能治其外也，故可移精变气，以通神明。阴阳不测谓之神，神用无方谓之圣，精气充足，可通神明，则阴阳和而神气通畅，又何患邪贼之为害乎？

当今之世不然，忧患缘其内，苦形伤其外，又失四时之从，逆寒暑之宜，贼风数至，虚邪朝夕，内至五脏骨髓，外伤空窍肌肤，所以小病必甚，大病必死，故祝由不能已也。

"数"，音朔。心志忧虑则伤神，苦形烦劳则伤精，逆其四时则伤气。"贼风"，贼害之风。"虚邪"，虚向不正之邪也。精神内虚，故小病必甚；无真气以胜邪，故大病必死也。〔眉批：暮世之人，即不能祝由而已，故当观色脉，以决死生，施药石以治内外。〕

帝曰：善。余欲临病人，观死生，决嫌疑，欲知其要，如日月光，可得闻乎？

嫌疑者，不能决其死生也。"要"，要道也。色以应日，脉以应月，言色脉之要道，如日月之光明，显而易识也。

岐伯曰：色脉者，上帝之所贵也，先师之所传也。

色脉之道，上帝之所秘藏，非其人弗教，非其真弗授。"先师"，僦贷季也。

上古使僦贷季理色脉而通神明，合之金木水火土，四时八风六合，不离其常。

八风者，天有八风，在人则有五经之风，谓调理五脉之邪也。"六合"，天地四方也。言上古之师，经理色脉而通神明，总不外乎天地阴阳，四时五行之常理也。

变化相移，以观其妙，以知其要，欲知其要，则色脉是矣。

色者气之华，脉乃精之液。变化相移者，移精变气也。观其移精变气，以通神明之妙，欲知其要道，则色脉是矣。盖言理色脉而通神明，则知精气之盛衰矣。

色以应日，脉以应月，常求其要，则其要也。

日月者，天地阴阳之精也。夫色为阳，脉为阴，常求其色脉之要，总不外乎阴阳，故知色以应日，脉以应月，则其要在是矣。上节言色脉之道，合于五行四时八风六合，而其要又总归于阴阳。

夫色之变化，以应四时之脉，此上帝之所贵，以合于神明也。所以远死而近生，生道以长，命曰圣王。

此复言阴阳色脉之相合也。色之变化，五色以应四时之脉，色生于脉也。能贵重色脉，以合于神明，所以远死而近生，生道以长，是谓圣王。圣王者，上古之圣，能修其养生之道，而亦归于真人。

中古之治病，至而治之。汤液十日，以去八风五痹之病。

此言中古之人，不能移精变气以通神明，而治以汤药，亦有法也。病至而治之，言不能如恬憺虚无之世，虽有贼邪不能为害，设有病至，而即以汤药治之。八风者，八方之风，触五脏邪气发病。五痹者，五脏之痹也。以春甲乙伤于风者，为肝痹；以夏丙丁伤于风者，为心痹；以秋庚辛伤于风者，为肺痹；以冬壬癸伤于风者，为肾痹；以至阴戊己遇此者，为脾痹。人之五脏应地之五行，天之十干化生五行，是以汤液十日，十干已周而五痹可去矣。

十日不已，治以草苏草荄之枝，本末为助，标本已得，邪气乃服。

"荄"，音该。此言病有标本，而草有本末也。"苏"，茎也。"荄"，根也。草苏之枝，茎之旁枝也；草荄之枝，根之旁根也。盖以苏荄为本，而旁枝为末也。五痹者，五脏之痹也。五脏有经俞之外荣，有筋脉皮毛骨肉之外合，是五脏为本，而经俞筋骨为标也。草生五味以养五脏气，是以五脏有病，则以苏菱为治之。如邪在经脉之外合者，则以草苏草菱之枝治之，是以本治本，而以末治标也。心肺居上为阳，而治以草苏，是本乎上者亲上也；肝肾居下为阴，而治以草菱，是本乎下者亲下也。以草之本末为助，而病之标本以得，又何有邪气之不服者？此中古用药之有法也。

帝世之治病也，则不然，治不本四时，不知日月，不审逆从。

"不本四时"，治不法五方五气也。"不知日月"，不识阴阳色脉也。"不审逆从"，不别标本顺逆也。

病形已成，乃欲微针治其外，汤液治其内，粗工凶凶，以为可攻，故病末已，新病复起。

上古圣人，不治已病治未病，帝世之治，病已成而后治之，是犹渴而穿井，不亦晚矣。而粗工凶凶，又妄攻之，是故之邪病未去，而妄攻之新病复起，此帝世之工，不审色脉精气之盛虚，而为治亦不知标本之法也。

帝曰：愿闻要道。岐伯曰：治之要极，无失色脉，用之不惑，治之大则。

色脉者，阴阳之道也。临病人，观色脉，知死生而无嫌疑，治之大法，尽于是矣。此复结前节之义。

逆从倒行，标本不得，亡神失国。

逆从倒行者，失四时之顺，逆寒暑之宜也。标本不得者，不知病之标本，而以本末为助也。言帝世之人，既不能顺时调养，又不能治却其邪，是必神亡而形失矣。夫心藏神，而为一身之主，主明则十二官皆安，以为天下则大昌，神亡则失国矣。《上古天真论》曰："能形与神俱，而尽终其天年。"《道书》曰："神行则气行，神住即气住，知神气可以长生。"故此篇独归重于神焉。

去故就新，乃得真人。

此反结上文，以勉人修为，非帝世之不得为真人也。去其故染之病，就其新变化之精神，乃得真人之道，而亦可归于真人。此言帝世之人，能修养其精气，将从上古，合同于道，亦可使益寿而有极时。

帝曰：余闻其要于夫子矣，夫子言不离色脉，此余之所知也。

帝止知要道，不离于色脉。

岐伯曰：治之极于一。

伯因帝知其要在色脉，故复曰治之要道，原于至极，总归一而已矣。一者，神也，得其神，则色脉精气皆得矣。

帝曰：何谓一？岐伯曰：一者因得之。

因其情意而得之也。

帝曰：奈何？岐伯曰：闭户塞牖，系之病者，数问其情，以从其意，得神者昌，失神者亡。帝曰：善。

"数"，音朔。"闭户塞牖"，无外其志也。神舍于心，心性之动处，是谓情。志意者，所以御精神，收魂魄，知寒温，和喜怒，是以无外其志，数问其情，以从其意，则得其神之存亡矣。失神者死，得神者生。

首篇论上古真人呼吸精气，独立守神，此篇言往古之人，能移精变气，以通神明，命曰圣王。今世之人，去故就新，乃得真人，是精神完固，皆可归于真人。如神气散失，虽有良工，无能为已。临病之士，可不察其色脉、神气，而徒以针石汤液为事乎？

汤液醪醴论篇第十四

黄帝问曰：为五谷汤液及醪醴奈何？

此承上章而复问也。"五谷"，黍、稷、稻、麦、菽，五行之谷，以养五脏者也。"醪醴"，甘旨之酒，熟谷之液也。帝以五谷为问，是五谷皆可为汤液醪醴，以养五脏，而伯答以中央之稻米、稻薪，盖谓中谷之液，可以灌养四脏故也。

岐伯对曰：必以稻米，炊之稻薪。稻米者完，稻薪者坚。帝曰：何以然？岐伯曰：此得天地之和，高下之宜，故能至完，伐取得时，故能至坚也。

夫天地有四时之阴阳，五方之异域，稻得春生夏长，秋收冬藏之气，具天地阴阳之和者也。为中央之土谷，得五方高下之宜，故能至完，以养五脏。天地之政令，春生秋杀，稻薪至秋而刈，故伐取得时，金日坚成，故能至坚也。炊以稻薪者，取丙辛化水之义，以化生五脏之津。上章云"移精变气，以通神明"，论神气生于先天之精也。此章复论精气，又藉后天水谷之所资生。盖五谷之液，以养五气，气和津成，神乃自生。是以上古之人，能完其天真者，虽有汤液醪醴，为而勿服，以其神全故也。中古之时，道德稍衰，邪气时至，服之万全，以稻米之液，能生养精气神也。暮世之人，只知毒药攻内，针石治外，不知精气坏弛，其功不立者，以神去故也。是以上章曰："移精变气，得神者昌"；此章曰："故精自生，巨气乃平"，凡治病必先求其本也。

帝曰：上古圣人，作汤液醪醴，为而不用，何也？岐伯曰：自古圣人之作汤液醪醴者，以为备耳。夫上古作汤液，故为而弗服也。

伯言上古圣人之作汤液醪醴者，恐为邪气所伤，故以为备耳。然上古之人，多能完其天真，虽有贼邪，勿之能害，故虽为而勿服也。

中古之世，道德稍衰，邪气时至，服之万全。

《天真论》曰："夫道者，能却老而全形，所以年度百岁而动作不衰者，以其德全不危也。言中古之人，道德虽衰，而不致于精神坏弛，故服之万全。

帝曰：今之世，不必已，何也？

不能必其邪已而获万全也。

岐伯曰：当今之世，必齐毒药攻其中，镵石针艾治其外也。

"齐"，疾也。"镵"，锐也。针有九式，一曰镵针。言当今之世，止知攻疾，而不知调养其真气也。

帝曰：形弊血尽，而功不立者何？岐伯曰：神不使也。

此言精神坏弛，针石不能治其外。经曰："针石之道，在皮肉筋脉骨，各有所处，病各有所宜，各不同形，各以任其所宜。'弊'，止也。"形弊者，在皮肉筋骨，刺已止矣；血尽者，在血脉，亦已尽其疏通矣，而不能奏功者，用针之工，神不使也。《灵枢经》曰："粗守形，上守神。神乎神，客在门。"

帝曰：何谓神不使？岐伯曰：针石道也，精神不进，志意不治，故病不可愈。

此申明工不守神也。经曰："神在秋毫，属意病者，神属勿去，知病存亡。"又曰："凡刺之真，必先治神，静意视义，观适之变，浅深在志，远近若一，如临深渊，手如握虎，神无荣于众物。"今粗工不知针石之道，精神不进，志意不治，故病不可愈也。

今精坏神去，营卫不可复收，何者？嗜欲无穷，而忧患不止，精气弛坏，荣泣卫除，故神去之，而病不愈也。

此论病者之精神坏弛，而病不能愈也。夫气生于精，精阳之气，化水谷之精微，而后生此营卫，精坏神去，故营卫不可复收，此论营卫之生于精气也。或者嗜欲无穷，则坏其精矣；忧患不止，则伤其气矣。精气坏弛，则荣血凝涩，而卫气除去矣。故神去之而病不愈，此言神由营卫精气之所生也。生于精气者，先天所生之神也；神生于营卫者，后天谷液之所生也。

帝曰：夫病之始生也，极微极精，必先入结于皮肤，今良工皆称曰病成，名曰逆，则针石不能治，良药不能及也。今良工皆得其法，守其数，亲戚兄弟远近，音声日闻于耳，五色日见于目，而病不愈者，亦何暇不早乎？岐伯曰：病为本，工为标，标本不得，邪气不服，此之谓也。

此节论汤液治病之当有法也。夫察色听声，问其情，从其意，此良工得其法矣。如汤液不得其法，而病亦不愈，故详设此问焉。帝曰："病之始生，极微极细，必先留结于皮肤。如十日不已，良工皆称曰病已成，名曰逆，虽针石不能治，而良药不能及也。今良工皆得其审证之法，守其数，问其情，亲戚兄弟，或远或近，系之病者，可谓从其意得其情矣；音声日闻于耳，五色日见于目，可谓察其色知其声矣，而病不愈者，亦何暇不早治而使病成乎？伯言病为本，工为标，盖以工之治法为标也。言不得草苏草荄本末为助之法治之，是以邪气之不服也。上节论针石治病，重在得神；此节论汤液治病，贵在得法；下节论汤液治病，重在调复精气。此三者，良工之不可缺一者也。夫审证辨脉，得病之情，固良工之首务，而治病之汤液，又不可不得其法也。金西铭曰："'此之谓也'句，乃引'标本已得，邪气乃服'而言也。"〔眉批：结于皮肤，故非苏荄可能治。〕

帝曰：其有不从毫毛而生，五脏阳已竭也，津液充郭，其魄独居，孤精于内，气耗于外，形不可与衣相保，此四极急而动中，是气拒于内，而形施于外，治之奈何？

此节论气生于精，精由气化，欲治病者，当究其原，原本既清，则生机自盛，精生气平，邪气自服，不可徒以攻疾为首务也。夫阳气主于皮毛，不从毫毛而生，五脏阳已竭者，不因外邪伤于表阳，而五脏之元真已竭于内也。肺主气而外主皮毛，气化则水津四布，而下输膀胱，气耗于外，不能布化水液，是以津液充溢于郭郭，而肺脏之阴魄孤精独居于内也。水液充于皮肤，则身体肿胀，而不可与衣相保，四肢为诸阳之本，阳虚于外，是以四极肿急，喘而动中，是气逆于内，而形肿施于外。为治之法奈何？

岐伯曰：平治以权衡，去宛陈莝，微动四极，温衣，缪刺其处，以复其形。开鬼门，洁净府，精以时服，五阳已布，疏涤五脏，故精自生，形自盛，骨肉相保，巨气乃平。帝曰：善。

此谓腐秽去而形复，形复而气布，气化而水行，水行而精生，精生而气平，所谓形归气，气归精也。平治以权衡者，平治其脉，即缪刺也。肺朝百脉，输精于皮毛，毛脉合精，而后行气于脏腑，故先平治其权衡，权衡已平，则气血和而水津散矣。积者，谓之宛。久者，谓之陈，腐者，谓之莝。夫脾主为胃行其津液，灌于四脏，行于四肢，充于肌肉，脾家实则不能行其津液，而下输膀胱，是以腐秽当去，而后形复也。微动四肢，运脾气也。"温衣"，暖肺气也。"缪刺"，调气血也。肌肉血脉和调，则肿满消，而复其旧日之形矣。"鬼门"，毛空也。"开鬼门"，发表汗也。"洁净腑"，泻膀胱也。鬼门开，则肺窍通而水津布，所谓外窍开则里窍通，上窍通则下窍泄矣。膀胱者，津液之所藏，都腑洁净，则精以时复矣。巨阳为诸阳主气，而生于膀胱，精已复，则气自生，而五脏之阴和已布矣。夫肠胃膀胱，受五脏浊气，名传化之腑。陈莝去，都腑洁，则五脏之浊，得以疏涤矣。夫水谷入胃，津液各走其道，五脏疏涤，故精自生而形自盛矣。精主骨，气主肉，精气足则骨肉相保，而巨气乃平。巨气者，太阳主气也。夫膀胱精复，而五脏布阳者，太阳为诸阳主气也；五脏精生，而巨气乃平者，州都之精，五脏之所生也。此章言上古之圣，能完其先天之真。中古以来，当养其后天之气，故曰："必以稻米，炊以稻薪"，盖后天之精气由胃中水谷之所生也。高士宗曰："腹者，肠胃之郭郭，足太阴脾土之所主也。津液充郭者，胀满于腹也。形不可与衣相保，四急极而动中者，肿胀于皮肤四肢也。是以去菀陈莝，消其腹满也。开鬼门洁净腑者，行泄皮肤之水也。先治其权衡者，脾土之运输，必由肺气之通调也。"金西铭曰："四肢者，井荥经俞之所出入，十二经脉交相贯通，胸中为气之海，宗气积于胸中，出喉咙，以司呼吸，同荣气行于十二经脉之中，气行则脉行，气拒于内，则脉涩于外矣。外内气血交相拒逆，是以四肢胀急，而喘动于中矣。"此节为治胀满水肿之要法。王子方曰："当知上古之法，又非止于针石治外，汤药治内而已。"〔眉批：上节言病自外而内者，其在外治以针石，其在内治以汤药。此言病从内而外者，以针缪刺其大经通里之血气，而外出于形身，以汤药开外之鬼门，而泄里之腐秽，其于外内之法，皆尽之矣。〕

卷 三

玉版论要篇第十五

黄帝问曰：余闻揆度奇恒，所指不同，用之奈何？

《病能篇》曰："揆者，方切求之也。"言切求其脉理也。度者，得其病处，以四时度之也。奇恒者，异于恒常也。"指"，示也。言奇恒之道，有色脉阴阳浅深顺逆，指示多有不同，将用何法以得其要？

岐伯对曰：揆度者，度病之浅深也。奇恒者，言奇病也。请言道之至数，五色脉变，揆度奇恒，道在于一。神转不回，回则不转，乃失其机。

此篇论脉因度数出入，五脏之气相生而传，一以贯通，外内环转，如逆回则为病矣。与《脉要精微》《平人气象》诸论之脉病不同，故曰奇病也。夫脉始于足少阴肾，生于足阳明胃，输于足太阴脾，故太阴为之行气于三阴，灌溉于四脏。至数者，脉因出入之度数也。五色脉变者，五脏之脉变见于色也。一者，神也。神者，五脏血脉之神气也。盖脾为孤脏，中央土以灌四旁，五脏受气，转而不回者也。如逆传其所胜，是回则不转，乃失其相生旋转之机矣。故曰五脏相通，移皆有次，五脏有病，则各传其所胜。莫子晋问曰："此篇章旨，与《辨脉篇》'趺阳脉浮而涩，少阴脉如经者'，《平脉篇》之'寸口脉弱而迟'诸节同义钦？"曰："仲祖之《伤寒论》，原本于《灵》《素》诸经，而更阐发其未尽之旨，子也知此，可予言会悟矣。"〔眉批：天下至数，道在于一。〕

至数之要，迫近以微。

言五脏经气相通，阴阳并合，至切近而微，故曰："诊合微之事，追阴阳之变"。

著之玉版，命曰合玉机。

"玉版"、"玉机"二篇名，言脉行至数之要，若板籍之有格有序，故《方盛衰论》曰："脉事因格"，《玉机论》曰："五脏相通，移皆有次。"合玉机者，又如璇玑玉衡之旋转也。

容色见上下左右，各在其要。

"容"，面也。《疏五过论》曰："上经下经，揆度阴阳，奇恒五中，决以明堂，审于终始，可以横行。"言奇恒之病，发于五脏之中，而五脉之气色，外见于明堂之上下左右，各在其浅深顺逆之要耳。

其色现浅者，汤液主治，十日已。

"色现浅"，其病亦微，故以汤液治之，而十日可愈。夫奇恒之道，五脏皆禀气于胃，足太阴为之转输，病则逆回，而色见于面，故用汤液治之。盖以稻米之液，助土气之资生，十干已周，俾五脏之气复。〔眉批：谓其色逆行之浅深也。又：天之十干，化生五脏。〕

其见深者，必齐主治，二十一日已。

"色现深"，其病亦深矣，故必齐毒药攻其中。二十者，偶数之终，一者，生阳之始，以十干而再周，复得甲而化土，五脏为阴，气色为阳，二十一日，五脏之生气已复转矣。

其现大深者，醪酒主治，百日已。

"色大深"，则病更深矣。醪醴，熟谷之液，其气慓悍。饮酒者，卫气先行皮肤，先充络脉，营卫运行，则所逆之色亦散矣。因色大深，至甲十复而后已也。所谓色者，因五脏之变，而见于五色也。〔眉批：百日，气数之大周也。〕

色夭面脱，不治，百日尽已，脉短气绝死。

五脏之气荣于脉，五经之脉见于色，气血衰则面色脱，而夭然不泽，故至百日，五脏之气尽而已矣。若脉短气绝，乃虚脱已极，丧无日矣。上节言回则不转，而见色之浅深；此言气血虚脱，而为不治之死证；下节言受外淫之邪，而致营卫内陷。〔眉批：所谓形弱气虚死。〕

病瘟，虚甚死。

上节言脉气之从内而外，此论营卫受邪反从外而内，即下文所谓八风之胜，终而复始。《玉机篇》之所谓"风寒客于人，从毫毛皮肤传于五脏"是已。温病者，外感风寒，发为温热之病。《辨脉篇》曰："风则伤卫，寒则伤荣，营卫内陷，其数先微"。盖营卫气机，从内达外，风寒之邪，从外内侵，营卫受伤，则脉气反陷，然犹藉其根气盛强，则邪随正而复出于外，若真气虚甚，邪惟内侵，邪盛正虚，必死之候也。〔眉批：所谓形气有馀，脉气不足，死。〕

色见上下左右，各在其要，上为逆，下为从。女子右为逆，左为顺；男子左为逆，右为从。易，重阳死，重阴死。

此言色现上下左右，各有男女顺逆之要焉。《五色篇》曰："其色上行者，病益甚；其色下行，如云彻散者，病方已。"女为阴，右亦为阴，故女子色见于右为逆，见于左为顺。男为阳，左亦为阳，故男子色见于左为逆，见于右为顺。"易"，谓如男女之左右反易，是为重阳者死，重阴者死。

阴阳反他，治在权衡相夺。

"反他"，言男女阴阳之色反逆也。"权衡"，脉也。相夺者，夺其逆于右者从左，逆于左者从右。盖色生于脉，治其脉顺，则色亦顺矣。按《方盛衰论》曰："阳从左，阴从右。"盖男子之血气从左旋，女子之血气从右转，是以男子之色见于右，而从左散者顺也；女子之色见于左，而从右散者顺也。

奇恒事也，揆度事也。

承上文而言，"奇恒"，脉事也。"揆度"，度事也。言揆度奇恒者，度脉之事也。《方盛衰论》曰："度事上下，脉事因格"。度事者，度阴阳上下顺逆之事也。脉事者，言脉因前后度数出入，而有一定之格也。

搏脉痹躄，寒热之交。

此言脉不循度旋转，而反阴阳相搏，则又为痹躄寒热之病矣。但臂不遂者名曰痹，躄乃足之疾也。盖经脉五俞出于手足，阴阳相贯，上下循行，如反相搏击，故为手足痹躄寒热之病。盖阴乘于阳则为寒，阳乘于阴则为热，阴阴相搏，则为寒热之交也。

脉孤为消气，虚泄为夺血；孤为逆，虚为从。

此言神转不回者，五脏之神气也。盖血随气行，神气虚消，则脉不能至于手太阴，而脉孤弱矣。此太阴阳明之生气渐消，乃危殆之逆证也。如经虚下泄，此为夺血，非生气消灭，故为顺。《辨脉篇》曰："趺阳脉浮而涩，故知脾气不足，胃气虚也。"《平脉篇》曰："趺阳脉不出，脾不上下，身冷肤硬。"此脾胃之气虚消，而脉不能循经外转，致有身冷肤硬之危，所谓逆者此也。《辨脉篇》又曰："少阴脉反滑而涩者，故知当屎脓也。"阳明脉微沉，少阴脉微滑，此为阴实，其人必股内汗出，阴下湿也。《金匮要略》曰："少阴脉滑而数者，阴中即生疮，狼牙汤洗之。"又曰："胃气下泄，阴吹而正喧，膏发煎导之。"此皆虚陷之证，治之即愈，所谓顺者此也。〔眉批：此二节重脉之逆传者死，气虚者死。若逆而

相搏，不过为痹躄寒热之病。若血虚下泄，亦非气虚不至之逆证也。〕

行奇恒之法，以太阴始。

五脏皆禀气于胃，而不得至经，必因于脾，乃得禀也。脾为孤脏，中央土以灌四旁，五脏相通，次序环转，是行奇恒之法，从太阴始。气口亦太阴也，肺朝百脉，行于四脏，气口成寸，以决死生。

行所不胜曰逆，逆则死；行所胜曰从，从则活。

行所不胜者，五脏相克而传，即回则不转也；行所胜者，五脏相生而传，即神转不回也。故曰："五脏相通，移皆有次，五脏有病，则各传其所胜。"

八风四时之胜，终而复始，逆行一过，不复可数，论要毕矣。

"八风"，八方之风也。四时之胜者，春胜长夏，长夏胜冬，冬胜夏，夏胜秋，秋胜春也。终而复始者，言脉之逆行，而亦循度环转也。前节论本气虚消之逆传，此复论八风之邪，四时之胜，以致脉气逆行，营卫内陷，而亦循度回转也。逆行一过，不复可数者，言风寒客于人，始伤皮毛，而内舍于肺，肺传之肝，肝传之脾，脾传之肾，肾传之心，逆行一过则死矣，不复如顺行之循环无端之可数也。夫论奇恒之要，五脏次序，通移而不回，病则回而不转，以至于外因八风之邪，四时之胜，逆行环转一周，不复可数，奇恒之道，尽于此矣。〔眉批：论要毕矣，接下文诊要之问。〕

诊要经终论篇第十六

诊要者，诊度奇恒之要；经终者，六经之气已终。盖奇恒之道，论五脏之三阴，阴阳合并而成六，是其生五，其终六也。〔眉批：此言人气之从下而上，上而下也。肾肝居下，脾位中央，心肺居上，荣气之原本五脏，发生于肝，故从东方肝木而上至于脾，从心主包络而上至于肺，从肺而复下至于心，由心而复归于肾，同天地之气，而为上下出入者也，与四时脉气不同，故曰奇恒。

黄帝问曰：诊要何如？

此承上章而复问也。

岐伯对曰：正月、二月，天气始方，地气始发，人气在肝；

伯言春者，天气始开，地气始泄，而人气在肝，肝主东方寅卯木也。夫奇恒之势，乃六十首，盖以六十日而气在一脏为首，五脏相通，而次序旋转者也。

三月、四月，天气正方，地气定发，人气在脾。

三月四月，天地之气正盛，而人气在脾，辰巳二月，足太阴阳明之所主也。

五月、六月，天气盛，地气高，人气在头。

生长之气，从地而升，故肝而脾，脾而直上于巅顶也。岁六甲而以五月六月在头者，只论五脏也。故曰奇恒五中。又曰彰五中之情。按奇恒之道，论五脏之神气，五脏者，三阴之所主也。人气在头者，厥阴与督脉会于巅，与五脏合而为三阴也。三之气，乃少阳相火所主，相火者，即厥阴包络之火也。

七月、八月，阴气始杀，人气在肺。

始杀者，气始肃杀也。申酉二月属金，而人气在肺。

九月、十月，阴气始冰，地气始闭，人气在心。

收藏之气从天而降，肺属乾金而主天，为心脏之盖，故秋冬之气从肺而心，心而肾也。少阴主冬令，故先从手少阴而至于足少阴。王氏曰："火墓于戌。"

十一月、十二月，冰复，地气合，人气在肾。

冰复者，一阳初复也。地气合者，地出之阳，复归于地，而与阴合也。肾主冬藏之气，故人气在肾。

故春刺散俞，乃与分理，血出而止，甚者传气，间者环也。

此言五脏之气，外循于皮肤、络脉、分肉而环转也。夫诊有十度，度人脉、度脏、度肉、度筋、度俞、度阴阳气尽。度人脉者，言人之脉气，从奇恒之势，而有阴阳顺逆也；度脏者，度五脏之气，从内鬲而外出，不可逆刺以伤其脏也；度肉、度筋、度俞者，度五脏之气，外循于分肉俞络之间，各有浅深，而四时之刺法不同也；度阴阳气尽者，言五脏之气，合于三阴三阳，而各有经终也。"散俞"，络脉之俞穴也。"分理"，分肉之腠理也。盖春气生升于外，故当于散俞谿谷之间而浅刺之，血出则脉气通，而病止矣。如逆之甚者，深取之而传导其气，轻者不待传气而即环转矣。夫经俞、络脉、谿谷，各有三百六十五穴，皆脏腑之气所游行，是以四时之刺，或在皮肤，或在俞穴也。《针经》曰："刺之气不至，无问其数；刺之而气至，乃去之，勿复针。刺之要，气至而有效，效之信，若风之吹云，明乎若见苍天，刺之道毕矣。"是以四时之刺，必候其气至之所在而刺之也。

夏刺络俞，见血而止，尽气闭环，痛病必下。

络俞者，孙络之俞，见于皮肤之间。盖夏气浮长于外，而更宜浅刺者也。若尽传其气，则反闭其环转之机，而痛病于下矣。盖言经随气转，夏时之气，浮越于外，气至即止，而不宜太过，此反结上文之义也。《伤寒论》曰："脏腑相连，其痛必下。"言经气逆于上，病必痛于下，谓其经络上下之相通也。

秋刺皮肤循理，上下同法，神变而止。

《刺逆从论》曰："秋气在皮肤。"盖七月、八月，人气在肺，而肺主皮毛，是以或上或下，皆宜刺皮肤，循于肉理，神气变转而脉即循行矣。神者，五脏之神，即转而不回之神气也。

冬刺俞窍于分理，甚者直下，间者散下。

"俞窍"，诸俞之穴窍，更深于散俞，而近于筋骨者也。"分理者，分肉之腠理，乃谿谷之会，谿谷属骨，而外连于皮肤，是以春刺分理者，外连皮肤之腠理也。冬刺俞窍于分理者，近筋骨之腠理也。盖冬气闭藏，而宜于深刺也。直下者，循经而下针，欲深而留之也。散下者，循络而下针，言病之轻者，不必太深也。此四时之序，气之所处，病之所舍，脏之所宜也。〔眉批：刺必候气，而夏时不宜太过，冬宜深刺，而病轻者不必太深，此经常之外，又有权变。〕

春夏秋冬，各有所刺，法其所在。

此总结上文，而言四时之刺法，各有浅深之所在也。〔眉批：此篇当与《脉解篇》《刺逆从论》合看。〕

春刺夏分，脉乱气微，入淫骨髓，病不能愈，令人不嗜食，又且少气；

厥阴心主主脉，无故而损之，故脉乱；血气外溢，故令人气微也；少阳主骨，厥阴不从标本，从少阳中见之化，故入淫骨髓也；病不在夏分，故病不能愈；肝气仍逆，故令人不嗜食；肝主春生之气，故又且少气也。

春刺秋分，筋挛逆气，环为咳嗽，病不愈，令人时惊，又且哭；

脏真高于肺，主行营卫阴阳者也。营卫气血，所以濡筋骨，利关节，病在肝而反伤其肺，是以筋挛；血气环逆，故令人气逆而转为咳嗽也。东方肝木，其病发惊骇，肝藏魂，魂魄不安，故使人邪哭也。

春刺冬分，邪气着藏，令人胀病不愈，又且欲言语。

春主生升，冬主闭藏，春刺冬分，反导其血气内着，故令人腹胀。肝主语，故又且欲言语也。病不愈者，言四时所主之脏病不愈。又且者，言不惟病不愈，而又有此证也。〔眉批：食气入胃，散精于肝。〕

夏刺春分，病不愈，令人懈惰；

三月、四月，人气在脾，脾病不愈，故令人懈惰。

夏刺秋分，病不愈，令人心中欲无言，惕惕如人将捕之；

五月、六月，人气在心，主包络。心主言，心主不能代君行令，故心中欲无言。经曰："所谓恐如人将捕之者，秋气万物未有毕去，阴气少，阳气入，阴阳相薄，故恐也。"夏刺秋分，则阳气入而与阴相搏，故如人将捕之。

夏刺冬分，病不愈，令人少气，时欲怒。

经曰："所谓少气善怒者，阳气不治；阳气不治，则阳气不得出，"盖夏月阳气外张，而反逆归于冬分，故不惟病不愈，而更令人少气善怒也。

秋刺春分，病不已，令人惕然，欲有所为，起而忘之；

秋主下降，刺春分是反导其血气上行，故令人惕然欲有所为。《四时刺逆从论》曰："秋刺经脉，血气上逆，令人善忘。"

秋刺夏分，病不已，令人益嗜卧，又且善梦；

秋气在皮肤气分，刺夏分之络脉，则气不外行，故令人益嗜卧。肺藏魄，经云："魂魄飞扬，使人卧不安而喜梦。"

秋刺冬分，病不已，令人洒洒时寒。

冬主闭藏，而反伤之，则血气内散，故令人寒栗也。

冬刺春分，病不已，令人欲卧不能眠，眠而有见；

春令所以泄冬藏之气也。人卧则气归于阴，而反泄之，故令人欲卧不能眠。气行于阳，则目张；行于阴，则目瞑。眠有所见者，目不得瞑也。

冬刺夏分，病不愈，气上发为诸痹；

冬主闭藏，夏令浮长，气应藏而使之外泄，故发为诸痹。痹者，闭也，气留闭于外而为痛也。

冬刺秋分，病不已，令人善渴。

肾藏津液，肺乃水之化原，故善渴也。此言五脏之气，随时而升浮降沉，非五脏经脉之谓也。

凡刺胸腹者，必避五脏。

此言五脏之神气，从内鬲而外达于胸胁，从胸胁而环转于形身，故不可逆刺其鬲，以伤其脏焉。内鬲上连于胸，中连于腹，下连于胁，脏气从此而外出，故曰："刺避五脏者，知逆从也。所谓从者，鬲与脾肾之处，不知者反之。"反之者，逆刺其所出之神气也。

中心者，环死；

环者，一周时也。盖日为阳，心为阳中之太阳，一昼一夜，日环转一周，故至周转而气终也。

中脾者，五日死；

五日者，土数终也。

中肾者，七日死；

天一生水，地六成之，七日者，生成之数终也。

中肺者，五日死；

天数五，地数五，肺属《乾》金而主天，脾属《坤》土而主地，故皆死于五日也。只言四脏而不及肝者，或简脱也。杨元如曰："五脏经脉，俱不上循于头，惟厥阴与督脉会于巅，故曰五月六月人气在头，抑厥阴之气，不从胸胁外出，而直上于头欤。"

中鬲者，皆为伤中，其病虽愈，不过一岁必死。

五脏六腑之气，俱从内鬲而外出于胸胁，故刺中鬲者，皆为伤中。一岁死者，尽五行六气之终而死也。按内鬲上连胸之鸠尾，中两分于腹上，下连两旁季胁，后连脊之十一椎。刺中鬲者，即不中脏，速死。其中脏腑之气，皆为所伤矣，行针者慎诸。莫子晋曰："此复兼六腑之气而言，即阴阳合并之义。盖中脏气者，死之速；中腑气者，死之迟。"

刺避五脏者，知逆从也。所谓从者，鬲与脾肾之处，不知者反之。

"避五脏者"，避五脏神气之所出也。五脏之气所从而出者，鬲与脾肾处也。鬲者，胸膈之上鸠尾处也；脾处者，胸骨两分之下交腹之处也；肾处者，两胁之下也。言五脏之气，从膈外出，旋转不回，若反刺之，是逆其气而伤其脏矣。

刺胸腹者，必以布憿着之，乃从单布上刺，刺之不愈复刺，刺针必肃，刺肿摇针，经刺勿摇，此刺之道也。

"憿"，音激。此言刺胸腹者，宜微针而浅刺之，勿使有伤膈气也。"憿"，定也。以布定着于胸腹，乃从单布上刺之，盖欲其极浅也。不愈而复刺者，言其至浅而或不得其气也。"肃"，静也。言气之难得，宜肃静其针以候焉。摇针者，刺之泻法也。肿乃邪实，故宜摇针以泻其邪。经刺勿摇，守其正也。此补泻之法，刺之要道也。《刺要论》曰："刺毫毛腠理无伤皮。"即此法也。

帝曰：愿闻十二经脉之终奈何。

此论脏腑阴阳之合并也。所论五脏之气者，三阴之所主也。三阴之气与三阳交并，阳气先至，阴气后至，合于十二经脉，内络脏腑，外络形身，外内出入，循环无端，故曰："诊合微之事，追阴阳之变。"不知并合，诊故不明，阴阳并交，至人之所行，当知五行而生三气，三而三之，合为六气，六六之气，以应十二经脉。一经之气已终，是不复阴阳相贯，而环转无端矣。

岐伯曰：太阳之脉，其终也，戴眼反折，瘛疭，其色白，绝汗乃出，出则死矣。

"瘛"，音契。"疭"，音纵。"戴眼"，目上视也。"反折"，背反张也。"瘛疭"，手足屈伸也。足太阳之脉，起于目内眦，夹脊抵腰中。手太阳之脉，循臂上肩，至目外眦。太阳主筋而为诸阳主气，阳气者，柔则养筋，太阳之经气已绝，是以筋脉急而戴眼反折，手足牵引也。

手太阳主液，膀胱者，津液之所藏。绝汗者，津液外亡也。色白者，亡血也，津液外脱则血内亡矣。

少阳终者，耳聋，百节皆纵，目睘绝系，绝系一日半死。其死也，色先青白，乃死矣。

"睘"，音琼。手足少阳经脉皆循于耳，经气绝，故耳聋也。少阳主骨，诸节皆属于骨，少阳气终，故百节皆纵。《经络篇》曰："少阳是主骨所生病者，诸节皆痛。""睘"，目惊貌。手足少阳之脉，皆至目锐眦，终则牵引于目，故目如惊而邪视也。"绝系"，目系绝也。少阳属肾，肾藏志，系绝则志先绝，故一日半死也。青者，甲木之气外脱也。白者，三焦之荣内亡也。夫阳生于阴，色生于气，是以六经之气终，而先见于色。〔眉批：刺中胆者，一日半死，详《刺禁篇》。〕

阳明终者，口目动作，善惊妄言，色黄，其上下经盛，不仁则终矣。

手足阳明之脉，夹口承目，故口目动作而牵引歪邪也。闻木音则惕然而惊，是阳明之善惊也；骂詈不避亲疏，是阳明之妄言也。"色黄"，阳明之土气外脱也。"上下经盛"，胃气绝而无柔和之象也。营卫者，中焦水谷之所生，肌肤不仁者，营卫之气绝少也。

少阴终者，面黑，齿长而垢，腹胀闭，上下不通而终矣。

心之华在面，面黑者，水气上乘，火气减而水气脱矣。"齿长而垢"，骨气泄也。腹胀闭而上下不通者，心肾水火之气并绝，而不能上下交通矣。

太阴终者，腹胀闭，不得息，善噫善呕，呕则逆，逆则面赤，不逆则上下不通，不通则面黑，皮毛焦而终矣。

足太阴脉，入腹属脾，故为腹胀。手太阴脉，上膈属肺，而主呼吸，故为不得息；胀满则升降难，不得息则气道滞，故为噫、为呕；呕则气逆于上，故为面赤；不逆则否塞于中，故为上下不通；脾气败则无以制水，故黑色见于面；肺气败则治节不行，故皮毛焦。

厥阴终者，中热嗌干，善溺，心烦，甚则舌卷卵上缩而终矣。此十二经之气败也。

手厥阴心主之脉，起于胸中，出属心包络。足厥阴肝脉，循喉咙，入颃颡，其下者，循阴股，入毛中，过阴器。厥阴木火之气欲绝，故中热嗌干也。肝所生病者，遗溺，善溺者，肝气下泄也。心烦者，包络之气上炎也。肝者，筋之合，筋者，聚于阴器，而脉络于舌本，甚则舌卷囊缩而终矣。此十二经之所败，三阴三阳之气终也。按天之十干化生地之五行，地之五行化生天之六气，五行生五脏，六气合六经，是六经之气，五脏之所生也。故曰："诊要者，诊五行相生之要；经终者，阴阳之气有终。"盖言人之生于五行，而终于六气也。莫子晋曰："地之五行，合天之十干；天之六气，合地之十二支。此皆天地阴阳，互相生化之道。"

脉要精微论篇第十七

黄帝问曰：诊法何如？岐伯对曰：诊法常以平旦，阴气未动，阳气未散，饮食未进，经脉未盛，络脉调匀，气血未乱，故乃可诊有过之脉。

此篇首论诊脉之法，夫色脉之道，至精至微，然本于阴阳气血。阴静而阳动，有所动作，则静者动，而动者散乱矣，故诊法当以平旦。夫饮食于胃，淫精于脉，脉气流经，经脉盛则络脉虚，是以饮食未进，则经络调匀，血气未乱，故可诊有过之脉。盖言平旦之时，知有过在病，而不在阴阳之真气耳。以下四篇皆论诊脉之法，而各有不同焉。杨元如曰："经脉属脏，则络脉络腑；经脉属腑，则络脉络脏。经络不调，则脏腑之气不和矣。〔眉批：奇恒之脉，在阴阳真气之逆传。〕

切脉动静，而视精明，察五色，观五脏有馀不足，六腑强弱，形之盛衰，以此参伍，决死生之分。

动静者，阴阳动静也。"精明"，五脏之精神见于声色也。切脉观色，以审脏腑之强弱虚实，兼视形体之盛衰，以此参伍，错综而斟酌之，以决其死生之分焉。此篇论切脉察色，听音声，观脏腑，审形体，四诊咸备，斯成脉要之精微。〔眉批：明者，阴阳相合之神明也。〕

夫脉者，血之府也，长则气治，短则气病，数则烦心，大则病进。

此言脉所以候阴阳气血也。血行脉中，故为血之府。荣气、宗气行于脉中，卫气行于脉外，脉随气行，是以脉长则气平，脉短则气病矣。心主血脉，数乃热迫所生，则烦心，大则病进于脉内。上二句辨脉气，下二句审血脉。〔眉批：血者，神气也。〕

上盛则气高，下盛则气胀，代则气衰，细则气少，涩则心痛。

"上盛"谓寸口脉盛，主气上升而气高。"下盛"，谓尺中脉盛，主气下逆而为胀。代脉者，动而中止，不能自还，主气之衰败也。《辨脉篇》曰："萦萦如蜘蛛丝者，阳气衰也。"言脉中之荣气、宗气不足，是以脉细如丝。涩主少血，则心虚而为痛矣。莫子晋曰："'代则气衰'，阳气衰也。'细则气少'，阴气少也。"

浑浑革至如涌泉，病进而色弊，绵绵其去如弦绝，死。

此复形容病进之脉象，邪甚血亡而为死证也。"浑浑"，浊乱疾流之貌。革至者，迥异于平常也。此血脉受邪，而内乱如涌泉也。夫色生于血，病进于脉，而色亦败恶矣。《辨脉篇》曰："脉绵绵如泻漆之绝者，亡其血也。绵绵其去如弦，细而欲绝者，形容其脉去之象也。病进而脉至，如此之盛；血亡而脉去，如此之衰。"血者，神气也。邪盛正亡，不治之死证矣。以上论切脉之大概，以别阴阳气血之盛衰。王芳侯曰："上盛则气高，至细则气少，即'长则气治，短则气病'之义，涩则心痛，至绵绵其去如弦绝，乃复形容数则烦心，大则病进也。"

　　夫精明五色者，气之华也。赤欲如白裹朱，不欲如赭；白欲如鹅羽，不欲如盐；青欲如苍璧之泽，不欲如蓝；黄欲如罗裹雄黄，不欲如黄土；黑欲如重漆色，不欲如地苍。五色精微象见矣，其寿不久也。

　　此言色生于气，气生于脏，欲其气华于色，而不欲脏象见于外也。赤如白裹朱，白如鹅羽、青如苍碧，黄如罗裹雄黄，黑如重漆，乃五脏之气，彰华于色也。赤如赭，白如盐，青如蓝，黄如土，黑如地苍，此五脏之精象见于外也。夫脏者，藏也，如五脏之真色现而不藏，则其寿不久矣。

　　夫精明者，所以视万物，别白黑，审短长，以长为短，以白为黑，如是则精衰矣。

　　五脏主藏精者也，精有所藏，而后能视万物，审短长，如精微象见于外，则精气内衰，视物昏聩，而寿不久矣。此反结上文之义，而言视精明者，由藏精之所资也。以上论察色。

　　五脏者，中之守也。

　　此论五脏之精气，而发于音声也。五脏守于中，而外发于音声者，脏精之所发也。盖言声色见于外，而五脏之精，守而不溢者也。

　　中盛脏满，气胜伤恐者，声如从室中言，是中气之湿也。

　　经云："五脏主藏精者也。"故曰："五脏者，中之守也。"肾为水脏，受五脏之精而藏之，如肾不受藏，则中盛脏满矣。恐为肾志，如肾气不藏，而反胜于中，则伤动其肾志矣，气胜伤恐，则精亦外溢，故曰此中气之湿也。声如从室中言者，音不响亮而声不外出也。此言肾为生气之原，音声由肾气之所发，如肾脏之精气不藏，则发声之如是也。

　　言而微，终日乃复言者，此夺气也。

　　此言五脏之精气虚，而发声之如是也。微者，声气衰微也。终日复言者，气不接续也。《伤寒论》曰："实则谵语，虚则郑声。郑声者，重语也。""重"，平声。

衣被不敛，言语善恶不避亲疏者，此神明之乱也。

神明者，五脏之神气也。"语言善恶不避亲疏者"，神乱而谵语也。上节论真气之盛衰，此论邪气盛而真气昏乱。

仓廪不藏者，是门户不要也；水泉不止者，是膀胱不藏也。得守者生，失守者死。

此承上文而言五脏之精气，由中焦水谷之所资生，藏于肾脏膀胱之腑，脾胃为仓廪之官，主运化水谷，如仓廪不藏，则谷精下泄，而魄门幽户之不能禁也。膀胱者，州都之官，津液藏焉，气化则出。"水泉不止"，是水惟下泄，而津液不藏也。如泄注止而得守者生，失守则死矣。此盖言视精明，发音声，皆由肾脏所藏之精，如精盛脏满，则精液上溢，而声如从室中言，如仓廪不固，则精气夺而生气渐绝矣。膀胱主下焦之决渎，津液虽藏而气化则出，然有行有止，有合有开，而又不可过泄者也。杨元如曰："按《伤寒论》云：阳明病本自汗出，医更重发汗，病已瘥，尚微烦不了了者，此必大便硬故也，以亡津液，胃中干燥，故令大便硬。当问其小便日几行，若本小便日三四行，今日再行，故知大便不久出，今为小便数少，以津液当还入胃中，故知不久当大便也。"以此论之，是膀胱之精藏而不泻，亦还养五脏，故得守者生，失守者死。〔眉批：仓廪不藏，水泉不止，则精无所生，而无所藏矣。此言声音之本于精气神也。又：心主言，肺主声，然由肾脏之动气而后能发。〕

夫五脏者，身之强也。

此言四体百骸髓精筋骨，亦皆由脏精之所资也。《灵枢·经脉篇》曰："人始生，先成精，精成而脑髓生，骨为干，脉为荣，脉为刚，肉为墙，皮肤坚而毛发长。谷入于胃，脉道以通，血气乃行。"盖言人之气血、声色、筋骨、肌肉，靡不由先天始生之精，后天水谷之液，所资生而资养者也。

头者精明之府，头倾视深，精神将夺矣；

诸阳之神气，上会于头，诸髓之精，上聚于脑，故头为精髓神明之府。髓海不足，则头为之倾，神气衰微，则视深目陷也。

背者胸中之府，背曲肩随，腑将坏矣；

肩背为阳，胸腹为阴。阳为腑，阴为脏。心肺居于胸中，而俞在肩背，故背为胸之府。

腰者肾之府，转摇不能，肾将惫矣；

两肾在于腰内，故腰为肾之外府。

膝者筋之府，屈伸不能，行则偻附，筋将惫矣；

筋会阳陵泉，膝乃筋之会府也。"偻"，曲其身。"附"，依附而行也。筋乃肝之合，筋将惫者，肝脏之精气衰也。

骨者髓之府，不能久立，行则振掉，骨将惫矣。得强则生，失强则死。

髓藏于骨，故骨为髓之府。"不能久立"，髓竭于内也，髓竭则骨将惫矣。此五者得府气之强则生，失强则府坏而脏将绝矣。以上论观五脏有余不足，六腑强弱，形之盛衰。杨元如曰："强者，六腑气强也。腑者，脏之合，腑阳而脏阴，阳外而阴内，是以头背腰膝将惫，犹藉腑气之强，故曰观六腑之强弱。"莫子晋曰：六腑之气强，由五脏之有余，五脏之不足，又藉腑气之盛强。故曰腰者，肾之腑，转摇不能，肾将惫矣。阴阳脏腑之互相资生者也。"

岐伯曰：反四时者，有余为精，不足为消。应太过，不足为精；应不足，有余为消。阴阳不相应，病名曰关格。

此总结上文而言，视精明、亮音声、强筋骨、健形体，皆由精之所资，而脏腑之精气，与四时之气相反者也。盖脏为阴，腑为阳，秋冬为阴，春夏为阳，肾主冬令闭藏之气，而反中盛脏满，是有余者，为肾脏之精；膀胱主太阳夏盛之气，而反水泉下泄，是不足者，为膀胱之消，是与四时相反者矣。若应太过而反不足为精，是肾藏之精反泄于外矣；应不足而反有余为消，是膀胱之水反蓄于内矣。此脏腑阴阳之不相应，病名曰关格，关则不得小便也。此盖言州都之津，气化则出，而视精明、发音声、资神明、坚筋骨，皆由肾脏所藏之精，而气血亦由此精之所生化也。莫子晋问曰："反四时而只言冬夏，病关格而只曰不得尿，恐与经旨不合欤？"曰："日月运行，一寒一暑。故下文曰：'彼春之暖，为夏之暑，彼秋之忿，成冬之怒。'虽四时成岁，而总属寒暑之往来。《平脉篇》曰：'下微本大者，则为关格不通，不得尿。'又曰：'趺阳脉伏而涩，伏则吐逆，水谷不化，涩则食不得入，名曰关格。'是不得小便者，病名关格，吐逆者，亦名关格也。"

帝曰：脉其四时动奈何？知病之所在奈何？知病之所变奈何？知病乍

在内奈何？知病乍在外奈何？请问此五者，可得闻乎？

以上论切脉气，察精明，听音声，审脏腑之有馀不足，观形体之盛衰，参伍错综，以决死生之分。此以下复论脉合阴阳四时，诊脉而知病之所在，病成而变为他病，候尺寸以分别脏腑之外内，上下左右，曲尽其脉要精微之理，故复设此问焉。

岐伯曰：请言其与天运转大也。

言人之阴阳出入，与天道运转之大相合。

万物之外，六合之内，天地之变，阴阳之应，彼春之暖，为夏之暑，彼秋之忿，为冬之怒，四变之动，脉与之上下。

寒暑相推而岁成，一阴一阳之谓道，言四时之气，总属寒暑之往来，脉应四时之变，亦与阴阳之上下耳。天气包乎万物之外，运转于六合之内，其变动之应，"彼春之暖，为夏之暑"，言阳气从生升，而至于盛长也；"彼秋之忿，为冬之怒"，言阴气自清肃，而至于凛冽也。此四时阴阳之变动，而脉亦与之上下浮沉。〔眉批：万物之外者，脉如万物有馀，及如鱼兔之出没也。六合之内者，人生于天地之间，形身以应六合也。天地之变者，风寒之变也。阴阳之应者，脉合阴阳也。〕

以春应中规，夏应中矩，秋应中衡，冬应中权。

此论脉应四时之变也。规者，所以为圆之器。春时天气始生，其脉软弱，轻虚而滑，如规之圆转而动也。矩者，所以为方之器，夏时天气正方，其脉洪大，如矩之方正而盛也。秋时天气始降，其脉浮平，有如衡之平准也。冬时天气闭藏，其脉沉石，有如权之下垂也。

是故冬至四十五日，阳气微上，阴气微下；夏至四十五日，阴气微上，阳气微下。阴阳有时，与脉为期，期而相失，知脉所分，分之有期，故知死时。

此言四变之动，总属阴阳之出入，而脉与之上下也。四十五日者，从冬至而至立春，从夏至而至立秋。冬至一阳初生，阳气微上，阴气微下，至春而阳气始方，至夏盛长，而阴气下藏矣。夏至一阴初生，阴气微上，阳气微下，至秋而阴气清凉，至冬凛冽，而阳气伏藏矣。阴阳升降出入，离合有期，而脉亦与之相应。如期而脉气相失，则知脉之所分，分之有期，故知死时也。《平脉篇》曰："寸脉下不至关，为阳绝；尺脉上不至关，为阴绝。"此皆不治，决死也。若计其余命生死之期，期以月节克之也，即所谓分之有期，而知死时也。如冬至四十五日，阳气微上，夏至四十五日，阴气微上，而尺脉上不至关，为阴绝于下矣。夏至四十五日，阳气微下，冬至四十五日，阴气微下，而寸脉下不至关，为阳绝于上矣。此上下阴阳不相交合，而反分离，与四时之期相失，故知脉之所分，而知死时也。知死时者，期以四离四绝之月节，克之而死也。

微妙在脉，不可不察，察之有纪，从阴阳始，始之有经，从五行生；生之有度，四时为宜。

承上文而言，脉应阴阳四时之微妙，不可不细察焉。"纪"，纲也。察脉之纲领，当从阴阳始，即冬至阳气微上，夏至阴气微上，阴阳上下自有经常之理。然又从五行而生，如春木生夏火，火生长夏土，土生秋金，金生冬水，水生春木，生之有度，而四时为五行相生之宜。

补泻勿失，与天地如一，得一之情，以知死生。

夫四时有未至而至，至而不至，至而太过，至而不及，而人亦应之。是以脉之不及则补之，太过则泻之，与天地四时之太过不及，治之如一，与天地阴阳之道合之如一焉。得一之情，可以知死生矣。如《脏象论》之所谓，"谨候其时，气可与期，失时反候，五治不分，邪僻内生，工不能禁。"此因天地四时之气，而为人之死生也。如《平脉篇》之所谓"寸脉下不至关，为阳绝；尺脉上不至关，为阴绝。"此脉与天地四时之气，期而相失，而为死生也。

是故声合五音，色合五行，脉合阴阳。

声合天地之五音，色合天地之五行，脉合天地之阴阳，而始能得一之情，以知死生。

是知阴盛则梦涉大水恐惧，阳盛则梦大火燔灼，阴阳俱盛，则梦相杀毁伤。

此言天地之阴阳五行，而合于人之阴阳脏腑也。梦者，魂魄神气之所游行。肝主血而藏魂，肺主气而藏魄，心主火而为阳，肾主水而为阴，是以阴盛则梦大水，阳盛则梦大火，阴阳俱盛，两不相降，故梦相杀毁伤也。〔眉批：水火者，阴阳之征兆也。血脉者，神气也，与营卫俱行，而与魂魄飞扬，故形于梦。〕

上盛则梦飞，下盛则梦堕。

王氏曰："气上则梦上，故飞；气下则梦下，故堕。"

甚饱则梦予，甚饥则梦取。

"予"，与同。有馀故梦予，不足故梦取。此言中焦脾胃之气，有虚有实，而形诸梦也。

肝气盛则梦怒，肺气盛则梦哭。

气并于肝则怒，并于肺则悲，故与梦相合。

短虫多则梦聚众，长虫多则梦相击毁伤。

此言腑气实而征之于梦也。"长虫、短虫"，肠胃之所生也。

是故持脉有道，虚静为保。

欲知四时五行，阴阳外内，在诊脉之精微，故当虚静其心志，守而勿失焉。

春日浮，如鱼之游在波。

鱼在波，虽出而未浮，如春升初出之象。

夏日在肤，泛泛乎万物有馀。

在于皮肤，浮在外也。"泛泛"，充满之象。"万物有馀"，盛长之极也。

秋日下肤，蛰虫将去。

秋气降收，如蛰虫之将去，外而内藏之象。

冬日在骨，蛰虫周密，君子居室。

冬令闭藏，故脉沉在骨，如蛰虫之封闭，如君子之居室，藏而勿出也。此言人与昆虫万物，生于天地之间，同顺生长收藏之气，是以脉象如之。莫子晋曰："君子居室者，言修养精气之贤人，顺四时之气，行藏出入，与万物同归于生长之门。"

故曰：知内者，按而纪之；知外者，终而始之。此六者，持脉之大法。

欲知在内脏腑阴阳之虚实者，按其脉而记之，欲知外之四时阴阳者，终而始之。盖阳气之始者，阴气之将终；阴气之始者，阳气之将终也。以阴阳之出入，而应四时之脉也。此以上答帝问脉其四时动奈何。〔眉批：六者，外内四时也。〕

心脉搏坚而长，当病舌卷不能言其奭而散者，当消环自已。

此言按其脉而知脏腑虚实之病。搏坚而长者，搏击应手，有力而长，此为太过之脉。心火太过，故当病舌卷，心主言，故不能言也。其奭而散者，此为不足之脉，《灵枢经》曰："心脉微小为消瘅。"盖心液不足则火郁，而为消渴之病。心藏神，得神机环转，而病自已也。此以下答帝问知病之所在奈何。按《甲乙经》"环"作"渴"。〔眉批：张兆璜曰：

"先心而肺，肺而肝，盖亦逆传之为病也。故曰：'消环自巳'。与上篇之'间者环也，尽气闭环'同义。"〕

肺脉博坚而长，当病唾血，其耎而散者，当病灌汗，至令不复散发也。

《灵枢经》云："肺脉微急为唾血。"盖肺主气而主，行营卫阴阳，气盛太过，则血随而上逆矣；其不及，当病灌汗。灌者，脾土灌溉之汗。盖脾气散津，上归于肺，肺气通调，而后水津四布，今肺气虚，而不能输布水液，脾气自灌于肌膝皮肤，至令肺气不复通调而散发也。

肝脉博坚而长，色不青，当病坠。若博，因血在胁下，令人喘逆，其耎而散，色泽者，当病溢饮。溢饮者，渴暴多饮，而易入肌皮肠胃之外也。

肝主血而主色，脉盛而色不见者，血蓄于下也，当病坠伤。或为手搏所伤，因血凝胁下，故令人喘逆。盖肝脉贯膈上注肺，血积于下，则经气上逆，而为喘也。其不及而色泽者，当病溢饮。《金匮要略》云："夫病水，人面目鲜泽。"盖水溢于皮肤，故其色润泽也。肝主疏泄，肝气虚而渴暴多饮，以致溢于皮肤肠胃之外，而为饮也。〔眉批：色不青不伤筋，血在胁下则伤血，照应后节之伤筋不伤血，而反复言之。〕

胃脉博坚而长，其色赤，当病折髀，其耎而散者，当病食痹。

足阳明之脉，从气冲下髀，抵伏兔，下足跗，髀伤故脉盛而色赤也，饮食于胃，由中焦之腐化，胃气不足，故当病食痹。

脾脉博坚而长，其色黄，当病少气，其耎而散，色不泽者，当病足胫肿，若水状也。

五脏元真之气，脾所主也。湿热太过，则色黄脉盛而少气矣；其不及，当病足胫肿。脾气虚，故足肿也。若水状而非水病，故其色不泽。

肾脉博坚而长，其色黄而赤者，当病折腰，其耎而散者，当病少血，至令不复也。

腰者，肾之府。腰伤，故肾脉盛也。伤于骨者，其色赤黄，则外应于肌肉间也。其不及，当病少血，盖肾为牝脏，受五脏之精而藏之，肾之精液复上入心而为血，精虚，至令不复化赤而为血也。〔眉批：伤于骨者并伤于肉，骨肉两伤，故中用"而"字。〕

帝曰：诊得心脉而急，此为何病？病形何如？岐伯曰：病名心疝，少腹当有形也。帝曰：何以言之？岐伯曰：心为牡脏，小肠为之使，故曰少腹当有形也。

此论诊得脏脉而病在于腑也。"病形"，病气见于形证也，盖脏腑经络相连，阴阳相应，是以脉见于脏，而形见于腑也。经曰："诸急为寒，心为阳脏而畏寒，故脉急。"心为君主之官而不受邪，故形见于少腹也。

帝曰：诊得胃脉，病形何如？岐伯曰：胃脉实则胀，虚则泄。

此论诊得腑脉，而病在于脏也。经曰："脾气实则腹胀，不足则为溏泄。"盖脾与胃以膜相连耳，胃为阳，脾为阴，阳病者上行极而下，是以脉见于胃，而病见于脾也，此皆阴阳、表里、上下、雌雄相输应也。以上答帝问知病之所在奈何。莫子晋问曰："脏腑相通，止心脾耶？"曰：圣盖举二脏，以俟人之类推耳。"

帝曰：病成而变何谓？

此复问知病之变奈何也。变者，言病已成而又变为别病。

岐伯曰：风成为寒热，

风者，善行而数变，腠理开则洒然寒，闭则热而闷，此风病已成，而变为寒热也。

瘅成为消中，

"瘅"，湿热病也。湿热已成，则中土受伤，久则津液不生，变成中消之证。

厥成为巅疾，

厥者，气上逆而手足厥冷也。气惟上逆，则变为巅顶之病。《方盛衰论》曰："气上不下，头痛巅疾。"

久风为飧泄。

风乃木邪，久则内干脾土，而成飧泄矣。故曰："春伤于风邪，气留连乃为洞泄。"

脉风成为厉。

厉者，麻癞恶厉之疾。风乃阳热之邪，血乃阴湿之液，湿热生虫，是以风入于脉，久则变为虫癞之疠疡。

病之变化，不可胜数。

言病之变化不可胜数。举此数者，以类推之。

帝曰："诸痈肿筋挛骨痛，此皆安生？"岐伯曰："此寒气之肿，八风之变也。"

此复言四时风寒之邪，变为痈肿挛痛之热病。

帝曰：治之奈何：岐伯曰：此四时之病，以其胜治之愈也。

以胜治之者，以五行气味之胜，治之而愈也。如寒淫于内，治以甘热；如东方生风，风生木，木生酸，辛胜酸之类。

帝曰：有故病，五脏发动，因伤脉色，各何以知其久暴至之病乎？

有故病而因伤五脏之色脉，复感暴至之病，有似乎病成而变，故帝有此问，而伯嘉其详悉焉。

岐伯曰：悉乎哉问也！征其脉小色不夺者，新病也。

"征"，验也。病久则色脉伤，脉小而色不夺，故知其为新病。

征其脉不夺，其色夺者，此久病也；

此言病者，由五脏而见于脉，由五脉而见于色，至于色脉之败伤，又由色而脉，脉而脏也。

征其脉与五色俱夺者，此久病也；

血气俱伤，故为久病。

征其脉与五色俱不夺者，新病也。

暴至之病，自外而内，色脉之伤，从内而外，故有病而色脉俱不夺者，知其为新感之病也。此言有故久之病，至五脏之气发作，而后见于色脉也。

肝与肾脉并至，其色苍赤，当病毁伤不见血，已见血，湿若中水也。

此言毁伤形身之暴病，而即见于色脉也。《金匮要略》云："寸口脉沉而弱，沉即主骨，弱即主筋，沉即为肾，弱即为肝，汗出入水中，如水伤心，历节黄汗出。"此言毁伤筋骨，故肝与肾脉并至，而其色苍亦。不见血者，谓筋骨伤而血不伤也。如已见血而血伤，则又若中水伤心，而心脉亦并至矣。盖言筋即为肝，骨即为肾，血即为心，毁伤筋骨，而即见肝肾之脉，又非见肝肾之脉，而期病之必生于肝肾也。此篇首论诊脉之要，极精极微，有病在五脏，而外见五色、五脉者；有诊得脏脉，而病在腑者；有诊得腑脉，而病在脏者；有伤在外合之筋骨，而内见于脏脉者，皆诊法之要也。盖人之血气外络于形身，内属于脏腑，外内出入，交相贯通，故善诊者，揆阴度阳，持雌守雄，审察外内，明于始终，诊道始备，斯为上工。〔眉批：上节言故病动五脏，而因伤色脉，此言暴病伤色脉，而不及五脏。又：湿者，如汗出入水中。〕

尺内两旁，则季胁也。

此审别形身脏腑外内之法也。"尺内"，尺中也。"两旁"，两尺部之外旁也。"季胁"，两胁之下杪也。此节首言两旁，次言前后，次言上下。盖以左右三部之脉，兼候形身之上下四旁，是关部之两旁，即形身之两胁；寸部之两旁，即形身之两腋。书不尽言，欲后学之引伸也。此答帝问，乍在内，乍在外，奈何？杨元如曰："此节照应推而内之，外而不内，后内以候膈，内以候胸中，照应推而外之，内而不外。"〔眉批：推而内之，外而不内，身有热者，即三部之两旁也。〕

尺外以候肾，尺里以候腹。

尺以候肾，以左右两尺而候两肾也。两肾附于季胁，是季胁之内，乃是两肾，两肾之内，乃是腹中，故以尺内候腹中，尺外以候肾，尺之两旁以候季胁，是两旁更出于外也。所谓外内者，脉体本圆，用指向外以候内，向内以候外，候脉之两侧也。平按以候中，乃五脏之本位也。夫五脏之气行于脉中，出于脉外，如脉气之向内，数急则在内之皮肤亦急；脉气之向外，数急则在外之皮肤亦急。故所谓季胁者，即肾气之出于季胁也，而以尺部向外之两旁以候之。所谓腹中者，即两肾之中也，故以尺部之向里以候之，即如胸中、膻中者，肺脏与中气相通，膻中乃心主之相位。杨元如曰："所谓外者，乃六脉之本位，盖脉居歧骨之外，故以本位为外，而偏于里者为内也。"上节"内"字训作"部"字，此之"里"字即是"内"字。〔眉批：用指向外向内者，谓指法也。尺部之向外向内者，谓脉体也。〕

中附上，左外以候肝，内以候膈；

中附上者，附左尺而上，左手之关脉也。心肝居左，故左以候肝。膈者，胸胁内之膈也。肝居胁内，故以关候肝；膈气在中，故以内候膈。杨元如曰："膈者，谓膈肉之下，肝脾所居之郭郭也。"〔眉批：莫子晋曰："胸中在上，腹中在下，膈居中央，故分寸关尺。内以候之，右附上以候脾胃，则肺与大肠，心与小肠，不言而可知矣。"〕

右外以候胃，内以候脾。

右外者，附右尺而上，右手之关脉也。脾主中土，故以肝内候脾，阴内而阳外，故以关外候胃。张兆璜曰："此章以形身配天地之上下四旁，以土居中央，故以关内候脾。"莫子晋问曰："六腑只候胃，而别腑何以候之？"曰："五脏之血气，皆胃腑之所生，故脏气不能自至于手太阴，必因于胃气，乃至于手太阴也。是以本经凡论五脏，必及于胃，而馀腑多不与焉，然而脏腑雌雄各有并合。故曰：'诊合微之事，追阴阳之变，知阴者知阳，知阳者知阴，会心者自明也。'"莫仲超曰："诊候之法，各有不同，如此篇之法，以左右之前后两旁上下，以候形身之外内上下者也。如三部九候之法，以脉之上中下，而候形身脏腑之上中下也。有以心肝居左，脾肺居右，浮为在腑，沉为在脏，盖以脏腑之经气相通，故于一部之中，而可以候脏候腑也。有以皮毛之气候肺，肌脉之气候心脾，筋骨之气候肝肾，盖五脏之气外合于皮肉筋骨，故以举按轻重，而候五脏之气者也。诊法不同，各具其理，善诊者俱宜明了于心中，随机应变于指下。"

上附上，右外以候肺，内以候胸中。

"上附上"右者，从右关而上，右寸口也。心肺居上为阳，故以两寸候气。胸中者，宗气之所居也。经曰："宗气积于胸中，命曰气海，上出于肺，循喉咙而行呼吸。"

左外以候心，内以候膻中。

"左外"，左寸口也。膻中者，臣使之官，心主之相位也。张兆璜问曰："《经》言心肝居左，脾肺居右，是脏气之出于左右，抑脏体之偏欤？"曰："天为阳，地为阴，东南为阳，西北为阴。圣人南面而立，左为阳，右为阴。天乙生水，水生木，木生火，是以心肝居左也；地二生火，火生土，土生金，是以脾肺居右也。此先天之五行，本于阴阳水火，分而上生，非脏体之谓也。又，心主脉，肝主血；血脉生于水精，是以左手三部俱主血；肺主周身之气，脾主元真之气，气生于火，是以右手三部皆主气。此皆阴阳互换之妙，善诊者不可不知。"

前以候前，后以候后。

前曰广明，后曰太冲，寸为阳，尺为阴，故以两手关前以候形身之前，关后以候形身之后。

上竟上者，胸喉中事也；下竟下者，少腹腰股膝胫足中事也。

"上竟上者"，从尺关而直上于鱼也。"下竟下者"，从寸关而直下于尺也。夫身半以上为天，身半以下为地，此又以阴阳之气竟上、竟下，而候形身之上下也。张兆璜曰："前后上下"，在"竟"字中分别。前后者，以寸尺定位也。上下者，从下而上，从上而下也。首言两旁，次言前后，盖以两手之脉，平以分之。有如文王之卦，离南坎北，震东兑西，以候形身之四旁。"上竟上，下竟下者"，有如伏羲之卦，竖以观之，而天地定位也。此章以人身配于地之六合，三部九候之法配天地人三才，人与天地参也。〔眉

批：此节照应"推而上之，上而不下；推而下之，下而不上。"〕

粗大者，阴不足，阳有余，为热中也。

上章以脉体而候形身脏腑之定位，此下以脉象而候阴阳邪正之盛虚。脉者，阴阳血气之荣行。"粗大者"，阳乘于阴也。阳在外，阴在内，阳乘于阴，故热中也。

来疾去徐，上实下虚，为厥巅疾；来徐去疾，上虚下实，为恶风也。

此以脉之来去上下，以候阴阳上下外内之虚实。来疾去徐者，来盛去悠也。上实下虚者，寸实尺虚也。此气惟上逆阳盛阴虚，所谓一上不下，寒厥到膝；气上不下，头痛巅疾是也。来徐去疾者，来微去盛也。上虚下实者，寸虚尺实也。此阳虚阴盛为恶风也。盖风为阳邪，伤人阳气在于皮肤之间，风之恶疠者，从阳而直入于里阴，是以去疾下实也。此言内因之病，从内而外，自下而上；外因之邪，从外而内，自上而下也。

故中恶风者，阳气受也。

此复申明外淫之邪，从阳而阴，自表而里也。阳气受邪，则真气虚伤，故来徐上虚；邪气内陷，故去疾下实。

有脉俱沉细数者，少阴厥也。沉细数散者，寒热也；浮而散者，为眴仆。

此论脉因度数，出入之有顺逆也。有脉者，言又有厥脉之因，厥脉之象，与上文之"上盛下虚之厥脉厥因"不同也。夫脉始于足少阴肾，生于足阳明胃，输于足太阴脾，转而不回者也。如脉俱沉细而数者，此少阴厥也。少阴之气不上合于阳明，转输于脏腑，故惟现少阴本脉之沉细也，阳明之热，反下入于阴中，故数也。若"沉细数散者"，此阴中所陷之阳，散而阴阳相乘，故为寒热也。如"浮而散者"，此复上逆于阳分，故为眴仆。"经曰："清浊之气相干，乱于头则为厥逆眴仆。"此言阴阳之气，不能上下和平，循度环转。如阳陷于阴中，则为沉细而数；如阴阳相乘，则为数散寒热；如阴反上逆于阳，则为浮数而眩仆矣。〔眉批：此注当与《伤寒论·平脉、辨脉篇》合参。〕

诸浮不躁者皆在阳，则为热；其有躁者在手。诸细而沉者，皆在阴，则为骨痛；其有静者，在足。

此以浮、沉、躁、静，而分手足之阴阳也。诸浮者，无论左右三部之浮，而皆在于阳分；其浮而躁者，在手之三阳也。《终始篇》曰："人迎一盛，在足少阳；一盛而躁，在手少阳。"即此意也。无论左右三部之细而沉者，皆在于阴分；其沉细而有静者，在足之三阴也。《阴阳系日月论》曰："手之十指，以应天之十干；足之十二经脉，以应地之十二支。"故其有静者，知在足也。太阳少阴为水火阴阳之主，故为热为骨痛也。〔眉批：天主动，地主静。〕

数动一代者，病在阳之脉也，泄及便脓血。

此申明浮沉之在气而不在经也。所谓诸浮在阳，诸沉在阴者，在阴阳之气也，故为热、为骨痛。如在阳之脉，则脉见数动，而为便脓血之经证矣。阳热在经，故脉数动；热伤血分，故便脓血。经血下泄，故一代也。

诸过者切之，涩者阳气有馀也。滑者阴气有馀也。阳气有馀，为身热无汗；阴气有馀，为多汗身寒；阴阳有馀，则无汗而寒。

此论外淫之邪，而致阴阳气之为病者，脉证各有别也。"诸过者"，谓诸邪所伤，而为有过之脉也。有馀者，邪气之有馀也。阳气有馀，则阳气受伤，故脉涩。如邪入于阴，则经血沸腾，故脉滑也。邪在阳分，故身热无汗；邪在阴分，故多汗身寒；阴阳并受其邪，则无汗而寒也。〔眉批：《灵枢经》曰："涩为少气。"〕

推而外之，内而不外，有心腹积也；推而内之，外而不内，身有热也；推而上之，上而不下，腰足清也；推而下之，下而不上，头项痛也。

"推"叶吹。此复结首章之义，首章以脉体而定形身脏腑之外内上下，此以邪病于形身脏腑之外内上下，而以脉象证之。"推"，详也，推详其脉气之偏于外内上下也。推而外之者，以左右之三指，向外以按之，脉偏盛向内而不外者，此邪在心腹之间而成积也；推而内之者，以左右三指，向内以候之，脉偏盛于外而不内者，邪在外而身有热也。推而上之者，以三指平按而审之；上而不下者，其气上盛下虚，当主腰足清冷也；推而下之，下而不上者，其气下盛上虚，当主头项痛也。"外内"，论邪病之有馀；"上下"，论真气之不足。张兆璜曰：吹推二义皆可。推而外之，内而不外，推而内之，外而不内者，此邪病偏盛于外内，故即推之而不移；"推而上之，上而不下，推而下之，下而不上"，此推详其真气之虚于上下。故推而上之，不曰下而不上，而曰上而不下；推而下之，不曰上而不下，而曰下而不上。"莫子晋曰："书不尽言，言不尽意，邪病真气，又当互换存参。"〔眉批：心积概肺积而言，腹积，肝脾肾之积也。又：身有热者，即尺内两旁则季胁也；心腹积者，即尺里以候腹，关内以候膈、候脾，寸内以候胸中、膻中也；上而不下，下而不上者，即上竟上，下竟下也。〕

按之至骨，脉气少者，腰脊痛而身有痹也。

此反结上文而言，所谓外内上下者，非浮沉举按之法也。若谓浮为在外，沉为在内，病腰脊痛而身有痹者，直按之至骨，如心腹之积，又当何如而按之？圣贤反复辨论，曲尽婆心。杨元如曰："病在阴者，名曰痹，故当按之至骨，此复以浮沉举复，以候皮肉筋骨之浅深，类而推之，亦可内合于五脏，然又一法也。"

平人气象论篇第十八

黄帝问曰：平人何如？

"平人"，平常无病之人。无病之人，自有平常之脉，反常则为病矣，故曰《平人气象论》。气者，经脉之气。象者，脉之形象也。

岐伯对曰：人一呼脉再动，一吸脉亦再动，呼吸定息，脉五动，闰以太息，命曰平人。平人者，不病也。

出气曰呼，入气曰吸，一呼一吸为一息。平人之脉，一呼再动，一息再动，呼吸定息，脉计五动，盖闰以太息，故五动也。"闰"，余也。太息者，呼吸定息之时，有余不尽，而脉又一动，如岁余之有闰也。盖人之呼吸，乃阴阳之气，出入循环，有若寒暑往来而成岁，故宜闰以太息之有余。〔眉批：春胃微弦曰平，平心脉来累累如连珠，皆平人之脉也。又：《灵枢经》曰："一日之中有四时也。"〕

常以不病调病人，医不病，故为病人平息以调之为法。

不病者，其息平；病者，其息乱。医者不病，故为病人平息以调之，是为候诊之法。

人一呼，脉一动，一吸脉一动，曰少气。

荣气、宗气，行于脉中，卫气行于脉外，营卫相将，脉随气转，人一呼一动，一吸一动，减于平人过半，故主气之衰微。〔眉批：宗气积于胸中者，上出于喉以司呼吸，一呼脉一至者，亦宗气之绝也。〕

人一呼脉三动，一吸脉三动而躁，尺热曰病温，尺不热脉滑曰病风，脉涩曰痹。

一息之中脉六动者，气之太过也。"躁"，急也，吸而躁者，有余之邪从外而内也。温病者，冬伤于寒，至春发为温病；冬伤于风，至春发为风温。此皆伏匿之邪，由内而外，从阴而阳，故尺中热也。风为阳邪，伤人阳气，故尺不热。气分之邪，留而不去，则迫于经，故脉滑也。痹者，闭也。邪积而不行，故脉涩也。盖言从内而外者，为温病；从外而内者，为风邪；留着于外内之间者，为痹也。上节言不及者，缘真气衰少。此言太过者，乃邪气有余，而有余之邪，又有阴阳外内出入之别。〔眉批：太

过之脉，病从外而内，尺不热，犹寸口之脉短，尺热犹寸口之脉长。〕

人一呼脉四动以上，曰死；脉绝不至，曰死；乍疏乍数，曰死。

"四动以上"，太过之极也。"脉绝不至"，不及之极也。"乍疏乍数"，或太过或不及，气之乱也。此皆不平之甚，故为死脉。以上论脉平者，命曰平人，太过不及则病，剧者死矣。

平人之常气禀于胃，胃者，平人之常气也。人无胃气曰逆，逆者死。

此论四时之脉，当以胃气为本也。平人之常，受气于谷，谷入于胃，五脏六腑皆以受气，故胃者，平人之常气也。人无胃气，是生机已绝，绝则死矣。

春胃微弦，曰平；弦多胃少，曰肝病；但弦无胃，曰死。

胃气者，中土柔和之气也。弦乃东方春木之象，微乃胃气之和，故春得胃气而脉微弦曰平。弦多而少柔和之气，曰肝病，但弦无胃曰死。杨元如曰："春胃微弦者，言四时之中，有此胃气，由胃气而养此五脏之真。此节以四时而合于五脏，末节以五脏之气而合于四时。"

胃而有毛曰秋病，毛甚曰今病。

毛为秋脉，属金，如春虽得微弦之平脉，而兼有轻浮之毛，此金来克木，至秋金令之时，则当病矣。如毛脉过甚，此木受金刑，当主即病。此复言四时之脉各有所主之气，如现克贼之脉，虽有胃气，而亦能为病也。

脏真散于肝，有藏筋膜之气也。

脏真者，真脏所藏之神也。神在脏为肝，在体为筋，言真脏之神散于肝，而主藏筋膜之气。如春木微弦之脉，乃因胃气而至于手太阴，故曰脉不得胃气。肝不弦，肾不石，是弦钩毛石之脉，亦皆胃气之所生。〔眉批：毛脉见于春，金反虚其位矣，所谓侮而受邪，四脏仿此。脏真者，即肝之弦，肾之石，心之累累如连珠，皆真藏之脉象，由肾府津液之所资生，故能藏养筋脉骨肉。〕

夏胃微钩，曰平；钩多胃少，曰心病；但钩无胃，曰死。

钩乃南方夏火之象，微则柔和之胃气也。夏得胃气而脉微钩曰平，钩甚而少微和之气曰心病，但钩无胃曰死。

胃而有石，曰冬病；石甚，曰今病。

石乃冬令之脉，微钩而带石，乃火中有水，至冬水气所主之时而为病矣。如水气太甚，此火受水克，当即病矣。

脏真通于心，心藏血脉之气也。

夏脏之元真通于心，而主藏血脉之气。

长夏胃微耎弱曰平；弱多胃少曰脾病，但代无胃曰死。

耎，叶软。长夏湿土主气，微软弱者，中土柔和之气也。代者，相离之脉，盖脾主四季，四时有交相更代之气，是以柔和相离，脾之平脉也。如但代而无微耎之和，此胃气已绝，故为死脉。盖脾之得以灌溉于四脏者，由胃气之所生，故但代无胃曰死。

耎弱有石曰冬病，弱甚曰今病。

“耎弱有石”，是所不胜之水气反来侮土，至冬时水气反虚，而为病矣。弱甚者，脾气太弱，当主即病，盖言乘侮太甚者，即病而本气虚者，亦即病也。

脏真濡于脾，脾藏肌肉之气也。

土脏之元真濡于脾，而主藏肌肉之气。杨元如曰：“肝主疏泄，故曰散；心主血脉，故曰通；脾主灌溉，故曰濡；肺脏居尊，故曰高；肾为水脏，故曰下。”

秋胃微毛，曰平；毛多胃少曰肺病，但毛无胃曰死。

毛乃秋金之脉，微则柔和之胃气也。秋得胃气，而脉微毛曰平，毛多而少柔和之气曰肺病，但毛无胃曰死。

毛而有弦曰春病，弦甚曰今病。

“毛而有弦”，是所不胜之木气，反来侮金，则木虚其本位矣。至春当木旺之时，而木气反虚，是以为病。所谓侮反受邪，寡于畏也。弦甚者，乘侮太过，而金气当即病矣。按《平脉篇》曰：“脉有相乘，有纵有横。水行乘火，金行乘木，名曰纵；火行乘水，木行乘金，名曰横。”是四时之中，皆有纵有横。纵者，虽得胃气，而所不胜乘之，故曰胃而有毛，胃而有石。横者，脏气不足，而所胜妄行，故曰毛而有弦，石而有钩。此脏气横行，是以本位虚而反招仇复。按四季长夏之中，文义三换，当知四时之气，皆有纵有横，有客气甚，而有本气虚也。

脏真高于肺，以行营卫阴阳也。

金脏之元真，高居于肺，而主行营卫阴阳。肺主周身之气，而朝百脉也。元如曰：“相傅之官，燮理阴阳，宣布政令。”

冬胃微石，曰平；石多胃少，曰肾病；但石无胃，曰死。

石乃冬脏之脉，微则柔和之胃气也。肾得胃气，而脉微石曰平，石多而少柔和之气曰肾病，但石而无胃气曰死。

石而有钩，曰夏病；钩甚，曰今病。

石而有钩，火侮水也。立夏火气反虚，而为病矣。若乘侮太甚，当主今病。

脏真下于肾，肾藏骨髓之气也。

水脏之元真，下藏于肾，而主藏骨髓之气。《五运行论》曰："肾主骨髓，髓生肝。"〔眉批：因本气不及，故所不胜之气反来乘侮，此五脏之气当兼岁运看。〕

胃之大络，名曰虚里，贯鬲络肺，出于左乳下，其动应衣，脉宗气也。

此言五脏之脉，资生于胃，而胃气之通于五脏者，乃宗气也。宗气者，胃腑水谷之所生，积于胸中，上出喉咙，以司呼吸，行于十二经隧之中，为脏腑经脉之宗，故曰宗气。胃之大络，贯鬲络肺，出于左乳下，而动应衣者，乃胃腑宗气之所出，此脉以候宗气者也。杨元如曰："首句之'其动应衣'，跟着'脉宗气也'而言，言乳下之应衣而动者，此宗气所出之脉也。后句之'其动应衣'，跟着'宗气泄也'而言，言动而应衣，此宗气外泄，盖动之甚矣。"〔眉批：《灵枢经》曰："人之所受气者，谷也。谷之所在者，胃也。胃之所出气血者，经隧也。经隧者，五脏六腑之大络也。"是从胃之大络，而注于五脏者也。〕

盛喘数绝者，则病在中；结而横，有积矣，绝不至曰死。乳之下，其动应衣，宗气泄也。

此言四时胃少曰病者，宗气之为病也。五脏无胃气曰死者，宗气或绝于内，而或泄于外也。宗脉贯膈络肺，如喘盛而乳下之脉数绝者，宗气病于膻中也。如脉结而有止者，虚里之横络有积滞也。是胃气少而为五脏之病者，宗气之有虚有实也。如虚里之脉绝不至者，胃腑之生气绝于内也。乳之下其动甚而应衣者，宗气欲泄于外也，此无胃气而为五脏之死脉也。〔眉批：《刺节论》曰："六经调者，谓之不病。一经上实下虚而不通者，此必有横络盛加于大经，令之不通，视而泻之，此所谓解结也。"〕

欲知寸口太过与不及，寸口之脉中手短者，曰头痛；寸口脉中手长者，曰足胫痛；寸口脉中手促上击者，曰肩背痛；寸口脉沉而坚者，曰病在中；寸口脉浮而盛者，曰病在外；寸口脉沉而弱，曰寒热，及疝瘕少腹痛；寸口脉沉而横，曰胁下有积，腹中有横积痛；寸口脉沉而喘，曰寒热。

此以寸口而候外因之病也。夫寸为阳，尺为阴，外为阳，内为阴，皮肉筋骨为阳，腹中胁内为阴。盖天地四时之气，从外而内，由阳而阴，故以寸口之浮沉，以候外因之外内也。"寸口之脉，中手短者"，此惟在寸之阳部，故主头痛，诸阳气之在上也；"寸口脉中手长者"，寸脉直下于尺中，此阳邪直行于下部，故主足胫痛也；"中手促上击者"，浮而搏击应手，此阳邪不上不下，故主在肩背之中也。此以外邪在于形身之外，而有上中下之分也。沉为在里，浮主在外，寸口脉沉而坚，主病邪坚积在里。若浮而盛，主邪病在外，此以寸口之浮沉，而别外邪之在形身之外内也。寸为阳，沉为阴，寸口脉沉而弱，此真气虚而阳邪直入于里阴，阴阳相乘，故主寒热。阳邪入里，故又主疝瘕而少腹痛也。此缘真气弱，而阳邪直入于里阴之下也。胁下主身半之中，腹中为形身之里，寸口脉沉而横，是外邪入于里阴之中，故主胁下腹中有横积也。邪气上逆则喘，寸口脉沉而喘，此外因之阳邪，入于里阴而上逆，阴阳相搏，故为寒热。此又以寸口之沉，候外因之邪入于里阴，而亦有上中下之别也。莫子晋曰："春胃微弦，夏胃微钩，乃天地四时之气，而合于人之五脏也。是以天地四时之邪，亦从外而内，故当以寸口之浮沉别之。"

脉盛滑坚者，曰病在外；脉小实而坚者，曰病在内。脉小弱以涩，谓之久病。脉滑浮而疾者，谓之新病；脉急者，曰疝瘕，少腹痛；脉滑，曰风；脉涩，曰痹；缓而滑，曰热中；盛而紧，曰胀。

此复以寸关尺之三部，而候病之外内新故也。曰脉盛脉小者，概左右三部而言也。夫以寸口之浮沉，以候病之外内上下者，候表里阴阳之气也。盖天地四时之邪，始伤气分，留而不去，则入于经，然亦有始终留于气分者，有即转入于经者。邪之中人，变幻不一，故当以脉征之。是以气分之邪，只见寸口之浮沉长短，如入于经，则有滑涩紧急之形象矣。夫脉乃阴血，气分之阳邪入经，阴阳相搏，其脉则滑，是以脉盛滑者，病在外，有余之病，故坚而有力也。夫经脉外络形身，内连脏腑，病在内者，故小实而坚也。此以三部之盛滑小实，而分别邪正之在外在内也。始受之病，邪正相持，故滑浮而疾，久则血脉已伤，故小弱以涩也。诸急为寒，故主疝瘕在内。滑主阳热，故主风邪在阳，此又以三部之急滑，以别邪病之在阳络阴络也。痹者，闭也。风寒湿邪，皆能为痹，或在于皮肉筋骨之间，或内舍于五脏六腑，故痹病于外内之间者，其脉皆主涩也。缓为脾脉，滑则热盛于中，紧则为寒，故主腹胀也。此外因之邪入于腹中，而有寒热之分也。〔眉批：高士宗曰："上节诊寸，下节诊尺，此节诊关。疝瘕之证，有在气者，有在血者。此结寸口及三部之逆从也。"〕

脉顺阴阳病易已，脉逆阴阳病难已，脉得四时之顺曰病无他，脉反四时及不间脏曰难已。

所谓阴阳者，气血外内上下也。言脏腑之脉，阴阳并交，雌雄相应，内外循环，此为顺也。如阴阳反逆，其病为难愈。脉得四时之顺者，春脉微弦，夏脉微钩，此得四时生气之顺，而无他变也。反四时者，春胃而有毛，夏胃而有石也。间脏者，相生而传也；不间脏者，相克而传也。如外淫之邪，始伤皮毛，则内合于肺，肺欲传肝，而肾间之；肾欲传心，而肝间之；肝欲传脾，而心间之；心欲传肺，而脾间之；脾欲传肾，而肺间之。此节乃总结上文之义。

臂多青脉，曰脱血。

此论内因之病，自内而外，从尺而寸，由血而经，经而气也。"臂多青脉者，臂内浮现之络脉多青，盖因血脱而不华于色也。《灵枢经》曰："脉急者，尺之皮肤亦急。脉缓者，尺之皮肤亦缓。故善调尺者，不待于寸，善调脉者，不待于色，能参合而行之，可为上工。"〔眉批："诊"，视也。论诊尺必先视臂之脉色。〕

尺脉缓涩，谓之懈㑊，安卧；脉盛，谓之脱血；尺涩脉滑，谓之多汗；尺寒脉细，谓之后泄；脉尺粗常热者，谓之热中。

此以尺部而候五脏之病也。缓为脾脉，涩主脏气不足。"懈㑊"，懈惰也。此脾脏之为病也。尺属阴而主血，脉宜沉静。盛者，肝脏之火盛，而血不藏也。《灵枢·诊尺篇》曰："尺肤涩者，风痹也。"夫邪迫于经，其脉则滑，以风之阳邪，闭于皮肤之间，而迫于经脉，故主多汗，所谓阳加于阴谓之汗，汗乃阴之液也，此以诊尺，而知肺合之表汗也。《诊尺篇》曰："尺肤寒，其脉小者，泄少气。"夫阳气生于阴中，尺肤寒，生阳之气少矣。阳气衰于下，故主虚泄，泄则亡阴，故脉细也。此以诊尺而知肾脏之生阳，下焦之虚泄也。尺肤粗常热者，火热下行，故主热中，此诊尺而知心火之下行也。夫阴阳气血，由阴而阳，从下而上，是以诊尺而知病之外内上下也。〔眉批：滑者，谓中关之脉滑也。滑主阳邪，涩主血病。〕

肝见庚辛死，心见壬癸死，脾见甲乙死，肺见丙丁死，肾现戊己死，是谓真脏见者死。

此论真脏脉见，而死于胜克之时日也。夫五脏之气，地之五行所生，地之五行，天之十干所化，是以生于五行，而死于十干也。按此节当在篇末，"辟辟如弹石曰肾死"之下，误脱在此者也。杨元如曰："此章引《灵枢·诊尺篇》之文，以证诊尺之义，而《灵枢》篇内亦无此节文，宜改正为是。"

颈脉动喘疾咳，曰水；目内微肿如卧蚕起之状，曰水；溺黄赤安卧者，黄疸；已食如饥者，胃疸；面肿，曰风；足胫肿，曰水；目黄者，曰黄疸。

此以视疾而知其病也。按此节引《灵枢·论疾诊尺》之文，少加删改，以证诊尺之义。上节论诊尺，此节言论疾，所谓无视色持脉，独调其尺，以言其病，从外知内也。是以见颈脉动疾，目内微肿，足胫肿者，知水病之在里也；溺赤安卧，已食如饥者，知为黄疸、胃疸也；而肿者，知为风水也。此又不待持脉而知其病也。杨元如曰："诊尺，而知懈㑊、多汗之病在外；视疾，而知水饮、黄疸之病在内。故曰论疾诊尺，谓论证视尺皆可以知病。"〔眉批：杨元如曰："此章论诊尺，若以手少阴心脉言之，于二经之旨皆不合矣。"〕

妇人手少阴脉动甚者，妊子也。

此复言诊尺之微妙，非惟知病，而妇人之妊子，亦可以分别也。"子"，男子也。以妇人之两手尺部候之，若左手之少阴肾脉动盛者，当妊子，以左男而右女也。

脉有逆从，四时未有脏形，春夏而脉瘦，秋冬而脉浮大，命曰逆四时也。

从，顺也。后章论五脏之气，外合于四时，故虽未有春弦、夏钩、秋毛、冬石之脏形，而阴阳出入之大概，不可逆也。

风热而脉静，泄而脱血脉实，病在中脉虚，病在外脉涩坚者，皆难治，命曰反四时也。

夫天地有四时之寒暑，而人之气血，有浮大沉瘦之阴阳，即受病之脉气，亦有外内虚实之相应，是以脉不应病者，命曰反四时也。如风热之病，气应浮动，而脉反静；泄脱之病，气应虚散，而脉反实；病在中者，气应沉实，而脉反虚；病在外者，气应升浮，而脉反坚涩。此脉证之不相应者，真气乱也，故为难治。高士宗曰："此以脉病之虚实，知反四时。上章云反四时者有馀，为精不足为消，亦以精水之有馀不足，为反四时，是'反逆'二字有别矣，故曰反四时有正应，不在四脉气论上。"〔眉批：此复结尺脉之逆从也。尺脉近阴，如初出之阳，故曰四时未有脏形，自伸论脉之逆从也。〕

人以水谷为本，故人绝水谷则死，脉无胃气亦死。所谓无胃气者，但得真脏脉，不得胃气也。所谓脉不得胃气者，肝不弦肾不石也。

此言五脏元真之气，亦皆胃腑水谷之所生也。五脏者，皆禀气于胃，胃气者，水谷之所资生，故人以水谷为本，胃绝水谷则死，脉无胃气亦死也。所谓无胃气者，真脏脉见，而不得微和之气也。又非惟微和之为胃气也，即真脏之脉，亦胃气之所生也。故曰脏气者，不能自致于手太阴，必因于胃气，乃至于手太阴也。故五脏各以其时，自为而至于手太阴者，春为弦，夏为钩，秋为毛，冬为石，皆得胃气而为之也。故曰脉不得胃气者，肝不弦，肾不石也。是以前章论四时之脉得胃气之和者，命曰平人，后章论五脏之真，亦四时以胃气为本也。

太阳脉至，洪大以长；少阳脉至，乍数乍疏，乍短乍长；阳明脉至，浮大而短。

此言阳明胃气不独行于五脏，而亦行气于三阳也。夫脾与胃以膜相连耳，是以胃气之行于五脏者，由脾气之转输，故太阴为之行气于三阴。阳明者，表也，五脏六腑之海也，亦为之行气于三阳，是以脏腑各因其经，而受气于阳明焉。故太阳之洪大，阳气之盛也；少阳之乍忽，初生之象也；阳明之浮大而短者，两阳合明，阳盛而间于二阳之间也。此三阳之气，亦胃腑之所生也。〔眉批：以大络而通于五脏者，胃气也，藉太阴而输养五脏之真者，胃之津液也；为之行气于三阳者，亦胃气也。〕

夫平心脉来，累累如连珠，如循琅玕，曰心平，夏以胃气为本。

此言脏真之脉，四时以胃气为本也。累累如连珠者，滑利如珠，连绵相贯，心脏和平之象也。"琅玕"，美石之似珠者，取其温润而柔滑也。此脏真之脉，柔奥和平者，得四时之胃气也。前节以四时胃气资于脏真，故曰"春胃微弦，夏胃微钩"，此节以五脏之真，得四时胃气，故曰"平心脉来，夏以胃气为本。平肺脉来，秋以胃气为本"。是以脉象之少有不同也。盖弦钩毛石者，脏真之气象也；如连珠如榆英者，脏真之体象也。杨元如曰："前论四时之气生五脏，故肝而心，心而脾，序四时之相生。此论五脏之真合四时，故心而肺，肺而肝，序五行之相制，制则生化也。"

病心脉来，喘喘连属，其中微曲，曰心病；死心脉来，前曲后居，如操带钩，曰心死。

"喘喘"，急疾貌，"喘喘连属"，心气不安也。曲者，钩之象。"其中微曲"，心气虚也，故当主心病。"居"不动也。曲而不动，如操带钩，无如珠生动之象矣。

平肺脉来，厌厌聂聂，如落榆荚，曰肺平，秋以胃气为本。

"厌厌"，安静貌。"聂聂"，轻小也。"落"，降收也。如榆荚者，轻薄而中不虚。盖肺脉虽主收降轻虚之象，而资生于脾土，是以有如榆荚之轻而中不虚也。

病肺脉来，不上不下，如循鸡羽，曰肺病；死肺脉来，如物之浮，如风吹毛，曰肺死。

"不上不下"，往来涩滞也。"如循鸡羽"，较之榆荚，更属轻虚，其中又不得生我之土象，而反有贼我之木体，故主肺病。如物之浮，虚无根也；如风吹毛，散乱剧也。

平肝脉来，耎弱招招，如揭长竿末梢，曰肝平，春以胃气为本。

"耎弱"，初生柔和之气也。以手相呼曰招。"招招"，乍起乍伏之象，形容其初生之脉象也。"长竿末梢"，长而耎也。此皆本于胃气，故脏真之脉，得以柔耎和平。

病肝脉来，盈实而滑，如循长竿，曰肝病；死肝脉来，急益劲，如新张弓弦，曰肝死。

盈实则非软弱，招招之象矣。"如循长竿"，非若稍末之软弱矣。滑脉如珠，弦长带滑，如竿之有节矣。《辨脉篇》曰："累累如循长竿者，名阴结也。"此肝气病而阻结也。"急益劲，如新张弓弦"，强劲之剧，胃气绝也。

平脾脉来，和柔相离，如鸡践地，曰脾平，长夏以胃气为本。

"和柔"，中土柔和之气也。"相离"，时一代也。盖脾为孤脏，中央土以贯四旁，故柔和之中，而有相离之代散也。鸡足有四爪，践地极和缓，形容脾土之灌溉四脏，有如鸡之践地，和缓而四散也。

病脾脉来，实而盈数，如鸡举足，曰脾病。

"实而盈数"，阜实而无柔和之气也。如鸡举足，蜷而收敛，不能灌溉于四脏也。

死脾脉来，锐坚如乌之喙，如鸟之距，如屋之漏，如水之流，曰脾死。

　　"喙"，音诲。如鸟之喙者，坚止而无柔和，相离之象也。如鸟之距者，较鸡举足更蜷急也。如屋之漏者，点滴稀疏，而不能灌溉也。如水之流者，湿土之气四散也。盖言脾主中和之气，如太过不及之甚者，皆为死脉也。

　　平肾脉来，喘喘累累如钩，按之而坚，曰肾平，冬以胃气为本。

　　"喘喘累累"，沉石生动之象也。如钩者，浮而中空，水之体也。按之坚者，石之象也。莫子晋曰："琅玕，石之美者，钩乃心之脉也，心脉如循琅玕，肾脉如钩者，心肾水火之气，互相交济者也。

　　病肾脉来，如引葛，按之益坚，曰肾病；死肾脉来，发如夺索，辟辟如弹石，曰肾死。

　　如葛如索者，木象也。盖沉石者，肾之本体，如引葛，而按之益坚，是肾气不藏而外泄矣。如夺索者，如引葛而更坚劲矣。如弹石者，无喘累生动之气，肾之死象也。〔眉批：弦、钩、毛、石，胃气所生之真象也。真象现者，谓胃气已绝，故死。然五脏之真象，乃胃腑精气之所生，精气绝则肝不弦，肾不石，而又带钩，弹石之死脉见矣。〕

玉机真脏论篇第十九

黄帝问曰：春脉如弦，何如而弦？岐伯对曰：春脉者，肝也，东方木也，万物之所以始生也，故其气来，耎弱轻虚而滑，端直以长，故曰弦，反此者病。

春弦夏钩，秋毛冬石，脏真之神也。此篇言真脏之脉，资生于胃，输禀于脾，合于四时，行于五脏，五脏相通，移皆有次，如璇玑玉衡，转而不回者也。如五脏有病，则各传其所胜，至其所不胜则死；有为风寒外乘，亦逆传所胜而死者；有为五志内伤，交相乘传而死者；有春得肺脉，夏得肾脉，真脏之神，为所不胜之气乘之者，皆奇恒之为病也。故曰："奇恒者，言奇病也。"所谓奇者，使奇病不得以四时死也；恒者，得以四时死也。是以岐伯对曰："春脉者，肝也。"言春时之脉，肝脏主气，而合于东方之木，如万物之始生，故其气来，耎弱轻虚而滑，端直以长。盖以脏真之气，而合于四时，非四时之气，而为五脏之从逆也。本卷五篇，皆论脉理之精微，诊辨之要妙，而各有不同，学者宜潜心体会，而详悉其旨焉。〔眉批：张兆璜曰："首节照应后节之胃气看，盖弦钩毛石，胃气所生之神象也。如循刀刃，如薏苡子者，无胃气之真脏脉也。"又：感五行万物之气，自为其四时之气，而至于手太阴也。〕

帝曰：何如而反？岐伯曰：其气来实而强，此谓太过，病在外；其气来不实而微，此谓不及，病在中。

实而强者，盈实而如循长竿也。"不实而微"，无端长之体也。言五脏之神气，由中而外，环转不息。如气盛强，乃外出之太过；如气不足，则衰微而在中。太过不及，皆脏真之气，不得其和平而为病也。〔眉批：太过不及，与至而不至，至而太过之义合参。〕

帝曰：春脉太过与不及，其病皆何如？岐伯曰：太过则令人善忘，忽忽眩冒而巅疾；其不及，则令人胸痛引背，下则两胁胠满。

夫五脏之脉，行气于其所生，受气于所生之母，肝行气于心，受气于肾，春脉太过则气并于上。经曰："气并于上，乱而善忘。"气上盛而与督脉会于巅，故眩冒而巅疾也。《金匮要略》曰："胸痛引背，阳虚而阴弦故也。"盖春木之阳，生于肾水之阴，阴气虚寒，以致生阳不足，故胸痛引背也；胁肤乃肝肾之部分，生气虚而不能外达，故逆满于中也。

帝曰：善。夏脉如钩，何如而钩？岐伯曰：夏脉者，心也，南方火也，万物之所以盛长也，故其气来盛去衰，故曰钩，反此者病。

心脉通于夏气，如火之发焰，如物之盛长，其气惟外出。故脉来盛而去悠，有如钩象，其本有力而肥，其环转则秒而微也。

帝曰：何如而反？岐伯曰：其气来盛，去亦盛，此谓太过，病在外；其气来不盛，去反盛，此谓不及，病在中。

来盛者，盛长之本气也。去亦盛者，太过于外也。来不盛者，盛长之气衰于内也。去反盛者，根本虚而末反盛也。

帝曰：夏脉太过与不及，其病皆何如？岐伯曰：太过则令人身热而肤痛，为浸淫；其不及，则令人烦心，上见咳唾，下为气泄。

身热肤痛者，心火太过，而淫气于外也。"浸淫"，肤受之疮，火热盛也，其不及，则反逆于内，上熏肺而为咳唾，下走腹而为气泄矣。夫心气逆则为噫，虚逆之气不上出而为噫，则下行而为气泄。气泄者，得后与气，快然如衰也。

帝曰：善。秋脉如浮，何如而浮？岐伯曰：秋脉者，肺也，西方金也，万物之所以收成也，故其气来，轻虚以浮，来急去散，故曰浮；反此者病。

秋气降收，外虚内实，内实故脉来急，外虚故浮而散也。杨元如曰："诸急为寒，阴气渐来，故脉来急；阴气渐去，故去散也。"

帝曰：何如而反？岐伯曰：其气来毛而中央坚，两旁虚，此谓太过，病在外；其气来毛而微，此谓不及，病在中。

如榆荚而两旁虚，中央实，此肺之平脉，坚则为太过矣。"毛而微"，是中央两旁皆虚，此所生之母气不足，而致肺气更衰微也。

帝曰：秋脉太过与不及，其病皆何如？岐伯曰：太过，则令人逆气而背痛，愠愠然；其不及，则令人喘，呼吸少气而咳，上气现血，下闻病音。

肺主周身之气，太过则反逆于外，而为背痛，肺之俞在肩背也。"愠愠"，忧郁不舒之貌。经曰："气并于肺则忧。"其不及则令人气虚而喘，呼吸少气而咳。虚气上逆，则血随而上行；虚气下逆，则闻呻吟之病音。盖肺主气而司呼吸开阖，其太过，则盛逆于外；其不及，则虚逆于内也。

帝曰：善。冬脉如营，何如而营？岐伯曰：冬脉者，肾也，北方水也，万物之所以合藏也，故其气来沉以搏，故曰荣，反此者病。

"营"，居也。言冬气之安居于内，如万物之所以合藏也。沉而搏者，沉而有石也。

帝曰：何如而反？岐伯曰：其气来如弹石者，此谓太过，病在外；其去如数者，此谓不及，病在中。

如弹石者，石而强也。肾为生气之原，数则为虚，生气不足也。

帝曰：冬脉太过与不及，其病皆何如？岐伯曰：太过，则令人懈㑊，脊脉痛而少气，不欲言；其不及，则令人心悬如病饥，月少中清，脊中痛，少腹满，小便变。帝曰：善。

肾为生气之原，而主闭藏，太过则气外泄，而根本反伤，故为懈惰少气。生阳之气不足，故脊中痛，心主言而发原于肾，根气伤，故不欲言也。其不及则心肾水火之气，不能交济，故令人心悬如病饥。"月少中"，胁骨之秒，当两肾之外。肾之生阳不足，故月少中冷也。肾合膀胱，肾虚而不能施化，故小便变而少腹满也。

帝曰：四时之序，逆从之变异也，然脾脉独何主？

总结上文而言脏真之气，合于四时，有升降浮沉之序，如逆其顺序和平之气，则有变异之病矣。然四时之脉，止合四脏，而脾脏之脉，独何所主乎？

岐伯曰：脾脉者，土也，孤脏以灌四旁者也。

脾属土而位居中央，各王四季月十八日，不得独主于时，故为孤脏。
〔眉批：行奇恒之法，以太阴始脾气，太过则四脏之气太过，不及则四脏之气亦不及矣。〕

帝曰：然则脾善恶可得见之乎？岐伯曰：善者不可得见，恶者可见。

此言脾灌四脏，四脏受脾之气，而各见其善，是脾之善在四脏，而不自见其善耳。

帝曰：恶者如何可见？岐伯曰：其来如水之流者，此为太过，病在外；如乌之喙者，此谓不及，病在中。

如水之流者，灌溉太过也。如乌之喙者，黔喙之属，艮止而不行也。

帝曰：夫子言脾为孤脏，中央土以灌四旁，其太过与不及，其病皆何如？岐伯曰：太过，则令人四肢不举；其不及，则令人九窍不通，名曰重强。

经曰："四肢皆禀气于胃，而不得至经，必因于脾，乃得禀也。脾为湿土主气，湿行太过，故令人四肢不举。"经曰："五脏不和，则九窍不通，脾气不足，则五脏之气，皆不和矣。"夫胃为阳土而气强，脾为阴土而气弱，脾弱而不得禀水谷之气，则胃气益强，故名曰重强。盖言脾气虚而不能为胃行其津液者，胃强脾弱，脏腑之刚柔不和也。张兆璜曰："九窍为水注之气，脾不得为胃行其津液，故令人九窍不通。"

帝瞿然而起，再拜而稽首曰：善。吾得脉之大要，天下至数，五色脉变，揆度奇恒，道在于一，神转不回，回则不转，乃失其机。至数之要，迫近以微，著之玉版，藏之脏腑，每旦读之，名曰《玉机》。

此言五脏受气于胃，一以贯通，次序环转，如璇玑玉衡，合之玉版，乃揆度奇恒之大要也。"瞿然"，惊悟貌。至数者，五脉之至数也。盖天地之间，六合之内，不离于五，人亦应之，故曰"天下至数，五色脉变，揆度奇恒，道在于一。"一者，五脏之神，转而不回，如逆回，则失其旋转之机矣。五脏相通，阴阳并合，脉之至数，迫近以微。著之玉版者，有格有序也。藏之脏腑者，阴阳雌雄之相应也。每旦读之者，血气未乱也。名曰玉机者，如璇玑玉衡也。以上论真脏之神，五脏相通，外内环转，如太过不及则病，若回而不转，乃失其机而死矣。〔眉批：天下至数，阴阳之数也。神转不回，真脏之神也。〕

五脏受气于其所生，传之于其所胜，气舍于其所生，死于其所不胜，病之且死，必先传行，至其所不胜，病乃死，此言气之逆行也，故死。

此言五脏之气逆回，失其旋转之机而死也。《平脉篇》曰："水行乘金，火行乘木，名曰逆。金行乘水，木行乘火，名曰顺也。"盖神转而不回者，母行乘子也；回则不转者，子行乘母也。五脏受气于所生之子，而反舍气于所生之母，是生气之逆行也，传之于其所胜，是克贼相传也，是以至其所不胜而死，此皆气之逆行故也。如肝受气于心，而肝气反合于肾，则肾气盛，肾气盛则火气衰，火气衰则金无所畏而伤肝，所谓舍气于其所生，死于其所不胜也。"病之且死，必先传行"，言必先克贼相传而后病，至其所不胜而后死，故当先治其未病焉。《金匮要略》曰："上工治未病者，何也？'师曰：'夫治未病者，见肝之病，知肝传脾，当先实脾。四季脾王不受邪，即勿补之。中工不晓相传，见肝之病，不解实脾，惟治肝也。夫肝之病，补用酸，助用焦苦，益用甘味之药调之。酸入肝，焦苦入心，甘入脾，脾能伤肾，肾气微弱，则水不行，水不行则心火气盛则伤肺，肺受伤则金气不行，金气不行则肝气盛，则肝自愈，此治肝补脾之要妙也。肝虚则用此法，实则不在用之。经曰："虚虚实实，补不足，损有余，是其义也。余脏准此，'"所谓病之且死，必先传行，上工能治其未病，则不至于死矣。董帷园曰："《玉机》章旨与《金匮》此篇理同义合，学者宜互相参究，大有裨于治道焉。"〔眉批：此言奇病之不因于四时死也。〕

肝受气于心，传之于脾，气舍于肾，至肺而死；心受气于脾，传之于肺，气舍于肝，至肾而死；脾受气于肺，传之于肾，气舍于心，至肝而死；肺受气于肾，传之于肝，气舍于脾，至心而死；肾受气于肝，传之于心，气舍于肺，至脾而死，此皆逆死也。一日一夜五分之，此所以占死生之早暮也。

此复申明五脏之气逆传，至其所不胜而死。昧旦主甲乙，昼主丙丁，日昃主戊己，暮主庚辛，夜主壬癸，一日一夜而五分之。如真脏脉见，至肺而死，死于薄暮；至肾而死，死于中夜；至肝而死，死于昧旦；至心而死，死于日中；至脾而死，死于日昃。此所以占死生之早暮也。夫逆传至死，有三岁，有六岁；有三月，有六月；有三日，有六日。当知日之早暮，亦有三时有六时也。

黄帝曰：五脏相通，移皆有次，五脏有病，则各传其所胜。

此总结上文，而言五脏相通，有顺传之次序，如逆传其所胜者，盖因其病而逆之也。〔眉批：五脏次序相传，而仍有雌雄相合。〕

不治，法三月。若六月，若三日，若六日，传五脏而当死，是顺传所胜之次。

此言逆传所胜之死，有时而有月有日也。如见肝之病，中工不晓传脾而不治，则脾传之肾，肾传之心，心传之肺，法三月而传之所胜之次则死矣。假如心病而欲传之肺，时值秋三月，而金旺不受邪，法当六月，而传之所胜之次则死矣。所谓法三月，若六月也。如传于值死之月，假如肝病传脾，而戊日受之，真脏之脉见，则当庚日而死；己日受之，则当辛日而死，此法当三日而死也。如甲乙日受之，真脏脉见，亦当死于庚辛，此法当六日而死，所谓若三日，若六日也。五脏相传而当死者，是顺传所胜之次，如甲乙肝木受病，顺传至庚辛而死；丙丁心火受病，顺传至壬癸而死；戊己脾土受病，复传至甲乙而死，故曰顺传所胜之次而死也。此五脏逆传，而知死之月、死之日、死之时，所谓别于阴者，知死生之期也。〔眉批："法"数也。言逆传其所胜数，应三月而死。若六月者，时值其王不受邪，故又有三月之延，与下章心不受邪，复病三岁者同义。〕

故曰：别于阳者，知病从采；别于阴者，知死生之期，言知至其所困而死。

此承上接下之文也。"别于阳者"，下文所谓风寒之邪，从皮毛阳分而入，故别于阳者，知病所从来。五脏为阴，知五脏逆传而死者，上文之所谓肝病传脾，至肺而死，脾病传肾，至肝而死，故别于阴者，知至其所困而死也。

是故风者，百病之长也。

此复言外因之邪，亦逆传于所胜而死。是故者，承上文之别于阳者而言也。风为阳邪，伤人阳气，为百病之长者，言四时八方之邪风，虽从阳分而入，而善行数变，乃为他病。

今风寒客于人，使人毫毛毕直，皮肤闭而为热，当是之时，可汗而发也。

气主皮毛，风寒之邪，始伤阳气，故使人毫毛毕直。太阳之气，主表而主开，病则反闭而为热矣。言风寒之邪，始伤表阳之时，可发汗而愈也。

或痹不仁，肿痛，当是之时，可汤熨及火灸刺而去之。

气伤痛，形伤肿，痹不仁而肿痛者，气伤而病及于形也。如在皮腠气分者，可用汤熨，在经络血分者，可灸刺而去之。

弗治，病入舍于肺，名曰肺痹，发咳上气。

皮毛者，肺之合。邪在皮毛，弗以汗解，则邪气乃从其合矣。夫皮肤气分为阳，五脏为阴。病在阳者，名曰风；病在阴者，名曰痹；病舍于肺，名肺痹也。痹者，闭也，邪闭于肺，故咳而上气。

弗治，肺即传而行之肝，病名曰肝痹，一名曰厥胁痛，出食，当是之时，可按若刺耳。

失而弗治，肺即传其所胜而行之肝，病名曰肝痹。厥者，逆也。胁乃肝之分，逆于胁下而为痛，故一名厥胁痛，盖言痹乃厥逆之痛证也。食气入胃，散精于肝，肝气逆，故食反出也。按者，按摩导引也。木郁欲达，故可按而导之。肝主血，故若可刺耳。杨元如曰："肺痹、肝痹者，非病在肝肺，在肝肺之分耳。"

弗治，肝传之脾，病名曰脾风，发瘅，腹中热，烦心出黄，当此之时，可按可药可浴。

失而弗治，肝因传之脾，病名曰脾风。盖肝乃风木之邪，贼伤脾土，故名脾风。"瘅"，火瘅也。风淫湿土而成热，故湿热而发瘅也。湿热之气，上蒸于心则烦心，火热下淫则溺黄，盖热在中土，而变及于上下也。夫病在形身者，可按可浴；病在内者可药。"发瘅"，湿热发于外也。"腹中热，烦心出黄"，热在内也。是以当此之时，可按、可药、可浴而治之。

弗治，脾传之肾，病名曰疝瘕，少腹冤热而痛，出白，一名曰蛊，当此之时，可按可药；

在脾弗治，则土邪乘肾，病名疝瘕。邪聚下焦，故少腹冤热而痛，溲出淫浊也。蛊者，言其阴邪居下，而坏事之极也。

弗治，肾传之心，病筋脉相引而急，病名曰瘛，当此之时，可灸可药，弗治，满十日，法当死；

"瘛"，音翅。《灵枢经》曰："心脉急甚为瘛疭。"盖心主血脉而属火，火热盛，则筋脉燥缩，而手足拘急也。当此危急之证，尚可灸可药，言不可以其危笃而弃之也。失而弗治，满十日，法当死。五传已周，当尽十干而死矣。

肾因传之心，心即复反传而行之肺，发寒热，法当三岁死。此病之次也。

心主神明，而多不受邪，如肾传之心，心不受邪，则反传之肺，是从肺而再传矣。邪复出于皮肤络脉之间，阴阳气血相乘，是以发往来之寒热，法当至三岁而死，盖心不受邪而复传，故又有三年之久，此邪病复传之次第也。夫瘕瘅之病，不即传行，而亦不即速死，是初传而死者，法当三岁；如心不受邪，而复再传者，是又当三岁矣。所谓若三岁，若六岁也。夫病发于五脏之阴者，若三月，若六月，若三日，若六日；病发于五脏之阳者，若三岁，若六岁。所谓其生五，其数三，是五脏之气，生于五行，而终于三数，三而两之，则又为六数矣。莫子晋曰："此注与《诊要经终》之义大略相同。"

然其猝发者，不必治其传。

"猝发者"，即仲景《伤寒论》之中风、伤寒，猝病三阴三阳之气，一时寒热交作，气脉不通，与病形脏之传邪，而为瘕瘅之证者不同，故不必以病传之法治之。

或其传化，有不以次，不以次入者，忧恐悲喜怒，令不得以其次，故令人有大病矣。

风则伤卫，寒则伤荣，营卫内陷，脏气逆传，而五脏相移，亦皆有次。设不以次入者，此又因五志内伤，故令不得以次相传，致令人有大病矣。

因而喜大虚，则肾气乘矣，怒则肝气乘矣，悲则肺气乘矣，恐则脾气乘矣，忧则心气乘矣。此其道也，故病有五，五五二十五变，及其传化。传，乘之名也。

肝当作肺，肺当作肝。悲当作思。喜为心志，喜大则伤心。如外因于邪，始伤皮毛，内舍于肺，肺因传之肝，肝传之脾，脾传之肾。其间因而喜大则心气虚，而肾气乘于心矣；怒则肝气伤，而肺气乘于肝矣；思则脾气伤，而肝气乘于脾矣；恐则肾气伤，而脾气乘于肾矣；忧则肺气伤，而心气乘于肺矣。如一脏虚而受乘，即相传之五脏，故病有五，五脏有五变，及其传化，则五五有二十五变矣。如喜大而肾气乘心，心即传之肺，肺传之肝，肝传之脾，脾传之肾，是五脏传化，亦各乘其所胜，故曰传者乘之名也。〔眉批：张兆璜曰："奇恒之病，本于厥逆，五脏逆传其所胜，一逆也；风寒外客而致五脏内传，二逆也；五志相乘，三逆也。故曰'传，乘之名也。'谓一脏受乘，而传化于五脏，亦传其所胜，与乘之名类相同。"〕

大骨枯槁，大肉陷下，胸中气满，喘息不便，其气动形，期六月死，真脏脉见，乃予之期日。

此复申明五志内伤，亦各传其所胜，察其形证，审其脏脉，而知死生之期也。夫气血发原于肾，生于胃，而输于脾，回则不转，而无相生之机，是以大骨枯槁，大肉陷下，而令人有大病也。"大骨"，两臂两腿之骨。"大肉"，即两臂两腿之肉。盖肾主骨，而脾胃主肌肉四肢也。夫胃气之资养于五脏者，宗气也，宗气积于胸中，从虚里之大络，贯于十二经脉，经脉逆行，是以胸中气满，阳明气厥，故喘息不便也。其气动形者，心病而欲传之于肺，肺主气，故气盛而呼吸动形也。期以六月死者，今心始传之肺，肺传之肝，肝传之脾，脾传之肾而后死，故有六月之久也。真脏脉见，坚而搏，如循薏苡子累累然。"予"，与同。予之期日者，当死于壬癸日之中夜也。

大骨枯槁，大肉陷下，胸中气满，喘息不便，内痛引肩项，期一月死，真脏见，乃予之期日。

此言肝病至肺而死也。内痛者，肺受其伤，肺之俞在肩背，故痛引肩项也。肝病而已传及于所胜之脏，故当期以本月之内而死也。真脏脉见，如循刀刃，责责然，如按琴瑟弦，予之期日，当死于庚辛日之薄暮也。

大骨枯槁，大肉陷下，胸中气满，喘息不便，内痛引肩项，身热，脱肉破䐃，真脏见，十日之内死。

此言肺病至心而死。肺病故痛引肩背，传及于心，故身热也。夫心主血而生于肾藏之精，血气盛则充肤热肉，心肾伤而精血衰，故曰脱肉破䐃。"破䐃"，脱肉也。"䐃"，音窘，肉之标也。真脏脉见大而虚，如羽毛中人肤，病传于心，故期以十日之内死。盖心不受邪，故死之速也。莫子晋曰："天之十干化生五行，地之五行化生五脏，心乃君主之官，为五脏六腑之主，故尽五脏之气终而死，与上节肾传之心，满十日法当死同义。十月者，乃传之误也。"

大骨枯槁，大肉陷下，肩髓内消，动作益衰，真脏来见，期一岁死，见其真脏，乃予之期日。

此言脾病而终于一岁也。脾主为胃行其津液，津液者，淖泽注于骨，补益脑髓，脾病而津液不行，故肩髓先内消也。肩髓者，大椎之骨髓，上会于脑，是以项骨倾者，死不治也。脾主四肢，脾病则四肢懈惰，故动作益衰，真脏来见者，如水之流，如乌之喙，脾土王于四时，脾气灌于四脏，故虽有真脏来见，尚期有一岁之久，盖以四时五脏之气终，而后死也。期死之月，见其真脏之乍数乍疏，乃与之期日，谓当死于甲乙之昧旦也。

大骨枯槁，大肉陷下，胸中气满，腹内痛，心中不便，肩项身热，破䐃脱肉，目眶陷，真脏见，目不见人，立死，其见人者，至其所不胜之时则死。

此肾病而死于脾也。本经曰："肾病者，大小腹痛。"肾传之心，故心中不便；心传之肺，肺传之肝，故肩项身热；肝传之脾，故目眶陷也。真脏脉见搏而绝，如指弹石，辟辟然，如目不见人，肾之精气已绝，故立死。其见人者，馀气未尽，至所不胜之时而死，谓当死于日昃也。夫肾为生气之原，生气绝于下，故死之更速也。〔眉批：张兆璜曰："'喘息不便'，当在肺脏上看。首言始传之肺，次言至肺而死，后言肺绝而死，此

二节病脾肾之在下，故无此四字。"〕

急虚，身中猝至，五脏绝闭，脉道不通，气不往来，譬于堕溺，不可为期。

此言猝发者，不必治其传也。夫邪气胜者，精气虚，风寒之邪，猝中于身，精气一时虚夺，故急虚也。此病三阴三阳之气，而不病于有形，故五脏之气，一时绝闭，脉道一时不通，而气不往来，譬若堕溺，乃仓猝一时之病，而生死亦在于时日之间，与风寒之病形脏，勿治而为肺痹，勿治而传之肝，肝传之脾，脾传之肾，肾传之心，期以三岁六岁死者，不相同也，故不可以为期。

其脉绝不来，若人一息五六至，其形肉不脱，真脏虽不见，犹死也。

此复言仓猝之病，非但不可为期，并不待形肉脱而真脏见也。"脉绝不来"，生气绝于内也。"一息五六至"，邪气盛于外也。此邪气盛而真气绝，不必真脏见而犹死也。〔眉批：此脉之虚实，合末节谓之虚实。〕

真肝脉至，中外急，如循刀刃责责然，如按琴瑟弦，色青白不泽，毛折乃死；真心脉至，坚而搏，如循薏苡子累累然，色赤黑不泽，毛折乃死；真肺脉至，大而虚，如以羽毛中人肤，色白赤不泽，毛折乃死；真肾脉至，搏而绝，如指弹石辟辟然，色黑黄不泽，毛折乃死；真脾脉至，弱而乍数乍疏，色黄青不泽，毛折乃死。诸真脏脉见者，皆死不治也。

此审别真脏之脉象，乃可予之期日也，"如循刀刃，如按琴瑟弦"，肝木之象也；"如薏苡子，如弹石"，心肾之象也，皆坚劲之极而无柔和之气也。"乍数乍疏"，欲灌不能，脾气欲绝之象也。"如羽毛中人肤"，肺气虚散之象也。盖坚劲虚散，皆不得胃气之中和，人无胃气则死矣。"色青白不泽，赤黑不泽"，皆兼克贼所胜之色，色生于血脉，气将绝，故不泽也。夫脉气流经，经气归于肺，肺朝百脉，输精于皮毛，毛脉合精而后行气于脏腑，是脏腑之气欲绝，而毛必折焦也。《灵枢经》曰："血独盛则淡渗皮肤，生毫毛。"又曰："经脉空虚，血气弱枯，肠胃偏辟，皮肤薄著，毛腠夭焦，予之死期。"是皮毛夭折者，血气先绝也。〔眉批：薏苡中虚，类带钩象，此与前节大同小异者，效象形容之未尽。〕

黄帝曰：见真脏曰死，何也？岐伯曰：五脏者，皆禀气于胃，胃者五脏之本也。脏气者，不能自致于手太阴，必因于胃气，乃至于手太阴也。故五脏各以其时，自为而至于手太阴也。故邪气胜者，精气衰也。故病甚者，胃气不能与之俱至于手太阴，故真脏之气独现，独现者，病胜脏也，故曰死。帝曰善。

五脏之气，皆胃腑水谷之所资生，故胃为五脏之本。手太阴者，两脉口也。脏气者，五脏之精气也。五脏之气，必因于胃气，乃至于手太阴也，又非惟微和之为胃气也，即五脏之弦、钩、毛、石，各以其时，自为其象，而至于手太阴者，皆胃气之所资生。故邪气胜者，五脏之精气已衰，而不能为弦、钩、毛、石之象矣。如令人有大病而病甚者，胃气绝而真脏见，真脏见者，病气胜而脏气绝也。

黄帝曰：凡治病，察其形气色泽，脉之盛衰，病之新故，乃治之，无后其时。

帝以伯所言之五脏乘传，有浅有深，而胃气不资，有虚有绝，故当察其形气色脉，治病者，宜急治之，无后其时，而致于死不治也。〔眉批：张兆璜曰："此总结上文而为审治之法。言有五脏逆传，风寒久客之故病，有急虚猝发之新病，五脏得胃气而有春弦夏钩之神气，有春得肺脉夏得肾脉之逆乘，故当审其形气色脉以治之。"〕

形气相得，谓之可治；色泽以浮，谓之易已；脉从四时，谓之可治；脉弱以滑，是有胃气，命曰易治，取之以时。

"形气相得"，病之新也。"色泽以浮"，乘逆浅也。脉顺四时者，五脏各以其时，自为而至于手太阴也。脉弱以滑者，胃气能与之俱至于手太阴也。察此四易，当急治之而无后其时。取之以时者，春刺散俞，夏刺络俞，秋刺皮肤，冬刺俞窍也。

形气相失，谓之难治；色夭不泽，谓之难已；脉实以坚，谓之益甚；脉逆四时，为不可治。必察四难，而明告之。

"形气相失"，病之久也。"色夭不泽"，乘传深也。"脉实以坚"，无胃气也。"脉逆四时"，克贼胜也。察此四难，而明告其病者焉。〔眉批：此言逆者，得以四时死也。真脏之神为所不胜之气妄行，又一逆也。〕

所谓逆四时者，春得肺脉，夏得肾脉，秋得心脉，冬得脾脉，其至皆悬绝沉涩者，命曰逆四时。

春得肺脉，夏得肾脉者，脏精衰而所不胜乘之也。其至皆悬绝沉涩者，无胃气之资生也。〔眉批：此言恒者得以四时死也。真脏之神，为所不胜之气妄行，又一逆也。〕

未有脏形，于春夏而脉沉涩，秋冬而脉浮大，名曰逆四时也。

夫五脏各以其时，自为而至于手太阴者，脏真之神气也。如未有弦、钩、毛、石之象形，而升、降、浮、沉之气不可逆，盖气顺则脉顺，气逆则脉逆，脉随气行者也。〔眉批：此言初生之气逆，则无春弦夏钩，而为逆传之渐。〕

病热脉静，泄而脉大，脱血而脉实，病在中脉实坚，病在外脉不实坚者，皆难治。

脉病不相应者，病胜脏也，故皆为难治。〔眉批：病热脉静，神气虚也。泄脱脉大，真气脱也。在中脉实，邪实于里也；在外不实，脉虚于外也。此言风寒之邪，自外而内，上章论尺脉之气，从内而外，故二句相反。〕

黄帝曰：余闻虚实以决死生，愿闻其情。岐伯曰：五实死，五虚死。

实者，谓邪气实，虚者，谓真气虚。启玄子曰："五实谓五脏之实；五虚，谓五脏之虚。"杨元如曰："实者，谓猝发之病；虚者，急虚也。"

帝曰：愿闻五实五虚。岐伯曰：脉盛，皮热，腹胀，前后不通，悗瞀，此谓五实。

"瞀"，音茂。心主脉，脉盛，心气实也。肺主皮毛，皮热，肺气实也。脾主腹，腹胀，脾气实也。肾开窍于二阴，前后不通，肾气实也。"瞀"，目不明也。肝开窍于目，悗瞀，肝气实也。

脉细，皮寒，气少，泄利前后，饮食不入，此谓五虚。

"脉细"，心气虚也。"皮寒"，肺气虚也。肝主春生之气，气少，肝气虚也。"泄利前后"，肾气虚也。"饮食不入"，脾气虚也。盖邪之所凑，其正必虚，是以邪气盛者死，真气虚者亦死也。

帝曰：其时有生者，何也？岐伯曰：浆粥入胃，泄注止，则虚者活；身汗，得后利，则实者活，此其候也。

五脏之气，皆由胃气之所资生，浆粥入胃，泄注止，胃气复也。"身汗"，外实之邪，从表散也；"得后利"，里实之邪，从下出也。此言猝发之病，而有死有生也。按此篇论脏真之神，合于四时五行，次序环转，如回则不转，乃失其机，逆传于所胜而死。至于外感风寒，内伤五志，亦各乘其所胜。学者当分作四段看，然又当与《玉版论》《方盛衰论》《病能论》《疏五过论》诸篇合参。

卷 四

三部九候论篇第二十

〔眉批：九候者，候三部之气以行针，候三部之脉以知死生。〕

黄帝问曰：余闻九针子夫子，众多博大，不可胜数，余愿闻要道，以属子孙，传之后世，著之骨髓，藏之肝肺，歃血而受，不敢妄泄。

《离合真邪论》曰"余闻九针九篇，夫子乃因而九之，九九八十一篇，余尽通其意矣。"此盖言先立《针经》八十一篇，论九针之道，然众多博大，不可胜数，故愿闻要道。要道者，以神脏五合形脏四，以应九候也。故曰：著之骨髓者，藏之深隧也。藏之肝肺者，知血气之诊也。歃血而受者，藏之于心也。不敢妄泄者，藏之于中也。盖必先定五脏之神，而后知死生之分，察病之所在，以调其虚实。故曰："凡刺之真，必先治神，五脏已定，九候已备，后乃存针。"

令合天道，必有终始，上应天光，星辰历纪，下副四时五行，贵贱更互。冬阴夏阳，以人应之奈何？愿闻其方。岐伯对曰：妙乎哉问也！此天地之至数。

此篇首论九针九候之道。九针者，天地之大数也，始于一而终于九。故曰一以法天，二以法地，三以法人，四以法时，五以法音，六以法律，七以法星，八以法风，九以法野。夫圣人之起天地之数也，一而九之，故以立九野，九而九之，九九八十一，以起黄钟数焉，以针应数也。一者，天也，天者，阳也，五脏之应天者肺，肺者，五脏六腑之盖也，皮者，肺之合也，人之阳也。二者，地也，人之所以应土者，肉也。三者，人也，人之所以成生者，血脉也。四者，时也，时者，四时八风之气也。五者，音也，音者，冬夏之分，分于子午，阴与阳别，寒与热争，两气相搏也。六者，律也，律者，调阴阳四时，而合于十二经脉也。七者，星也，星者，人之七窍也。八者，风也，风者，人之股肱八节，八正之虚风，八风之邪，舍于骨节腠理之间也。九者，野也，野者，人之节解皮肤之间也。此天地之至数，上应天光星辰历纪，下副四时五行，中合人之九脏九窍，三部九候也。贵贱更互者，四时五行之气，以王者为贵，而相者为贱也。冬阴夏阳者，下文之所谓"沉细悬绝，为阴主冬，躁盛喘数，为阳主夏"也。帝言九针之道，以通其意于《针经》，今愿闻简要之道，是以伯答三部九候之法，三部九候为之原，九针之道不必存矣。是似《针解篇》之人皮应天，人肉应地，人脉应人，人筋应时，人声应音，人阴阳合气应律，人齿面目应星，人出入气应风，人九窍三百六十五络应野，与《灵枢·九针论》之多有不同，盖《灵枢》论十二原，本经以三部九候为原也。〔眉批：九候者，候三部之气，以行针；候三部之脉，以知死生。〕

帝曰：愿闻天地之至数，合于人形血气，通决死生，为之奈何？

《六节脏象论》曰："夫自古通天者，生之本，本于阴阳，其气九州九窍，皆通乎天气。"

岐伯曰：天地之至数，始于一，终于九焉。

始于一，终于九者，天之数也。曰天地之至数者，言天包乎地，地气通于天也，故曰"令合天道"。

一者天，二者地，三者人，因而三之，三三者九，以应九野。

一者，奇也，阳也，故应天。二者，偶也，阴也，故应地。三者，参也，故应人。因三才而三之，则为九，以应九野，九野者，九州分野，上应天之二十八宿也。朱永年曰："天以应皮，地以应肉，人以应血脉，一部之中，有皮、有肉、有血脉，有合于四时、五音、六律、七星、八风、九野，是为九九八十一也。"

故人有三部，部有三候，以决死生，以处百病，以调虚实，而除邪疾。

人有三部，部有三候者，三而成天，三而成地，三而成人也。决死生者，观其形气，别其阴阳，调其血脉，察其腑脏，以知死生之期也。处百病者，表里阴阳、寒热虚实之为病也。调虚实者，实则泻之，虚则补之也。除邪疾者，去血脉，除邪风也。

帝曰：何谓三部？岐伯曰：有下部，有中部，有上部，部各有三候。三候者，有天，有地，有人也。必指而导之，乃以为真。

夫人生于地，悬命于天，天地合气，命之曰人。是以一身之中有三部，一部之中而各有天地人，不知三部者，阴阳不别，天地不分，以实为虚，以邪为真，绝人长命，予人天殃，故必扪循三部九候之盛虚而调之，乃以为刺法之真。

上部天，两额之动脉；

在额两分，上循于顶，足太阳膀胱脉也。太阳为诸阳主气，故主上部天。

上部地，两颊之动脉；

在鼻两旁，近于巨髎之分，足阳明胃脉也。二阳之气而主土，故为上部地。

上部人，耳前之动脉。

在耳前曲车下陷中，手太阳小肠脉也。夫心主血而小肠为之使，人之所以生成者，血脉也，故主上部人，此阳气之在上也。朱永年曰："天主气，足太阳为诸阳主气也；地应肉，足阳明胃土之主肌肉也；人主血脉，手太阳与少阴相为表里也。"

中部天，手太阴也；

两手气口之动脉，手太阴脉也。五脏之应天者，肺。然脏为阴，故主中部天。徐公遐曰："中部天，故能主周身之气。"

中部地，手阳明也；

在大指次指岐骨间，合骨之分，动应于手，手阳明大肠脉也。阳明居中土，故主中部地。

中部人，手少阴也。

在锐骨端之动脉，手少阴心脉也。三以应人，人主血脉，心藏血脉之气，故主中部人。

下部天，足厥阴也；

在毛际外，气冲下，五里之分，动应于手，足厥阴肝脉也。厥阴为阴中之少阳，主春生之气，故主下部天。

下部地，足少阴也；

在足内踝后，太谿之分，动脉应手，足少阴肾脉也。肾为牝脏而居下，故主下部地。

下部人，足太阴也；

在鱼腹上越筋间，箕门之分，动脉应手，足太阴脾脉也，脾为阴脏而居中，故主下部人。

故下部之天以候肝，地以候肾，人以候脾胃之气。

此以下部之三候，以候膈下之三神脏焉。徐公遐问曰："上部地以候阳明之气，奚复以下部地而候胃气耶？"曰："所谓阳明者，胃之悍气，上冲于头，循咽上走空窍，下客主人，合阳明并下人迎，此胃气别走于阳明者也。所谓胃气者，乃水谷柔和之气，与阳热慓悍之气有别，故以下部之脾脉候之，细参本经，及《灵枢》《伤寒》诸经，其义自明矣。然营卫气血，皆由胃气之所资生，故复以脾脉兼候胃气。"曰："脾之本脉，亦可候胃气耶？"曰"脾与胃以膜相运，雌雄相应耳。是以仲景以胃脉之趺阳，而候脾气，岐伯以脾脉之箕门，兼候胃气，先圣后圣，其揆一也。"〔眉批：先论从下而上，次论从上而下，此又从下而上，以见天地人三者，上下交互之妙。〕

帝曰：中部之候奈何？岐伯曰：亦有天，亦有地，亦有人。天以候肺，地以候胸中之气，人以候心。

肺属乾金而主气，故天以候肺；心主血脉而居肺之下，故人以候心；胸中，膻中也，宗气之所聚也。宗气者，阳明水谷之所资生，故地以候胸中之气。此以中部之三候，以候膈上之二神脏，中土之二形脏焉。张二中曰："地以候胸中之气者，言中部之候，亦兼候阳明之胃气也。今始知三部之中，而皆有阳明之胃气焉。"张兆璜曰："太阳之脉下入缺盆，络肺贯膈，故以候胸中。"〔眉批：阳明悍气上定于头，阳明宗气积于胸中。经曰："大肠小肠皆属于胃"，故候大肠之脉，兼可以候胃气。〕

帝曰：上部以何候之？岐伯曰：亦有天，亦有地，亦有人。天以候头角之气，地以候口齿之气，人以候耳目之气。

太阳为诸阳主气，其经脉上额交巅，会于脑，出于项，故天以候头角之气；足阳明之气，胃腑之所生也，其经脉起于鼻交颈中，上入齿中，还出夹口，环唇下，故地以候口齿之气；手太阳者，少阴心脏之腑也，其经脉上目锐眦，入耳中，为听宫，故人以候耳目之气。此以膺喉头首，以候三形脏焉。盖阳脏之气在上也。朱永年曰："阳明之脉，起于鼻交颈中，手太阳之脉抵鼻，是上部之三候，以候耳目口鼻之七窍者也。所谓七者，星也。星者，人之七窍也，合腰尻下窍，共为九窍，故曰其气九州九窍，皆通乎天气。按《针解篇》曰：'人齿面目应星'，盖谓人面有七孔，以应七星也。"

三部者，各有天，各有地，各有人。

三部之中而有九候。

三而成天，三而成地，三而成人。

九候之中而各有三焉。

三而三之，合则为九，九分为九野，九野为九脏。

兼三才而三之，合则为九。九分为九野，九野者，言身形之应九野也。左足应立春，左胁应春分，左手应立夏，膺喉头首应夏至，右手应立秋，右胁应秋分，右足应立冬，腰尻下窍应冬至，六腑膈下三脏应中州，凡此九者，以候脏腑阴阳之气，故九野为九脏。按《星书》：立春应天文箕尾分野，《禹贡》冀州之域春分应天文心房分野，《禹贡》徐州之域立夏应天文翼轸分野，《禹贡》荆州之域夏至应天文井鬼分野，《禹贡》雍州之域立秋应天文参井分野，《禹贡》梁州之域秋分应天文奎娄分野，《禹贡》兖州之域立冬应天文危室分野，《禹贡》青州之域冬至应天文斗牛分野，《禹贡》扬州之域中州应天文张柳分野，《禹贡》豫州之域。故以身形应九野，九野而合九脏，九脏外通九窍，九野外合九州，而皆通乎天气，是以兼三才而三之，合为九九之数。下经云"人生有形，不离阴阳，天地合气，别为九野，分为四时"，即此义也。

故神脏五，形脏四，合为九脏。

神脏者，心藏神，肝藏魂，肺藏魄，脾藏意，肾藏志也。形藏者，胃与大肠、小肠、膀胱，藏有形之物也。夫五味入口，藏于肠胃，味有所藏，以养五气，气和而生，津液相成，神乃自生，是五脏之神，由肠胃津液之所生也。胃主化水谷之津液，大肠主津，小肠主液，膀胱者，津液之所藏，故以四腑为形脏，而人之阴阳气血，肌肉经脉，皆由此九脏之所生也。

五脏已败，其色必夭，夭必死矣。

"夭"，死色也。言五脏之神气，由形脏之资生；五色之外荣，由五脏之所发。此以九脏九候候之气，而复归重于五脏之神气焉。

帝曰：以候奈何？岐伯曰：必先度其形之肥瘦，以调其气之虚实，实则泻之，虚则补之，必先去其血脉而后调之，无问其病，以平为期。

候者，候三部九候之脉而刺之也。肥人者，血气充盈，肤革坚固，其气涩以迟，刺此者，宜深而留之；瘦人者，皮薄色少，血清气滑，易脱于气，易损于血，刺此者，宜浅而疾之。实者，邪气盛也。虚者，精气夺也。宜泻者，迎而夺之。宜补者，追而济之。去血脉者，除宛陈也。盖凡治病必先去其血，乃去其所苦，然后泻有余，补不足，无问其病之可否，必候其气至和平，而后乃出其针也。

帝曰：决死生奈何？岐伯曰：形盛脉细，少气不足以息者，危。

夫形充而脉坚大者，顺也。形充而脉小以弱者，气衰，衰则危矣。〔眉批：此候形气，以决死生。〕

形瘦脉大，胸中多气者，死。

《针经》曰："病而形肉脱，气胜形者，死；形胜气者，危。"盖形瘦者，真气衰也。脉大者，病气进也。胸中多气者，气胜形也。气胜形者，邪气盛而真气脱也。〔眉批：此候形气，以决死生。〕

形气相得者，生。

天之生命，所以立形定气，形气和平，是为相得。

参伍不调者，病。

此即独大、独小、独疾、独徐之意，此总言其不调者病，下节分言之，以知病之所在。

三部九候，皆相失者，死。

皆相失者，非止于参伍不调矣。此脏腑阴阳之气皆病，故死。〔眉批：三部九候候气，故曰："候头角之气，候脾胃之气。"〕

上下左右之脉，相应如参舂者，病甚。

夫脉之来去，随气降升，是以九候之相应，上下若一。如参舂者，言脉之上至下去，左至右去，有如舂者之参差，彼上而此下也。此因邪病甚，而正为邪伤故也。〔眉批：上下左右论脉，故曰左右之脉。〕

上下左右，相失不可数者，死。

"如参舂者"，只言其来去之参差。"相失不可数者"，并其至数之错乱，此邪病更甚，而真气将脱，故死。

中部之候虽独调，与众脏相失者，死。

中部天主气，中部人主血，中部地主胸中之宗气。夫上下左右之脉交相应者，血气之循环也。脏腑之脉，得胃气而至于手太阴者，宗气之所通也。如中部之候虽独调，与众脏相失者，不得中焦之血气以资养，故死。〔眉批：血气生于中焦，故独重于中部。〕

中部之候，相减者，死。

上节论失其旋转相生之机，此言中焦之生原化薄。

目内陷者，死。

目者，五脏六腑之精也。上节言中焦之根本衰微，此复言脏腑之精气消灭。

帝曰：何以知病之所在？岐伯曰：察九候，独小者病，独大者病，独

疾者病，独迟者病，独热者病，独寒者病，独陷下者病。

夫九候之相应也，上下若一，不得相失。如一部独异，即知病之所在，而随证治之。大小者，脉之体象也。疾迟者，脉之气数也。寒热者，三部皮肤之寒热也。陷下者，沉陷而不起也。《针经》曰："上下左右，知其寒温，何经所在，审皮肤之寒温滑涩，知其所苦。"〔眉批：独大、独疾、独热者，太过也；独小、独迟、独寒者，不及也。〕

以左手足上，上去踝五寸按之，庶右手足当踝而弹之。

此候生阳之气，以知病之死生也。诸阳气者，太阳之所主也。《根结篇》曰："太阳为开，开折则肉节渎而暴病起矣。故暴病者，取之足太阳，视有余不足。渎者，皮肤宛焦而弱也。"是以知病之所在，而又当候太阳之气焉。《卫气篇》曰："足太阳之本，在跟上五寸中，而气在胫者，止之于气街与承山踝上以下，必先按而在久，应于手，乃刺而予之。"按承山乃足太阳穴，在外踝上七寸，故以左手于病者足上，上去踝五寸按之，是在承山之以下矣。庶右手于病者足上当踝而弹之，盖以左手取脉，庶右手得以在下而弹，其应过五寸以上，蠕蠕然者不病，是更过踝上五寸，而及于承山矣。故曰："踝上以下，必先按而在久。"踝上者，谓去踝五寸以上，而及于承山；以下者，谓承山以下，而至去踝五寸之间。盖以左手之三指，于踝上五寸，承山以下，以候太阳之气，以察病之死生，故下文曰："足太阳气绝者，其足不可屈伸，死必戴眼。"盖九针之要，候气为先，足太阳为诸阳主气也。〔眉批：下节论生气。〕

其应过五寸以上，蠕蠕然者不病，其应疾中手浑浑然者病，中手徐徐然者病。

"应"，去声。"蠕"，而宜切。"蠕蠕"，微动貌，气之和也。"其应疾而中手浑浑然者"，急疾而太过也；"徐徐然者"，气之不及也，故皆主病。

其应上不能至五寸，弹之不应者，死。

生气绝于下，故不能上应也。

是以脱肉身不去者，死。

是以者，承上文而言。脱肉者，皮肉宛焦而弱也。"身不去者"，开折而暴病留于身也。言真气虚而肉脱，邪留于身而不去者死也。

中部乍疏乍数者，死。

太阳之气者，论先天之少阳。营卫气血者，乃后天水谷之精气。"中

部乍疏乍数者"，中焦之生气欲绝也。〔眉批："乍疏乍数"，脾绝之真脏脉也。〕

其脉代而钩者，病在络脉。

夫血脉生于心而输于脾，代乃脾脉，钩乃心脉。此复申明候足上中部者，候中下二焦之生气。如病在络脉者，其脉代而钩也。

九候之相应也，上下若一，不得相失。一候后则病，二候后则病甚，三候后则病危，所谓后者，应不俱也。

夫人生有形，不离阴阳，天地合气，别为九野，是以九候之相应也，上下若一，不得相失。一候不应，是天地人之气，失其一矣，故主病；二候后不应，是三部之中，失其二矣，故主病甚；三候后不应，是三者皆失，故主病危。

察其腑脏，以知死生之期。

腑为阳，脏为阴。知阳者，知病之所从来；知阴者，知死生之期。

必先知经脉，然后知病脉。

知经脉之死生出入，而后知病脉之所从来，详《经脉别论》。

真脏脉见者，胜死。

真脏脉见者，至其所胜克之日时而死。

足太阳气绝者，其足不可屈伸，死必戴眼。

此复结上文，其应上不能至五寸。弹之不应者，足太阳之气绝也。足太阳之筋，阳气者，柔则养筋，是以太阳气绝，筋挛急而足不可屈伸。太阳之脉起于目内眦，为目上刚，脉系绝，故死必戴眼。张二中云："足不可屈伸，太阳之气绝也；死必戴眼，太阳之脉绝也。"

帝曰：冬阴夏阳奈何？岐伯曰：九候之脉，皆沉细悬绝者为阴，主冬，故以夜半死；盛躁喘数者为阳，主夏，故以日中死。

此复问冬阴夏阳，以人应之奈何？按《九针篇》论曰："五者，音也。音者，冬夏之分，分于子午，阴与阳别，寒与热争，两气相搏也。"盖言冬至之子，阴之极也，阴极而一阳初生，阴气始下；夏至之午，阳之极也，阳极而一阴初生，阳气始下，是阴阳之气分于子午也。至春分之时，阳气直上，阴气直下；秋分之时，阴气直上，阳气直下，是阴阳离别也。寒热者，阴阳之气也，阴阳分别而复有交合，故寒与热争而两气相搏也。此言三部九候之中，有天地阴阳四时五行之气，若九候之脉，皆沉细而绝，无阳气之和，此为阴而主冬，故死于夜半之子；如盛躁喘数，而无

阴气之和，此为阳而主夏，故死于日中之午，皆阴阳偏绝之为害也。〔眉批：以九而中分之故以五分阴阳。〕

是故寒热病者，以平旦死；热中及热病者，以日中死；病风者，以日夕死；病水者，以夜半死；其脉乍疏乍数，乍迟乍疾者，日乘四季死。

是故者，承上文而言也。寒热病者，阴阳相乘，而为寒为热也。本经云："因于露风，乃生寒热"。病风者，亦为寒热也。平旦日夕，系阴阳两分之时，寒热者，乃阴阳两伤之病，是以应时而死。热中热病者，阳盛之极，故死于日中之午。"病水者"，阴寒之邪，故死于夜半之中。土位中央，王于四季，其脉乍疏乍数，乍疾乍迟，乃土气败而不能灌溉四脏，故死于辰、戌、丑、未之时也。

形血已脱，九候虽调，犹死。

形归气，气生形，形气已败，血脉虽调犹死。意言七诊之死，因气而见于脉，非血脉之为病也，故下文云，其脉候亦败者死。

七诊虽现，九候皆顺者，不死。

七诊者，谓沉细悬绝，盛燥喘数，寒热热中，病风病水，土绝于四季也。九候皆顺者，谓上下若一，无独大独小也。〔眉批："平旦日夕"，即二分之时；"日中夜半"，即二至之时；"日乘四季"，即四季之月。上节总言阴阳，此节分为五气，以五气而合阴阳，是为七诊。〕

所言不死者，风气之病，及经月之病，似七诊之病而非也，故言不死。

此言七诊者，乃阴阳之气自相分离，是以应时而死，若因邪病而有似乎七诊者，不死也。"风气之病"，病风也。病风而阴阳相离，期以日夕死；如病风而阴阳和平，九候若一，不死也。"经月之病"，病水也。病水而沉细悬绝，期以夜半死；病水而阴阳和平，九候皆从，不死也。盖言七诊之死，死于阴阳分离，不因邪病，而有应时之死也。〔眉批：此重在气而不在血脉。又：此重在气，而不在病邪。又：曰风气，曰经月，谓病吾身中之风与水，风以应水，水以应经。〕

若有七诊之病，其脉候亦败者死矣，必发哕噫。

此复申明七诊之病，以脉候为凭，盖脉者，病气之见，胃不输精，故胃败而其脉亦败者，病气而脉亦从之俱病也。脉病则其胃败者，其声哕，胃气逆而上也。逆则九候必绝，将死之脉也。〔眉批：此与《平脉篇》之"期以月节克之"同义。又：疾者太过，迟者不及，太过者病在外，不及

黄帝内经

一六二

者病在内，言七诊之病，病阴阳气之分离，不因邪病而死。〕

必审问其所始病，与今之所方病，而后各切循其脉，视其经络浮沉，以上下逆从循之。

始病者，病久而深也。方病者，新受之邪，病之浅也。各切循其脉者，切其病之在阴、在阳、在脏、在脉也。夫病久者，其脉沉而逆；方病者，其脉从而浮。故当视其经络浮沉，以上下之逆从循之。

其脉疾者不病，其脉迟者病。脉不往来者死，皮肤着者死。

夫邪伤经脉，则脉数疾，故其脉疾者，知不病在七诊也。阴阳脏气受伤，则其脉迟，故脉迟者，知其病在七诊也。"脉不往来者"，有七诊之病，而脉候亦败也。"皮肤着者"，病久而肉脱也。《根结篇》曰："皮肤薄着，毛腠夭焦，予之期死。"此言方病而伤于形身经络者，不死；病久而伤五脏阴阳之气者，死。故曰："经病者，治其经；孙络病者，治其孙络血。"若五脏阴阳之气，已绝于内，而欲以针石治其外者，未之有也。

帝曰：其可治者奈何？岐伯曰：经病者，治其经；孙络病者，治其孙络血；

《灵枢经》曰："经脉为里，支而横者为络，络之别者为孙络。"言病在经者，刺其经；病在孙络者，去其孙络血。盖病在孙络，其邪更浅，故当出其血而泻之。

血病身有痛者，治其经络。

血病者，邪传舍于络脉，在络之时，痛于肌肉，故身有痛也。盖言病在经之深者，治其经；病在孙络之浅者，治其孙洛；病在经络浅深之间而痛及于肌肉者，治其经与络也。

其病者在奇邪，奇邪之脉，则缪刺之。

奇邪者，邪不入于经，流溢于大络，而生奇病也。夫邪客大络者，左注右，右注左，上下左右，与经相干，而布于四末，其气无常处，不入于经俞，故宜缪刺之。缪刺者，以左取右，以右取左也。

留瘦不移，节而刺之。

留瘦不移者，留淫日深，著于骨髓，故即于节而刺之。盖病在脉胳者，取之脉；病在骨节者，治其节也。〔眉批：不从外内，中风之病，故瘦留着。〕

上实下虚，切而从之，索其结络脉，刺出其血，以见通之。

《刺节真邪篇》曰："大经调者，谓之不病，虽病谓之自己也。"一经上实下虚而不通者，此必有横络盛加于大经，令之不通，视而泻之，此所谓解结也。是以上实下虚者，有横络盛加于经，以致上下不通，而有虚实也。切而从之者，切其某经之所阻，而从治之也。索其结络者，索其横络之结，而刺出其血。以见通之者，视而泻之也。以上言病在经脉者，为可治也。

瞳子高者，太阳不足；戴眼者，太阳已绝。此决死生之要，不可不察也。

夫九针九候之道，贵在神与气，心藏神，而为阳中之太阳。肾为生气之原，而膀胱为之表里，是以独候手足之太阳者，太阳主诸阳之气也。瞳子高者，乃太阳之神气不足。盖手太阳之脉上颊，至目锐眦，其支者，抵鼻至目内眦，虚则经气急，而瞳子高大矣。足太阳之脉，起于目内眦，系气绝，故死必戴眼。虽然手足之经气交相贯通，手经之不足，缘生气之衰微，如生气脱于下，手太阳先绝于上矣。故虚于上者，宜补之；绝于下者，为死证。所谓木敷者，其叶发；弦败者，其音嘶。

手指及手外踝上五指留针。

此复申明瞳子高者，太阳不足于上也。手太阳之脉，起于小指之端，循手外侧上腕，出踝中。外踝上者，在手外侧踝上也。五指者，第五之小指也。言太阳不足，当于手指及外踝上之后谿，五指之少泽上留针以补之。盖候足太阳之气者，于足上去踝五寸而弹之；补手太阳者，当于手外踝上五指而取之。此手足之经气交相贯通，先不足于上而后绝于下也。张二中曰："泻者出血，补者留针。"〔眉批：心为牡脏，小肠为之使。《本输篇》曰："足之三阳，上合于手者也。"〕

经脉别论篇第二十一

言经脉病脉之各有分别。

黄帝问曰：人之居处动静勇怯，脉亦为之变乎？

按《三部九候论》至《血气形志篇》与《灵枢》之《九针论》前后相符，止此篇与《脏气法时论》少有异别，然此篇章旨，乃《九候论》之所谓"必先知经脉，然后知病脉"，《脏气法时论》章旨乃《九候论》之所谓"察其腑脏以知死生之期。"盖九针九篇，九九八十一篇，论在《灵枢经》内，此复论三部九候之法，故必先知经脉生始之原，而后知九候之病脉，知五脏生克之理，而后知死生之期，故设此二问。〔眉批：脉乃血气之府，气逆则喘，血液为汗，故帝问脉而伯答其喘汗焉。此篇作三段看，首言脏腑血气之病，次言血气生始之原，末节论经气之有别。〕

岐伯对曰：凡人之惊恐恚劳动静，皆为变也。

言人之居处安静，其气和平，自有经常之脉，如动作过用，则变而为病脉矣。

是以夜行，则喘出于肾，淫气病肺；

肾属亥子，而气主闭藏，夜行则肾气外泄，故喘出于肾。肾为本，肺为末，肾气上逆，故淫伤于肺也。夫喘属肺证，又曰阳明厥则喘，汗出于肺，主之皮毛，而生于胃腑之津液。此章首论喘，次论汗者，言经脉营卫，生于胃腑水谷之津，而通会于肺气，是有经常之理，如劳动过伤，则五脏气逆，而脉亦为之变，故先论其变，而后论其常焉。

有所堕恐，喘出于肝，淫气害脾；

堕则伤筋，筋即为肝，故喘出于肝，木胜土，故淫气害脾。

有所惊恐，喘出于肺，淫气伤心；

惊则气乱，故喘出于肺，肺者心之盖，故淫气伤心。

度水跌仆，喘出于肾与骨。

跌则伤骨，骨即为肾，故喘出焉。徐公遐曰："肾生骨髓，髓生肝，骨者，肾之精气所注，末言骨者，则五脏之生气可类推之。"

当是之时，勇者气行则已，怯者则著而为病也。

言此数者，皆伤五脏之气，勇者逆气已过，真气复顺；怯者则留着为病，而见病脉矣。

故曰：诊脉之道，观人勇怯，骨肉皮肤，能知其情，以为诊法也。

夫气有勇怯，理有疏密，皮肤有厚薄，骨肉有坚脆，能知其情，以为诊法之要。〔眉批：皮肉筋骨，五脏之外合也，故能知其情，以为诊法。〕

故饮食饱甚，汗出于胃。

汗者，水谷之津液，饱甚则胃满，故汗出焉。

惊而夺精，汗出于心。

血乃心之精，汗乃血之液，惊伤心气，汗出于心，故曰夺精。经云："夺汗者无血。"

持重远行，汗出于肾；

持重远行则伤骨，故汗出于肾。

疾走恐惧，汗出于肝；

疲罢伤筋，故汗出于肝。

摇体劳苦，汗出于脾。

劳伤四体，故汗出于脾。

故春秋冬夏，四时阴阳生病，起于过用，此为常也。

四时阴阳，自有经常，血气循行，各有调理，如动作过伤，则血气妄逆而生病，此自然之理也。《口问篇》曰："百病之始生也，皆生于风雨寒暑，阴阳喜怒，饮食居处，大惊猝恐则血气分离，阴阳破散，经络厥绝，脉道不通，阴阳相逆，卫气稽留，经脉空虚，血气不次，乃失其常。"是以惊恐恚劳、动作饮食，以致喘汗出者，皆使气血不次，脉道失常，故欲知经度之循行，先识变常之逆气。徐公退曰："喘汗之证，乃经气逆行，故首提曰脉亦为之变。"又曰："能知其情，以为诊法。"

食气入胃，散精于肝，淫气于筋；

肝者，土之胜，制则生化，故散精于肝。肝者，筋其应，故淫气于筋。经曰："谷入于胃，脉道乃通，血气乃行。"是营卫气血，皆水谷之所资生，而水谷入胃，各有淫散输转之道，故又必先知经脉生始之原，而后知病脉也。〔眉批：充肤热肉之血，非所主也，散精于肝，以养脉外之血。〕

食气入胃，浊气归心，淫精于脉；

经曰："受谷者浊。"胃之食气，故曰浊气。胃络上通于心，故入胃之食，气归于心，子令母实也。心气通于脉，故淫精于脉。伯高曰："谷始入于胃，其精微者，先出于胃之两焦，以溉五脏，别出而行营卫之道，其大气之搏而不行者，积于胸中，命曰气海，出于肺，循喉咙，而司呼吸。"又曰："谷入于胃，及传之肺，五脏六腑皆以受气，所谓先出于胃之两焦者，入胃之谷气，先下淫于腑，上归于心肺，以养五脏气。"此章论经脉之道，由水谷之精以养腑脏，腑脏之精，淫于经脉，气口成寸，以决死生，所谓五脏皆禀气于胃，而至于手太阴也，其别出两行之营卫与宗气，又当别论。同志者，当细玩诸经，体认明白。

脉气流经，经气归于肺，肺朝百脉，输精于皮毛。

脉气者，水谷之精气，而行于经脉中也。"经"，大经也。言入胃之谷气，先淫气于脉，百脉之经气，总归于大经，经气归于肺，是以百脉之气，皆朝会于肺也。肺会皮毛，故复输精于皮毛。

毛脉合精，行气于腑。

经云："血独盛，则淡渗皮肤，生毫毛。"夫皮肤主气，经脉主血，毛脉合精者，血气相合也。六腑为阳，故先受气。张兆璜曰："淡渗皮毛之血，与经脉之血相合，故曰毛脉合精。"

腑精神明，留于四脏。

腑精神明者，六腑之津液相成，而神乃自生也。谷气入胃，淫精于脉，乃传之肺，肺气散精，行气于腑，腑精留于四脏，以养五脏之气，故曰谷入于胃，乃传之肺，五脏六腑皆以受气。

气归于权衡，权衡以平，气口成寸，以决死生。

"权衡"，平也。言脉之浮沉出入，阴阳和平，故曰权衡以平。"气口"，手太阴之两脉口成寸者，分尺为寸也。言五脏六腑受气于谷，淫精于脉，变见于气口，以决其死生。

饮入于胃，游溢精气，上输于脾；脾气散精，上归于肺；通调水道，下输膀胱；水精四布，五经并行。

入胃之饮，精气上输于脾，脾气散精，上归于肺，盖脾主为胃行其津液者也。肺应天而主气，故能通调水道，而下输膀胱，所谓地气升而为云，天气降而为雨也。水精四布者，气化则水行，故四布于皮毛。五经并行者，通灌于五脏之经脉也。《平脉篇》曰："谷入于胃，脉道乃行，水入于经，而血乃成。"故先论食而后论其饮焉。〔眉批：肺主气而外主皮毛，膀胱者，水津之府，气化则出，是以外窍通则里窍通，上窍通而后下窍通。四布者，散于脉外而为汗。五经者，行于脉内而为血。〕

合于四时五脏，阴阳揆度，以为常也。

"五脏"，五行之气也。"揆度"，度数也。总结上文，而言经脉之道，合于四时五行之次序，阴阳出入之度数，以为经脉之经常。

太阳脏独至，厥喘虚气逆，是阴不足阳有馀也，表里当俱泻，取之下俞。

此言脏腑经脉，有阴阳相合之常度。如偏阴偏阳之独至，则为厥喘诸病，所谓先知经脉，今识病脉也。太阳脏独至者，太阳之经气独至，而无阴气之和也。阳气惟上，故下厥上喘，而虚气上也，是阴不足而阳有馀，表里俱当泻。盖太阳经气发原于下，而上出于肤表，故当表里俱泻而取之下俞。〔眉批：太少之气皆生于阴，泻阳所以养阴也。〕

阳明脏独至，是阳气重并也，当泻阳补阴，取之下俞。

《阴阳系日月篇》曰："寅者，正月之生阳也，主左足之少阳；未者，六月，主右足之少阳；卯者，二月，主左足之太阳；午者，五月，主右足之太阳；辰者，三月，主左足之阳明；巳者，四月，主右足之阳明。此两阳合于前，故曰阳明。阳明之独至，是太少重并于阳明，阳盛故阴虚矣。此言阴阳并合，乃经脉之常。如阳并于阳，阴并于阴，则为病脉矣。故曰：'持雌守雄，弃阴附阳，不知并合，诊故不明。'"

少阳脏独至，是厥气也，跷前猝大，取之下俞。

少阳主初生之气，生气厥逆于下，以致脏脉之独大于跷前也。跷者，奇经之跷脉，足少阳经脉，在阳跷之前，故跷前猝大。朱卫公曰："言跷前猝大者，释明三阳之脉，候足之三阳也。"盖生阳之气皆从下而上，由阴而阳，故俱取之下俞。又申明三阴三阳之候，候十二经之本脉也。如跷前少阳之脉猝大，而厥阴之动脉微小者，是为少阳独至也。〔眉批：所谓太阳、少阳、太阴、少阴者，论阴阳之经脉也。经脉连于脏腑，故曰脏。所谓一阳二阳一阴二阴者，论三阴三阳之气也。此节论有病经而及于无病之气者，有病气而及于有形之经者。盖病在经者由脏而经，由经而气；病在气者，由气而经，由经而脏也。〕

少阳独至者，一阳之过也。

此申明经气之各有别也。夫一阴一阳分而为三阴三阳，三阴三阳合于手足十二经脉，十二经脉合于十二脏，腑所以藏物，故亦名脏也。所谓太阳、阳明、少阳脏独至者，言三阳经脉之独盛也。三阳经脉之独盛者，是三阳气之太过也。

太阴脏搏者，用心省真，五脉气少，胃气不平，三阴也，宜治其下俞，补阳泻阴。

此言三阴三阳之经气，皆有手有足也。夫手之太阴足之太阴是为三阴，是以太阴之脏脉相搏者，须用心省察其为手之太阴足之太阴乎。如五脏气少者，手太阴之过也，盖肺朝百脉而输精于脏腑，肺气搏而不行，则五脏之气皆少，是以五脉气少者，知在手之太阴也。脾主为胃行其津液，脾气搏而不行，是以胃气不平，胃气不平者，知在足之太阴也。手之太阴足之太阴，而后谓之三阴也。足之三阴从足走腹，手之三阴从腹走手，手足经气交相贯通，故独取之下俞。徐公遐曰："此复申明所谓三阴三阳者，概手足而言也。盖阴阳之气皆从下而上，故独取之下愈。"〔眉批：五脏六腑皆出于足之三阴三阳，上合于手者也，故皆治其俞。〕

一阳独啸，少阳厥也。

此言经厥而及于气也。夫气激于喉中而浊，谓之言；气激于舌端而清，为之啸。盖气郁而欲伸出之。一阳之气独啸者，盖因少阳之经气厥逆也。所谓少阳独至，一阳之过者，言气盛而及于经也。一阳独啸，少阳厥者，言经逆而及于气也。分而论之，有气有经；合而论之，经气之相关也。朱卫公曰："以太阴间于其间者，当知三阴三阳之经气皆若是也。"张兆璜曰："少阳厥者，木火之气郁也。木郁之发，松吟高山，虎啸岩岫，古之善啸者，听谿中虎声而泻之。一阳独啸之义，盖取诸此欤！"〔眉批：在脉曰独至，在气曰独啸，用"啸"字以分别其经与气焉。〕

阳并于上，四脉争张，气归于肾，宜治其经络，泻阳补阴。

阳并者，太阳阳明之气相并也。四脉者，太阳之小肠、膀胱、阳明之胃与大肠，即四形脏之脉也。四脉争张，以致阳并于上，亦经厥而及于气也。肾为生气之原，此三阴之气，虚陷于肾，不能与阳相接，故宜泻其阳之络，补其阴之经，阴阳平而经气和矣。〔眉批：上论一阳，故曰独。此论二阳三阳，故曰并。"四脉争张"四形脏之气盛也。气归真虚，五神脏之气虚也。〕

一阴至，厥阴之治也。真虚痟心，厥气留薄，发为白汗，调食和药，治在下俞。

"痟"，音猜。此言经气逆，而病及于脏也。一阴者，厥阴也。是以一阴气至，当厥阴主治，而反见脏真之虚，心为瘈痛，盖厥阴之气，发于命门，为心主之包络，厥阴气逆，以至真虚而心痛也。厥逆之气，留迫于心下，则上迫于肺，故发为白汗。夫真虚痛心，病在内也；经气厥逆，病在外也。病在内者，治以药食；病在外者，治以针砭。故宜调食和药，治其下俞。夫所谓一阳二阳三阳，一阴二阴三阴者，阴阳之二气也。所谓太阳阳明少阳，太阴厥阴少阴者，概脏腑经气而言也。人禀天地阴阳之气而成此形，是有有形之脏腑经脉，有无形之阴阳六气也。虽然脏不离乎经，经不离乎气，气不离乎脏，经气贯通，脏气并合，阴阳出入，上下循环，是以有论三阳之独至者，有论在手经足经者，有论经病而及于气，气病而及于经者，有论阴阳之不相合者，有论经气逆而病及于脏者。此皆阴阳之道，可合可分，书不尽言，举一以概十，学者当知一经之气若是，则十二经可知，能引而伸之，进乎技矣。〔眉批："厥阴之治"，谓当足厥阴之经脉主治也。此言三阴三阳之气，可合于六经，可通于脏腑，当与未节合论三阴之气而各有分别焉。又：气厥逆于下，而上病于手厥阴之心主。〕

帝曰：太阳脏何象？

太阳脏者，谓小肠膀胱之经脉也。象者，效象形容。此复论经气之见于脉者，各有别也。此言三阴三阳之气，合于十二经而应于脉，非气之行于脉中也。故太阳之脉象上，三阳之气盛而浮；少阳之脉象上，一阳之气初生也。若一阳之气行于脉中，则滑而不实矣。此申明阳脏独至、阴脏相搏者，乃因气而见于脉，故曰"少阳独至者，一阳之过也。"

岐伯曰：象三阳而浮也。

象者，像也。"三阳"，阳盛之气也。言太阳脏之脉象，阳盛之气而浮也。

帝曰：少阳脏何象？岐伯曰：象一阳也。

少阳脏者，三焦甲胆之经气，故象一阳初动之生阳。

一阳脏者，滑而不实也。

所谓一阳二阳者，乃三阳之气也。气应脉外，故以脉之浮沉，以效象阴阳之气，如在一阳之脏脉，则见脉体之滑象矣。盖阳气搏于脉中，其脉则滑，阳欲外浮，故不实也。此反结上文，而言一阳之脏脉，与一阳之气见于脉者之不同也。

帝曰：阳明脏何象？岐伯曰：象大浮也。

阳明脏者，胃与大肠之经脉也。阳明者，两阳合明，阳气合并，则阳热盛，故其象大浮。象大浮者，二阳之气也。

太阴脏搏，言伏鼓也。二阴搏至肾，沉不浮也。

此复结阴脏之经脉，与阴气之见于脉者之不同也。太阴脏搏者，乃太阴之经脉相搏，故现脉象之伏鼓。如二阴之气相搏，以至于少阴之肾，只见乎沉而不浮。盖以脉象之浮沉，以别阴阳之气，以脉体之滑动不实，鼓动而伏，以别阴阳之脉也。此篇论欲识病脉，先知经脉，然欲知经脉，又当体析其经与气焉。〔眉批：在肺则鼓而上，在脾则伏于下，火气则浮，水气则沉，二阴之气搏至肾，故沉而不浮，此复言三阴三阳之气而合于五脏六腑也。〕

脏气法时论篇第二十二

黄帝问曰：合人形以法四时五行而治，何如而从？何如而逆？得失之意，愿闻其事。

此承上章而复问也。《经脉篇》曰："合于四时五脏、阴阳揆度，以为经脉之常，故帝以脏腑阴阳合于人形，法于四时五行而为救治之法。""何如而从？何如而逆？"反逆为从谓之得，反顺为逆谓之失。张兆璜曰："合人形者，以脏腑阴阳，合于九窍九候。"

岐伯对曰：五行者，金、木、水、火、土也，更贵更贱，以知死生，以决成败，而定五脏之气，间甚之时，死生之期也。

此篇论察其腑脏，而知死生之期，然须法于四时五行生克之顺逆，而后死生可必。故曰："五行者，金木水火土也。"言天之十干、四时，地之五谷、五味，人之五脏、五气，皆合于此五者。以此五者而合参之，则成败死生可决矣。更贵更贱者，贵贱更互也。间者，持愈之时。甚者，加甚之时也。

帝曰：愿卒闻之。

"卒"，尽也。

岐伯曰：肝主春，

肝主春，木之气。

足厥阴少阳主治，

足厥阴主乙木，足少阳主甲木，二者相为表里，而主治其经气。

其日甲乙，

甲为阳木，乙为阴木，在时为春，在日主甲乙。

肝苦急，急食甘以缓之。

肝主春生怒发之气，故苦于太过之急，宜食甘以缓之。

心主夏，

心主夏火之气。

手少阴太阳主治，

手少阴主丁火，手太阳主丙火，二者相为表里，而主治其经气。

其日丙丁，

丙为阳火，丁为阴火，在时主夏，在日为丙丁。

心苦缓，急食酸以收之。

吴氏曰："心以长养为令，志喜而缓，缓则心气散逸，自伤其神矣，急宜食酸以收之。"

脾主长夏，

"长夏"，六月也，谓火土相生之时。

足太阴阳明主治，

足太阴主己土，足阳明主戊土，二经相为表里，而主治其经气。

其日戊己，

戊为阳土，己为阴土，位居中央。

脾苦湿，急食苦以燥之。

脾属阴土喜燥恶湿，苦乃火味，故宜食苦以燥之。张二中曰："喜燥者，喜母气以资生；苦湿者，恶所胜之乘侮。"

肺主秋，

主秋金之令。

手太阴阳明主治，

手太阴主辛金，手阳明主庚金，二经相为表里，而主治经气。

其日庚辛，

庚为阳金，辛为阴金，在时主秋，在日主庚辛。

肺苦气上逆，急食苦以泄之。

肺主收降之令，故苦气上逆，宜食苦以泄下之。

肾主冬，

主冬水之令。

足少阴太阳主治，

足少阴主癸水，足太阳主壬水，二经相为表里，而主治经气。

其日壬癸，

壬属阳水，癸属阴水，在时主冬，在日为壬癸。

肾苦燥，急食辛以润之，开腠理，致津液，通气也。

肾者水脏，喜润而恶燥，宜食辛以润之，谓辛能开腠理，使津液行而能通气故润。以上论五脏之本气，而合于四时五行五味也。〔眉批：以上论五脏所主之时日，及五苦五味。以下论五脏之病，有间甚之时日，及五

欲、五补、五泻。馀脏准此。〕

病在肝，愈于夏；

此论邪气之客于身，而病在五脏者，亦合于四时五行，而有间甚之时日也。病在肝愈于夏者，子制其鬼贼，而能令母实也。

夏不愈，甚于秋；

子休而贼旺，至其所不胜而甚也。

秋不死，持于冬；

贼气休而得母气之养，至其所生而持也。

起于春，

自得其位，故复起也。此论死生之月节也。馀脏仿此。

禁当风。

风气通于肝，故禁而弗犯。

肝病者，愈在丙丁；

至其所生而愈也。

丙丁不愈，加于庚辛；

金克木也。

庚辛不死，持于壬癸。

得母气之所生而持。

起于甲乙。

本气复旺而起。此论死生之期日也。

肝病者，平旦慧，下晡甚，夜半静。

"平旦"，乃木气生旺之时，故爽慧；"下晡"，乃金旺之时，故病甚；"夜半"，得母之生气，故安静。此论间甚之时也。

肝欲散，急食辛以散之；

肝气受邪，则木郁而欲散，故急食辛以散之。

用辛补之，酸泻之。

按岁运厥阴之胜，以酸泻之；少阴之胜，以甘泻之；太阴之胜，以苦泻之。又曰："木位之主，其泻以酸，其补以辛；火位之主，其泻以甘，其补以咸；土位之主，其泻以苦，其补以甘；金位之主，其泻以辛，其补以酸；水位之主，其泻以咸，其补以苦。"五味阴阳之用，辛甘发散为阳，酸苦涌泄为阴；咸味涌泄为阴，淡味渗泄为阳。六者或收或散，或缓或急，或燥或润，或软或坚，以所利而行之，调其气，使其平也。夫肝病者，厥阴之胜也。邪盛则正虚，故以辛之发散，以散其木郁；以辛之润，以补其肝气；以酸之泄，以泻其有余。所谓以所利而行之，调其气，使其平也。馀脏准此。

病在心，愈在长夏，长夏不愈，甚于冬，冬不死，持于春；起于夏，不死则能持，能持则能愈矣。

禁温食热衣。

心恶热也。

心病者，愈在戊己；戊己不愈，加于壬癸；壬癸不死，持于甲乙，起于丙丁。

当愈不愈，故有所加。值死不死，故有所起。

心病者，日中慧，夜半甚，平旦静。

《灵枢经》曰："春生夏长，秋收冬藏，是气之常也。人亦应之。"以一日分为四时，朝则为春，日中为夏，日入为秋，夜半为冬，故自得其位而慧，至其所不胜而甚，至其所生而静也。

心欲耎，急食咸以耎之；

心为火脏，心病则刚燥矣，故宜食咸以耎之。

用咸补之，甘泻之。

咸味下泄上涌而从水化，能泄心气以下交，涌水气以上济，水火既济，则心气自益，火欲炎散，以甘之发散而泻之。

病在脾，愈在秋；秋不愈，甚于春；春不死，持于夏，起于长夏。禁温食饱食，湿地濡衣。

胃欲清饮，故禁温食。饱食伤脾，故禁饱食。脾屑阴土而恶湿，故湿地濡衣，咸宜禁之。

脾病者，愈在庚辛；庚辛不愈，加于甲乙；甲乙不死，持于丙丁，起于戊己。

天之十干，化生地之五行；地之五行，化生人之五脏。人生于地，悬命于天，是以生于五行，而归命于十干也。

脾病者，日昳慧，日出甚，下晡静。

"昳"，音迭。"昳"，日昃也。应长夏之时，故慧；日出乃木旺之时，故甚；下晡乃申酉之分，应秋金之令，故静。

脾欲缓，急食甘以缓之；

土德和厚，故欲缓，病则失其中和之气矣，故宜食甘以缓之。

用苦泻之，甘补之。

脾病则土郁矣，故用苦味之涌泄，以泻夺之，以甘之缓补之。《金匮要略》曰："五脏病各有所得者愈，五脏病各有所恶，各随其所不喜者为病，是以从其所欲之味为补也。"

病在肺，愈在冬，冬不愈，甚于夏，夏不死，持于长夏，起于秋。禁寒饮食、寒衣。

形寒欲冷伤肺，故皆禁之。

肺病者，愈在壬癸；壬癸不愈，加于丙丁；丙丁不死，持于戊己，起于庚辛。

始病则以岁月期之，病重则以旬日期之，垂死则以旦暮计之。

肺病者，下晡慧，日中甚，夜半静。

一日一夜五分之，而各有生克间甚之时。

肺欲收，急食酸以收之；

肺主秋收之令，病则反其常矣，故急食酸以收之。

用酸补之，辛泻之。

用酸收以补正，辛散以泻邪。

病在肾，愈于春；春不愈，甚于长夏；长夏不死，持于秋，起于冬。禁犯焠㶼热食，温炙衣。

"焠"，音翠。"㶼"音埃。焠㶼，爆渍之热食也。"温炙衣"，烘焙之热衣也。肾恶燥，故禁犯之。

肾病者，愈在甲乙；甲乙不愈，甚于戊己；戊己不死，持于庚辛，起于壬癸。

在四脏曰加者，言所胜之气加于我，而使病加之，是客胜也。在肾脏曰甚于戊己，乃至其所不胜而甚，是主弱也。本经凡论五脏，多不一其辞，盖阴阳之道，推之无穷。

肾病者，夜半慧，四季甚，下晡静。

"四季"，辰、戌、丑、未时也。肾病者，水王则慧，土王则甚，金王则静。

肾欲坚，急食苦以坚之；

肾体沉石，德性坚凝，病则失其常矣，故宜食苦以坚之。

用苦补之，咸泻之。

用苦坚以补之，咸泄以泻之。以上论五脏之病，而宜于药食者，五味各有所宜。

夫邪气之客于身也，以胜相加，

邪气者，风寒暑湿外淫之邪也。以胜相加者，如肝病加于庚辛，心病加于壬癸，所胜之气加临而病益重也。

至其所生而愈。

如肝病者，愈于夏；心病者，愈于壬癸，得所生之子气而愈也。

至其所不胜而甚，

谓值其克贼之时，而病益甚也。

至于所生而持，

得所生之母气，而能支持也。

自得其位而起。

位者，本经所谓木位火位之类，值本气自旺之时，故能复起而愈也。

必先定五脏之脉，乃可言间甚之时，死生之期也。

言必先定五脏之经脉，知五脏之病脉，乃可言病之间甚，死生之期。

肝病者，两胁下痛引少腹，令人善怒。

病者，邪气实也。肝脉布胁肋，抵少腹，故两胁下痛引少腹。《灵枢经》曰："肝气实则怒。"盖肝为将军之官而志怒，肝气郁而不舒，故怒也。

虚则目䀮䀮无所见，耳无所闻，善恐，如人将捕之。

䀮音荒。虚者，精气夺也。䀮，不明也。肝藏血而开窍于目，肝虚故䀮䀮无所见；少阳经脉入耳中，故无所闻。胆病者，心下憺憺，如人将捕之。取其经，厥阴与少阳。"经"，谓经脉也。足少阳与厥阴为表里，故取二经以通其气。

气逆则头痛，耳聋不聪，颊肿，取血者。

厥阴与督脉会于巅，肝气逆，故头痛。少阳气逆，故耳不聪而颊肿也。取血者，谓取其经之多血者而去之。盖足少阳与厥阴为表里，少阳常少血多气，厥阴常多血少气，脏腑经气相通，宜从厥阴之多血者而泻之。

心病者，胸中痛，胁支满，胁下痛，膺背肩胛间痛，两臂内痛

手少阴心脉起心中，上夹咽，出胁下，循臑内，下肘中，循臂内后廉；手少阳小肠脉，上手臂，循臑内，出肩解，绕肩胛，二经气实，故有是痛。胁支满者，少阴之支络满，痛于胁下也。

虚则胸腹大，胁下与腰，相引而痛。

心火气虚，则水浊上乘，故胸腹大。经云："浊气在上则生月真胀，心气不能交于阴，故胁下与腰相引而痛也。"

取其经，少阴太阳，舌下血者。

心脉上循咽喉，开窍于舌，故取舌下血者。盖手足阴阳所苦，必先去其血，乃去其所苦，然泻有馀，补不足。

其变病，刺郄中血者。

设有变病，而邪不在经络者，亦取其郄中出血，盖脏腑经气之相通也。徐公遐问曰："师言取经之多血者而去之，少阴常少血，奚独取其舌下郄中？"曰："处有常变，用有经权，少阴少血者，言其常也；病有所苦，必先去其血，而后泻有馀，补不足者，言其变也。盖虚者亦不宜去血，变病者，又取于郄中，此皆处变用权之法，故独举少阴一经，而曰'舌下血'，曰'变病'，盖欲其类推于诸经也。"

脾病者，身重，善肌肉痿，足不收，行善瘛，脚下痛。

脾主肌肉，主通会五脏元真之气，脾气伤，故身重而肌肉善痿。痿者，肌肉委弃不仁也。足太阴经脉循胫膝，邪在经络，故足不收，气伤故善瘛而痛。用二"善"字者，言经病而及于气也。

虚则腹满肠鸣，飧泄，食不化。

此因脾气虚，而不能转输水谷故也。

取其经，太阴、阳明、少阴血者。

营卫气血，始于足少阴肾，生于足阳明胃，输于足太阴脾，故取此三经以通经气。

肺病者，喘咳逆气，肩背痛，汗出，尻、阴、股、膝、髀、腨、胻、足皆痛。

此言肺肾之经气相通也。夫肺主气而发原于肾，肾为本，肺为末，母子之经气相通。是以足少阴之脉，其直者，从肾上贯膈，入肺中，循喉咙，夹舌本，病则气逆，故喘咳也。肺俞气在肩背，气逆于上，则肩背痛而汗出；逆于下，则尻阴胻膝皆痛也。按五经之论，各有不同，俱当着眼。

虚则少气，不能报息，耳聋嗌干。

肾为生气之原，肺主周身之气，以司呼吸，生气衰于下，不能报息于上耳。肾气衰则耳聋，金水之气不足，则嗌干也。

取其经太阴，足太阳之外，厥阴内血者。

"太阴"，手太阴肺经之本脉也。启玄子曰："足太阳之外，厥阴内者，正谓腨内侧内踝后之直上，则少阴脉也。视左右足脉少阴部分，有血满异于常者，即而取之。"

肾病者，腹大胫肿，喘咳，身重，寝汗出，憎风。

肾少阴脉，起于足而上循腨，侠脐，循腹里，上行而入肺。病在经络，故腹大胫肿；水邪逆于上，则喘咳；生气衰于下，则身重也。太阳之气司表，而下出于膀胱，经气逆则表气虚，故寝汗出而恶风。

虚则胸中痛，大腹小腹痛，清厥，意不乐。

肾气虚而不能上交于心，故胸中痛。少阴之气上与阳明相合，生气虚于下，故大腹小腹痛也。"清厥"，冷之轻者，阳气虚，故手足逆冷也。心有所忆谓之意。膻中者，臣使之官，代君行令，喜乐出焉，胸中之心气不足，故意不乐也。

取其经，少阴太阳血者。

少阴与太阳为表里，脏腑之经气相通，故脏病而兼及于腑经也。以上论病生于经脉肌肉，宜治之以针石者，审察其脏腑经络之虚实而取之。

肝色青，宜食甘，粳米、牛肉、枣、葵皆甘；

夫精明五色者，气之华也。肝色青则其气苦急，故宜食甘以缓之，盖五味所以养五脏之气者也。

心色赤，宜食酸，小豆、犬肉、李、韭皆酸；

心志喜，喜则气缓，缓则心神懈弛，故宜食小豆犬李之酸，以收养心气。

肺色白，宜食苦，麦、羊肉、杏、薤皆苦；

肺色白，其气主秋金之降令，而苦上逆，故宜食羊、麦、杏、薤之苦，以收降其肺气。

脾色黄，宜食咸，大豆、豕、肉、栗、藿皆咸；

夫脾土之所以灌溉四脏者，主上渗于心肺，下泄于肝肾。如脾苦湿，则不能上渗矣；土气敦阜，则不能下泄矣。经曰："酸苦涌泄为阴，咸味渗泄为阴。"故宜食苦者，取其燥土气，以涌渗于上也；宜食咸者，取其行土气，以渗泄于下也。

肾色黑，宜食辛，黄黍、鸡肉、桃、葱、皆辛。

肾色黑则其气喜润，辛能开腠理致津液，盖从革作辛，能通母之化原也。

辛散，酸收，甘缓，苦坚，咸软。

此言发散涌泄之外，而又有或收、或缓、或坚、或耎之性，善用者，随其所利而行之。

毒药攻邪，

启玄子曰："药，谓金玉、土石、草木、菜果、虫鱼、鸟兽之类，皆可以祛邪养正者也。然攻邪却病，惟毒乃能，故曰毒药攻邪。"再按《本草》云："上药为君，主养命，以应天，无毒，多服久服不伤人，欲轻身益气，不老延年者，本上经；中药为臣，主养性，以应人，无毒有毒，斟酌其宜，欲遏病补虚羸者，本中经；下药为佐使，主治病，以应地，多毒，不可久服，欲除寒热邪气，破积聚愈疾者，本下经。"

五谷为养，

谓黍、稷、稻、麦、菽，以供养五脏之气。

五果为助，

谓桃、李、杏、枣、栗，以助其养。

五畜为益，

谓牛、羊、犬、豕、鸡，为补益五脏者也。

五菜为充。

谓葵、藿、葱、韭、薤，充实于脏腑者也。按《五常政大论》曰："大毒治病，十去其六；常毒治病，十去其七；小毒治病，十去其八；无毒治病，十去其九。"盖毒药所以攻邪，谷肉果菜，无使过伤，能补精益气，精气充足，则邪病自除。

气味合而服之，以补精益气。

此总结上文，而言谷肉果菜皆有五气五味，宜和合而食之，无使偏胜，以补益精气。如偏食焦苦之气味，则增火化；如偏食咸腐之物，则增寒化。经曰："久而增气，物化之常也。气增而久，夭之由也。"故宜气味和合而食之。

此五者，有辛酸甘苦咸，各有所利，或散或收，或缓或急，或坚或耎，四时五脏，病随五味所宜也。

"五者"，谓毒药、谷、畜、菜、果也。言此五者皆有辛甘之发散，有酸苦咸之涌泄，又有辛散、酸收、苦坚、咸耎，或随四时之宜散宜收，或随五脏之所苦所欲，各随其所利而行之。此篇论察五脏，以知间甚死生之期；审贵贱，以施针砭药食之别。盖九候之病，由五脏之所生。

宣明五气篇第二十三

天地之间，六合之内，不离于五，人亦应之。此篇承上章而宣明五气、五味、五脏、五邪，故无问答之辞，而不曰论。

五味所入：

伯高曰："胃者，五脏六腑之海也。水谷皆入于胃，五脏六腑皆禀气于胃，五味各走其所喜，酸先走肝，苦先走心，甘先走脾，辛先走肺，咸先走肾，谷气津液已行，营卫大通，乃化糟粕，以次传下。"

酸入肝，

东方生风，风生木，木生酸，酸生肝，故味之酸者，入肝以养肝气。

辛入肺，

西方生燥，燥生金，金生辛，辛生肺，故味之辛者，入肺以养肺气。

苦入心，

南方生热，热生火，火生苦，苦生心，故味之苦者，入心以养心气。

咸入肾，

北方生寒，寒生水，水生咸，咸生肾，故味之咸者，入肾以养肾气。

甘入脾，

中央生湿，湿生土，土生甘，甘生脾，故味之甘者，入脾以养脾气。

是为五入。

五气所病：

五脏气逆而为病。

心为噫，

"噫"，不平之气也。本经所谓上走心为噫者，阴气而上走于阳明，阳明络属心，故上走心为噫。盖此因胃气上逆于心，故为噫。

肺为咳，

《阴阳应象论》曰："肺在变动为咳。"

肝为语，

肝为将军之官，在志为怒，肝气欲达则为语。《诊要经终篇》曰："春刺冬分，邪气着藏，病不愈，又且欲言语。"此言春令之肝气不舒故也。

脾为吞，

脾主为胃行其津液，脾气病而不能灌溉于四脏，则津液反溢于脾窍之口，故为吞咽之证。

肾为欠、为嚏，

《灵枢经》曰："阳者主上，阴者主下，阳引而上，阴引而下，阴阳相引，故数欠，当泻足少阴，补足太阳。"盖少阴之气在下，病则反逆于上，而欲引于下，欲引于下则欠，反逆于上则嚏，盖肾络上通于胃也。

胃为气逆，为哕为恐，

按《口问篇》曰："人之哕者，谷入于胃，胃气上注于肺。今有故寒气与新谷气，俱还入于胃，新故相乱，真邪相攻，气并相逆，复出于胃，故为哕。"盖谷入于胃，乃传之肺，而肺返还入于胃，胃受肺之寒气所逆，而欲复出于胃，故为哕。胃之逆气，下并于肾则为恐，盖肾于胃，戊癸相合也。"哕"，呃逆也。"哕哕"，车銮声，言呃声之有轮序，故曰哕。

大肠小肠为泄，

大肠小肠，受盛水谷，变化糟粕，病则不能化物而为泄矣。

下焦溢为水，

下焦如渎，水道出焉，病则反溢而为水病。

膀胱不利为癃，不约为遗溺，

《灵枢经》曰："三焦下俞，出于委阳，并太阳之正，入络膀胱，约下焦，实则闭癃，虚则遗溺，遗溺则补之，闭癃则泻之。"

胆为怒，

胆为中正之官，性秉刚决，病则气郁而为怒。

是为五病。

谓病五脏五行之气，而六腑亦配合于五行。

五精所并：

谓五脏之精气相并。

精气并于心则喜，

多阳者多喜，心为阳藏，阴精并之，故喜。本经曰："神馀则笑不休。"

并于肺则悲，

肝悲哀动中则伤魂，肺虚而肝气并于肺则悲。

并于肝则忧，

脾忧愁不解则伤意，肝虚而脾气并于肝则忧。

并于脾则畏，

恐惧不解则伤精，脾虚而肾气并于脾则畏。

并于肾则恐，

本经所谓恐，如人将捕之者，阴气少，阳气入阴，阴阳相搏，故恐也。盖心肾为水火阴阳之主宰，是以心虚而阴精并之则喜，肾虚而阳气并之则恐，此水火二气上下交并，其余三脏皆所胜之气相并，所谓气不及则所胜妄行。徐公遐曰："有精相并者，有气相并者，故首提曰精气。"

是谓五并，虚则相并者也。

此申明并者，因虚而相并也。

五脏所恶：

金木水火土，五脏之本气也。风寒热燥湿，五行之所生也。五脏之气，喜于生化，故本气自胜者恶之。

心恶热，

心为火脏，故恶热。

肺恶寒，

肺属清金，故恶寒。

肝恶风，

肝主风木，故恶风。

脾恶湿，

脾为阴土，故恶湿。

肾恶燥，

肾为水脏，故恶燥。

是谓五恶。

三脏恶本气之胜，肺恶肾之寒，肾恶肺之燥，此亦阴阳变换之道，而肺肾子母之气，互为本末也。

五脏化液：

水谷入口，其味有五，津液各走其道，五脏受水谷之津，淖注于外窍，而化五液。

心为汗，

心主血，汗乃血之液也。

肺为涕，

出于肺窍之鼻而为涕。

肝为泪，

出于肝窍之目而为泪。

脾为涎，

出于脾窍之口而为涎。

肾为唾，

肾络上贯膈入肺，上循喉咙，挟舌本。舌下廉泉、玉英，上液之道也，故肾为唾。经曰："液者，所以灌精濡空窍者也。"

是谓五液。

又曰："五液者，肾为水脏，受五脏之精而藏之，肾之液复入心，而为血，入肝为泪，入肺为涕，入脾为涎，自入为唾，是以五液皆咸。"

五味所禁：

阴之所生，本在五味，阴之五宫，伤在五味，故禁多食。

辛走气，气病无多食辛，

肺主气，辛入肺，故走气。气病而多食之，反辛散而伤气。

咸走血，血病无多食咸，

心主血，润下作咸。咸走血者，水气上交于心也，血病而多食之，则水反胜火矣。

苦走骨，骨病无多食苦；

肾主骨，炎上作苦。苦走骨者，火气下交于肾也，骨病而多食之，则火气反胜矣。此与"并于心则喜，并于肾则恐"之义相同。盖心肾水火之气，时相既济，故所走互更，其馀三脏，是本脏之味，而走本脏所主之筋肉也。

甘走肉，肉病无多食甘，

脾主肌肉，甘为土味，脾病而多食之，则反伤脾气。

酸走筋，筋病无多食酸。

肝合筋，酸走肝，筋病而多食之，则反伤其肝气。

是谓五禁，无令多食。

五味所以养五脏之气者也，病则气虚，故无令多食，盖少则补，多则反伤其气。

五病所发：

承上文而言，五脏之病各有所发。

阴病发于骨，

骨为阴脏，在体为骨，故肾阴之病而发于骨。

阳病发于血，

心为阳中之太阳，在体为脉，故心阳之病，而发于血。朱永年曰："上节言咸走血，苦走骨，此节曰阴病发于骨，阳病发于血，正见其阴阳体用之妙。"

阴病发于肉，

脾为阴中之至阴，在体为肉，是以太阴之病，而发于所主之肌肉。

阳病发于冬，

肝为阴中之少阳，逆冬气则奉生者少，春为痿厥，故肝脏之阳病发于冬。

阴病发于夏，

肺为牝脏，逆夏气则奉收者少，秋为痎疟，故肺脏之阴病而发于夏也。夫所谓阳病发于骨，阴病发于血者，即《调神论》之所谓"逆夏气则太阳不长，心气内洞，逆冬气则少阴不藏，肾气独沉"之义，此因本气自伤而为病也。曰阳病发于冬，阴病发于夏者，因所生之母气，逆而为病也。阴阳之道，推变无穷，若胶执于心肾发于骨血，肝肺发于冬夏，又不可与论阴阳矣。

是为五发。

谓五脏皆有所发之处，各有所发之因。

五邪所乱：

言真气为邪气所乱。

邪入于阳则狂。

邪入于阳则阳盛，阴不胜其阳，则脉流薄疾，并乃狂。又，四肢为诸阳之本，阳盛则四肢实，实则能登高也。热盛于身，则弃衣欲走也。阳盛则使人骂詈，不避亲疏也。

邪入于阴则痹，

痹者，闭也，痛也。邪入于阴，闭而不行，则留著而为痹痛之证。故曰："病在阳者，名曰风；病在阴者，名曰痹。"

搏阳则为巅疾，

《方盛衰论》曰："气上不下，头痛巅疾。"盖邪气与阳气搏击于上，则为头痛巅顶之疾。

搏阴则为喑，

足之少阴，上系于舌，络于横骨，终于会厌。邪搏于阴则厌不能发，发不能下，至其开阖不利，故为喑。

阳入之阴则静，

阳分之邪，而入之阴，则病者静，盖阴盛则静也。

阴出之阳则怒，

阴分之邪，而出之阳，则病者多怒，盖阳盛则怒也。

是为五乱。

谓邪气乱于五脏之阴阳。

五邪所见：

夫五邪之乱于阴阳者，乱五脏阴阳之气也。真气为贼邪所伤，则五邪之胜气，外见于脉矣。

春得秋脉，夏得冬脉，长夏得春脉，秋得夏脉，冬得长夏脉。

春弦夏钩，秋毛冬石，五脏阴阳之真气也。反得所胜之脉者，邪贼盛而见于脉也。

名曰阴出之阳，病善怒，不治。

夫内为阴，外为阳，在内五脏为阴，在外皮肉络脉为阳，在内所伤之脏气而外见于脉，故名曰阴出之阳。邪出于脉则血有馀，经曰："血有馀则怒。"此真气为邪气所胜，故为不治。

是为五邪皆同，命死不治。

此言上文之所谓不治者，谓五脉皆为邪胜也。如五脏之气为邪所胜，见四时相克之脉，皆为死不治矣。

五脏所藏：

脏者藏也，主藏而不泻也。

心藏神，

经曰："两精相搏谓之神。"是神乃阴精所生，而藏于心脏。朱永年曰："所生之来谓之精"，又曰："神者，水谷之精气也。"是先天所生之精，与后天水谷之精，而生此神，故曰两精相搏。

肺藏魄，

并精而出谓之魄，魄乃阴精所生，肺为阴脏，故主藏魄。

肝藏魂，

随神往来谓之魂，肝为阴脏，故主藏魂。

脾藏意，

所以任物谓之心，心之所忆谓之意，心生血脉，血生脾，故心所之之意而藏于脾也。

肾藏志，

心之所之谓之志，神生于精，志生于心，亦心肾交济之义。

是为五脏所藏。

为五脏所藏之神。

五脏所主：

五脏在内，而各有所主之外合。

心主脉，

心主血，故所主在脉。

肺主皮，

肺主气，气主皮毛，故肺合皮。

肝主筋，

肝生于肾，筋生于骨，故在脏为肝，在体为筋。

脾主肉，

五脏元真之气，通会于肌肉腠理，脾气通于五脏，故所主在肉。

肾主骨，

肾藏精髓而注于骨，故所主在骨。

是为五主。

谓人身之皮腠形层，各属五脏之所主。

五劳所伤：

"劳"，谓太过也。上古之民形劳而不倦。

久视伤血，

久视损神，故伤血。

久卧伤气，

久卧则气不行，故伤气。

久坐伤肉，

脾喜运动，故久坐伤肉。

久立伤骨，

久立则伤腰肾膝胫，故伤骨。

久行伤筋，

行走罢极则伤筋。

是为五劳所伤。

是五劳而伤，五脏所主之血气筋骨也。

五脉应象：

五脏之脉，以应四时五行之象。

肝脉弦，

象木体之条达也。

心脉钩，

象火炎盛，而秒则环转如钩。

脾脉代，

象四时之更代也。

肺脉毛，

秋令清肃，故象羽毛之清虚。

肾脉石，

象石之沉水也。

是为五脏之脉。

夫九候之道，必先定五脏五脉，审辨其五实五虚，而后立五法，调五味以治之，故此篇宣明五脏之气焉。

血气形志篇第二十四

夫人之常数，太阳常多血少气，少阳常少血多气，阳明常多气多血，少阴常少血多气，厥阴常多血少气，太阴常多气少血，此天之常数。

夫气为阳，血为阴，腑为阳，脏为阴，脏腑阴阳，雌雄相合，而气血之多少自有常数。如太阳多血少气，则少阴少血多气；少阳少血多气，则厥阴多血少气；阳有余则阴不足，阴有余则阳不足，此天地盈虚之常数也。惟阳明则气血皆多，盖血气皆生于阳明也。

足太阳与少阴为表里，少阳与厥阴为表里，阳明与太阴为表里，是为足之阴阳也。手太阳与少阴为表里，少阳与心主为表里，阳明与太阴为表里，是为手之阴阳也。

夫手有三阴三阳，足有三阴三阳，以合十二经脉。阴阳并交，表里相应，是以圣人持诊之道，先后阴阳而持之，诊合微之事，追阴阳之变，彰五中之情，取虚实之要，知此乃足以诊。如切阴不得阳，诊消亡；得阳不得阴，守学不湛。是故脏腑阴阳，相为表里，此皆诊候之要，不可不知。

今知手足阴阳所苦，凡治病必先去其血，乃去其所苦，伺之所欲，然后泻有余，补不足。

知所苦者，知邪病在手足之何经也？"先去其血"，除宛陈也，宛陈去，则无所苦矣。伺之所欲者，伺其欲散、欲奥、欲缓、欲收，盖必先定五脏之病，五脏已定，九候已备，而后乃存针。有余者，邪气盛也；不足者，精气夺也。有余则泻之，不足则补之。

欲知背俞，先度其两乳间，中折之，更以他草度去，半已，即以两隅相拄也，乃举以度其背，令其一隅居上，齐脊大椎，两隅在下，当其下隅者，肺之俞也。

"俞"，音输。"度"，音铎。"拄"音主。此论取五俞之法，五脏之俞，皆在于背，背者，胸之府也。故先量其两乳，而后定其背之俞焉。"度"，量也。言以草量其乳间，中折之，更以他草度此草，去半已，使与中折之草，拄为三隅，以一隅上齐脊之大椎，两隅分而拄下，当其下隅之尽处，是肺俞也。盖九针九候之道，先以五脏为主。

复下一度，心之俞也；复下一度，左角肝之俞也，右角脾之俞也；复下一度，肾之俞也。是谓五脏之俞，灸刺之度也。

"度"，叶渡。"度"，度数也。"俞"，输同。五脏血气输转传布也。吴鹤皋曰："此取五脏俞法，与《甲乙经》不合，盖古人别为一法者也。"〔眉批：度草同等，以一草横于大椎，二草分头挂下，心肝居左，脾肺在右。〕

形乐志苦，病生于脉，治之以灸刺；

君子劳心，小人劳力，形乐志苦，形乐志乐，贵人也。形苦志乐，形苦志苦，常人也。所谓更贵更贱，以知死生，以决成败也。《金匮要略》曰："'血痹病，从何得之？'师曰：'夫尊荣人，骨弱，肌肤盛，重困疲劳，汗出，卧不时动摇，加被微风遂得之，宜引针引阳气，令脉和，紧去则愈。"盖形乐则肌肤盛，肌肤盛则阳气留于阴也久。阳不在表，则邪直伤于阴，志苦则伤神，神伤则血脉虚，而邪气易入，故病生于脉也。宜灸，以启留陷之阳；宜刺，以去血脉之痹。

形乐志乐，病生于肉，治之以针石；

形乐志乐，则过于安逸矣，过于安乐，则神机不转，气血羁留，故病生于肉，宜治以针石，引而通之。

形苦志乐，病生于筋，治之以熨引；

吴鹤皋曰："劳苦其形则伤筋，志逸而乐，则血脉未尝受病，故治之以熨烙导引，使血脉荣养于筋，则就安矣。"

形苦志苦，病生咽嗌，治之以甘药；

百忧感其心，万事劳其形，则阴阳气血皆伤矣。夫嗌主天气，咽主地气，天者阳气，地者阴气，此阴阳气血皆伤，故病生嗌咽，是宜甘药以调其脾胃焉。《终始篇》曰："阴阳俱不足，补阳则阴竭，泻阴则阳脱，如是者，可将以甘药，不可饮以至剂，如此者弗灸。"朱永年曰："吭嗌，喉也。"

形数惊恐，经络不通，病生于不仁，治之以按摩醪药。

惊则气乱，恐则气下，盖血随气行，气数乱逆，则经络不通，营卫不行，是以病生于不仁，宜按摩醪药，以行其营卫血气焉。朱永年曰："酒者，熟谷之液，其性慓悍，其气先行于营卫，故宜于醪药也。"

是谓五形志也。

谓大人布衣，有此五者之形志。

刺阳明出血气，刺太阳出血恶气，刺少阳出气恶血，刺太阴出气恶血，刺少阴出气恶血，刺厥阴出血恶气也。

"恶"，去声。此言六经之气血，各有多少，宜从其多者而去之。盖邪在气分者，可从血出；邪在血分者，可从气出也。阳明气血皆多，刺可出血、出气；太阳多血少气，故刺宜出血，而恶出气；少阴多气少血，故刺宜出气，而恶出血；太阴多气少血，故刺宜出气，而恶出血；少阴多气少血，故刺宜出气，而恶出血；厥阴多血少气，故刺宜出血，而恶出气。此气血之常数，针刺之常法也。《针经》曰："刺荣者出血，刺卫者出气。"按《灵枢·经水篇》曰："十二经之多血少气，与其少血多气，与其皆多血气，与其皆少血气，皆有大数，其治以针艾，各调其经气，固其常有合。"又曰："足阳明，五脏六腑之海也，其脉大血多，气盛热壮，刺此者，不深弗散，不留不泻也。足阳明刺深六分，留十呼；足太阳深五分，留七呼；足少阳深四分，留五呼；足太阴深三分，留四呼；足少阴深二分，留三呼；足厥阴深一分，留二呼。手之阴阳，其受气之道近，其气之来疾，其刺深者，皆无过二分，其留皆无过一呼，其少长大少肥瘦，以心撩之，命曰法天之常。灸之亦然，灸而逾此者，得恶火，则骨枯脉涩；刺而过此者，则脱气。"

宝命全形论篇第二十五

黄帝问曰：天覆地载，万物悉备，莫贵于人，人以天地之气生，四时之法成。

王冰曰："天以德流，地以气化，德气相合，而乃生焉。《易》曰'天地氤氲，万物化醇'，此之谓也。则假以温凉寒暑，生长收藏，四时运行而方成立。"

君王众庶，尽欲全形。

王冰曰："贵贱虽殊，然其宝命一矣。故好生恶死者，贵贱之常情也。"

形之疾病，莫知其情，留淫日深，著于骨髓，心私虑之，余欲针除其疾病，为之奈何？

王冰曰："虚邪之中人微，先见于色，不知于身，有形无形，故莫知其情状也。留而不去，淫衍日深，邪气袭虚，故着于骨髓，帝矜不度，故请行其针。"

岐伯对曰：夫盐之味咸者，其气令器津泄；弦绝者，其音嘶败；木敷者，其叶发；病深者，其声哕。人有此三者，是谓坏腑，毒药无治，短针无取，此皆绝皮伤肉，血气争黑。

此言脏腑经络，皆由胃气之所资生。如胃气已败，虽毒药无所用其功，针石无所施其力，欲宝命全形者，当先养其胃气焉。夫之味咸者，性本润下，如置之器中，其气上升，令津泄泽于器之上；如弦欲绝者，其音必先嘶败；如木气敷散，其叶早发生。此三者，以喻有诸内，而形诸外，以比哕之腑坏而后发于音声。夫哕有三因，如因肺气逆而欲复出于胃者，橘皮竹茹汤主之，此哕之逆证也；如哕而腹满，当视其前后，知何部不利，利之而愈者，此哕之实征也；如有此三者之比而其声哕者，哕之败证也。此因病深而胃腑已坏，虽毒药无可治其内，短针无可取其外，此皆皮毛焦绝，肌肉损伤，而气血争为腐败矣。黑者，腐之色也。朱水年曰："《金匮要略》云：'六腑气绝于外者，手足寒，上气脚缩；五脏气绝于内者，利不禁，手足不仁，此哕之坏证也。'所谓坏腑者，言病深而五脏六腑，血气皮肉俱已败坏。"〔眉批：张兆璜曰："气阳味阴，味下气升，气本于味，病本于根。《五变论》曰：'木之早花先生叶者，遇春霜烈风则花落而叶萎。'"〕

帝曰。余念其痛心，为之乱惑反甚，其病不可更代，百姓闻之，以为残贼，为之奈何？

"更代"，更易时月也。"残贼"，残忍其死而贼害不仁也。

岐伯曰：夫人生于地，悬命于天，天地合气，命之曰人。

王冰曰："形假物成，故生于地；命惟天赋，故悬于天；德气同归，故谓之人也。《灵枢经》曰：'天之在我者德，地之在我者气，德流气薄而生者也。'然德者道之用，气者生之母也。"

人能应四时者，天地为之父母。

王冰曰："人能应四时和气而养生者，天地恒畜养之，故为父母。《四气调神论》曰：'夫四时阴阳者，万物之根本也。所以圣人春夏养阳，秋冬养阴，以从其根，故与万物浮沉于生长之门。'"

知万物者，谓之天子。

吴昆曰："知万物则能参天地，赞化育，是谓天之子也。"

天有阴阳，人有十二节。

《邪客篇》曰："岁有十二月，人有十二节。"《生气通天论》曰："夫自古通天者，生之本，本于阴阳，天地之间，六合之内，其气九州九窍，五脏十二节，皆通乎天气。"十二节者，手足之十二大节也。盖天有阴阳寒暑以成岁，人有十二节以合手足之三阴三阳，十二经脉以应天之十二月也。

天有寒暑，人有虚实。

寒暑者，天之阴阳消长也。虚实者，人之阴阳消长也。

能经天地阴阳之化者，不失四时；知十二节之理者，圣智不能欺也。

言能经理天地阴阳之造化者，不失四时之运行；知十二经脉之理，而合于天之阴阳，惟圣智者能之，又何欺之有？

能存八动之变，五胜更立，能达虚实之数者，独出独入，呿吟至微，秋毫在目。

"呿"音区。"存"，存心也。"八动"，八风之变也。"五胜"，五行之胜克也。更立者，言五行之有胜制，胜则贼害，制则生化，万物尽然，不可胜竭也。独出独入者，言能存心于八动五胜，明达于虚实之数，而出入补泻之有独见也。"呿"卧声，口张而不合，气之虚也。吟，呻吟之声，气之实也。言其呿吟之至微，而虚实之秋毫，皆在吾目矣。

帝曰：人生有形，不离阴阳，天地合气，别为九野，分为四时，月有小大，日有短长，万物并至，不可胜量，虚实呿吟，敢问其方？

人秉天地阴阳之气，而生此形，是以与天地合气，而成九候也。别为九野者，以身形之应九野也。分为四时者，左足应立春，左胁应春分，左手应立夏，膺喉头首应夏至，右手应立秋，右胁应秋分，右足应立冬，腰尻下窍应冬至也。"月有小大，日有短长"，言气候之有盈虚，人与天地万物之气皆然，而不可胜量也。虚实呿吟者，以呿吟之至微，而知其虚实也。欲法天则地而为针刺之法，敢问其方？

岐伯曰：木得金而伐，火得水而灭，土得木而达，金得火而缺，水得土而绝，万物尽然，不可胜竭。

伯言针石之道，必先定五脏，备九候，而后乃存针。然五脏五行之气，有相胜更立，不可不知。如木得金则伐，火得水则灭，金得火则缺，水得土则绝，此所胜之气而为贼害也。如土得木而达，此得所胜之气而为制化也。万物之理皆然，而不可胜竭。〔眉批：五行有胜克，有制化，举四者之克土亦有胜克矣；举土之制化，可类推于四旁矣。〕

故针有悬布天下者五，黔首共馀食，莫之知也。

共，供同。"黔首"，黎民也。"悬布天下者"，先立《针经》以示人，而百姓止可力田以供租税，有馀粟以供养，其于治针之道，莫之知也。〔眉批：《针经》曰："余子万民，养百姓而收其租税，余愍其不给，而属有疾病，欲助微针通其经脉。"〕

一曰治神，

神在秋毫，属意病者，神属勿去，知病存亡。

二曰知养身，

以身之虚，而逢天之虚，两虚相感，其气至骨，入则伤五脏。故当知日之寒温，月之虚盛，四时气之浮沉，而调之于身，工候救之，勿能伤也。

三曰知毒药为真，

"毒药"，所以攻邪者也，如知之不真，用之不当，则反伤其真气矣。故帝曰："余欲弗使被毒药，欲以微针通其经脉，调其血气。"

四曰制砭石小大，

上古之世，未有冶铸，以砭石为针，制有大小，随病所宜，黄帝始造九针，以代镵石。经曰："小之则无内，大之则无外。"盖治外者，制小其针；治内者，制其大也。

五曰知腑脏血气之诊。

腑为阳，脏为阴，气为阳，血为阴，人生有形，不离阴阳，故必先知脏腑气血之虚实，而后可以行针。

五法俱立，各有所先。

言上古之世，立此五法，而各有所宜先者。

今末世之刺也，虚者实之，满者泄之，此皆众工所共知也。

止知泻有馀补不足，此粗工之所共知。

若夫法天则地，随应而动，和之者若响，随之者若影，道无鬼神，独采独往。

法天则地者，必候日月星辰四时八正之气，随气应而用其针，是因天地之时而调和气血也。迎之随之，以意和之，如响应声，如影随形，得心应手，取效若神，而离合出入，自有独见，不与众闻。徐公遐曰："来者为阳，往者为阴。鬼神者，阴阳之气也。言道在纯一，而若无鬼神矣。"朱子曰："鬼神，天地之功用，造化之迹也。以二气言，则鬼者阴之灵也，神者阳之灵也；以一气言，则至而伸者为神，返而归者为鬼，其实一物而已。"

帝曰：愿闻其道？岐伯曰：凡刺之真，必先治神。

真者，真一无妄。神者，阴阳不测之谓。言刺之道，虽有阴阳虚实之分，而必先归于治神。

五脏已定，

凡刺之道，毕于终始。明知终始，五脏为纪，阴阳定矣。

九候已备，后乃存针。

知诊三部九候之病脉处，而后存针以治之。

众脉不见，众凶弗闻。外内相得，无以形先。

按《九针篇》曰："皮肉筋脉，各有所处，病各有所宜，各不同形，各以任其所宜，取五脉者死，取三脉者恇。"故曰"众脉不见，众凶弗闻"，言不可以滥取也。脏腑在内，皮肤筋脉在外，外内之相应者，贵在得神，而无以形先，盖言上守神，粗守形也。

可玩往来，乃施于人。

言知机之道，而后乃施于人。《九针篇》曰："粗守关，上守机，机之动，不离其空，空中之机，清净而微，其来不可逢，其往不可追。知机之道者，不可挂以发；不知机道，叩之不发，知其往来，为与之期。"

人有虚实，五虚弗近，五实弗远。

五虚者，五脏之精气夺也；五实者，五脉之邪气盛也。夫用针者，观察病人之态，以知精神魂魄之存亡得失之意。五者已伤，针不可以治之，故曰五虚弗近；邪实者急取而泻之，故曰五实弗远。

至其当发，间不容瞚。

瞚，音舜，与瞬同，刺之微在迟速，知其可取，有如发机，间不容于瞬息也。

手动若务，针耀而匀。

"动"，用针也。"务"，专一也。"耀"，光净也。"匀"，均匀也。

静意视义，观适之变。

"适"，至也。静己之意，视针之义，以观气至之变。

是谓冥冥，莫知其形。

冥冥者，视之无形也。言形气营卫之不形于外，而工独知之。

见其乌乌，见其稷稷，纵见其飞，不知其谁。

张介宾曰："此形容用针之象，有如此者。'乌乌'，言气至如乌之集也。'稷稷'，言气盛如稷之繁也。'从见其飞'，言气之或往或来，如乌之飞也。然此皆无中之有，莫知其谁为之也。"

伏如横弩，起如发机。

王冰曰："血气之未应针，则伏如横弩之安静；其应针也，则起如机发之迅速。"

帝曰：何如而虚？何如而实？

复问治虚实之法。

岐伯曰：刺虚者须其实，刺实者须其虚。

言刺虚者，须俟其气至而实；刺实者，须俟其气泄而虚。

经气已至，慎守弗失，深浅在志，远近若一，如临深渊，手如握虎，神无荣于众物。

按《针解论》云："刺实须其虚者，留针，阴气隆至，乃去针也；刺虚须其实者，阳气隆至，针下热，乃去针也。""经气已至，慎守弗失者。"勿变更也。浅深在志者，知病之内外也。远近如一者，深浅其候等也。如临深渊者，不敢堕也。手如握虎者，欲其壮也。神无荣于众物者，静志观病人，无左右视也。

八正神明论篇第二十六

黄帝问曰：用针之服，必有法则焉，今何法何则？

"服"，事也。"法"，方法。"则"，准则也。

岐伯对曰：法天则地，合以天光。

谓合天之寒暑，日之寒温，月之盈虚，星辰之行度。

帝曰：愿卒闻之。岐伯曰：凡刺之法，必候日月星辰，四时八正之气，气定乃刺之。

候日月者，谓日之寒温，月之空满也。星辰者，先知二十八宿之分，以纪日月之行也。四时八正之气者，谓四时之气，八方之风也。"定"，安静也。气定乃刺之者，谨候其气之安静而刺之也。

是故天温日明，则人血淖液而卫气浮，故血易泻，气易行；天寒日阴，则入血凝涩而卫气沉。

"淖"，和也。言天温日明则阳气盛，人之血气亦应之，故血和润而易泻，卫气浮而易行。天寒日阴，则阴气盛，故人血凝涩而卫气沉，凝则难行，沉则不应矣。

月始生，则血气始精，卫气始行；月郭满，则血气实，肌肉坚；月郭空，则肌肉减，经络虚，卫气去，形独居。是以因天时，而调血气也。

"精"，纯至也。月乃阴水之精，故潮汐之消长，应月之盈亏。人之形体属阴，精血属水，故其虚实浮沉，亦应于月。

是以天寒无刺，

血涩而卫沉也。

天温无疑，

天气温和，则血气无凝滞而易行。

月生无泻，

恐伐其生气也。

月满无补，

恐重实也。

月郭空无治，

真气虚而邪气不去也。

是谓得时而调之。

谓得天时而调其血气也。

因天之序，盛虚之时，移光定位，正立而待之。

因天气之和，月之盛满，候日迁移，定气所在，南面正立，待气至而刺之。

故曰：月生而泻，是谓脏虚；

"脏"，阴也，内也。谓虚其里阴，初生之血气。

月满而补，血气扬溢，络有留血，命曰重实；

"重"，平声。月满则血气充溢于形象之外，若重补之，则络有留血，是谓重实也。

月郭空而治，是谓乱经。阴阳相错，真邪不别，沉以留止，外虚内乱，淫邪乃起。

用针之要，在于知调阴阳，月郭空则阴阳营卫皆虚，正不胜邪，则邪留不去，而真气反错乱矣。

帝曰：星辰八正何候？岐伯曰：星辰者，所以制日月之行也。

伯高曰："岁有十二月，日有十二辰，子午为经，卯酉为纬，周天二十八宿，而一而七星，四七二十八星，房昴为纬，虚张为经，是故房至毕为阳，昴至心为阴。盖日月经天，有南陆北陆之行，有朔望虚盈之度。故星辰者，所以纪日月之行，而人之营卫，亦有阴阳虚实之应也。"

八正者，所以候八风之虚邪，以时至者也。

八正者，八方之正位也。八方之气，以时而至，谓之八风。风从其所居之方来，为实风，主生长，养万物。如月建在子，风从北方来，冬气之正也；月建在卯，风从东方来，春气之正也；月建在午，风从南方来，夏气之正也；月建在酉，风从西方来，秋气之正也。如春夏之交，风从东南来；夏秋之交，风从西南来；秋冬之交，风从西北来；春冬之交，风从东北来。此四方四维之真气，主生长万物者也。从其冲后来为虚风，伤人者也，主杀主害。冲后来者，从冲犯之方而来。如太一居子，风从南方来，火反冲水也；太一居卯，风从西方来，金来犯木也。故以八方之位，以候八风之真气，候八节之风邪。

四时者，所以分春秋冬夏之气所在，以时调之也。

四时之气所在，如春气在经脉，夏气在孙络，长夏气在肌肉，秋气在皮肤，冬气在骨髓。又如正月二月，人气在肝；三月四月，人气在脾；五月六月，人气在头；七月八月，人气在肺；九月十月，人气在心；十一月十二月，人气在肾。此皆气之所在，以时而调之也。

八正之虚邪，而避之勿犯也。

八方之虚邪，主杀主害者，谨候而避之，故圣人曰："避虚邪之道，如避矢石然，邪勿能害也。"朱永年曰："曰避者，候太一徙居中宫之日而避之也。"

以身之虚，而逢天之虚，两虚相感，其气至骨，入则伤五脏，工候救之，弗能伤也。

"身之虚"，血气虚也。"天之虚"，虚向之邪风也。两虚相感，故邪气至骨，而入伤五脏，上工调其九候而救之，始勿能伤害其性命。

故曰：天忌不可不知也。

天忌者，谓太一徙居中宫，乃天道所当避忌之日。"太一"，北极也。斗杓所指之辰，谓之月建，即气令所主之方，如冬至四十六日，月建在北，太一居叶蛰之宫，叶蛰，坎宫也；立春四十六日居天留，天留，艮宫也；春分四十六日居仓门，仓门，震宫也；立夏四十五日居阴洛，阴洛，巽宫也；夏至四十六日居天宫，天宫，离宫也；立秋四十六日居玄委，玄委，坤宫也；秋分四十六日居仓果，仓果，兑宫也；立冬四十五日居新洛，新洛，乾宫也；明日复居叶蛰之宫，曰冬至矣。此太一一岁所居之宫也。又，太一日游，以冬至之日，居叶蛰之宫，数所在日，从一处至九日，复返于一，常如是无已，终而复始。太一移日者，天必应之以风雨，以其日风雨则吉，岁美民安少病矣。移日者，始移宫之第一日也。如太一徙立于中宫，乃朝八风以占吉凶，其日大禁者也。徙入中宫日者，乃九日中之第五日也，其日风从南方来，名曰大弱风，其伤人也，内舍于心，外在于脉，气主热；风从西南方来，名曰谋风，其伤人也，内舍于脾，外在于肌，其气主为弱；风从西方来，名曰刚风，其伤人也，内舍于肺，外在于皮肤，其气主为燥；风从西北方来，名曰折风，其伤人也，内舍于小肠，外在于手太阳脉，脉绝则溢，脉闭则结不通，善暴死；风从北方来，名曰大刚风，其伤人也，内舍于肾，外在于骨，与肩背之膂筋，其气主为寒也；风从东北方来，名曰凶风，其伤人也，内舍于大肠，外在于两胁腋骨，下及肢节；风从东方来，名曰婴儿风，其伤人也，内舍于肝，外在于筋纽，其气主为身湿；风从东南方来，名曰弱风，其伤人也，内舍于胃，外庄肌肉，其气主体重。此八风皆从其虚之向来，乃能病人。三虚相搏，则为暴病猝死；两实一虚，病则为淋露寒热，犯其雨湿之地，则为痿，故曰大禁。太一所在之日，是为天忌，言太一所在中宫之日，大宜避忌，此天时之不可不知也。又，身形之应九野，左足应立春，其日戊寅己丑；左胁应春分，其日乙卯；左手应立夏，其日戊辰己巳；膺喉头首应夏至，其日丙午；右手应立秋，其日戊申己未；右胁应秋分，其日辛酉；右足应立冬，其日戊戌己亥；腰尻下窍应冬至，其日壬子；六腑膈下三脏应中州，其大禁，大禁太一所在日，及诸戊己。是谓天忌，宜避针刺，此医者之不可不知也。

帝曰：善。其法星辰者，余闻之矣，愿闻法往古者。岐伯曰：法往古者，先知《针经》也。

按《灵枢》首篇黄帝问曰："余子万民，养百姓而收其租税，余哀其不给，而属有疾病，余欲勿使被毒药，无用砭石，欲以微针通其经脉，调其血气，先立《针经》，愿闻其情。"故曰："法往古者"，先取法乎《针经》也；"验于来今者"，取验于本经之论也。是以《三部九候》诸篇，皆补论《针经》未尽之旨。再按《官针篇》曰："用针者，不知年之所加，气之盛衰，虚实之所起，不可以为工。"故本经补论岁运八篇，立数万余言，亦详悉《灵枢》之所未尽者。〔眉批：黄帝法往古而先注《针经》。〕

验于来今者，先知日之寒温，月之虚盛，以候气之浮沉，而调之于身，观其立有验也。

"验于来今者"，言《针经》之所未发明也。盖人生于地，悬命于天，天地合气，命之曰人，是以本卷九篇，论三部九候，而各有天，各有地，各有人，以天之日月虚盈，地之经水动静，以候气之浮沉，血之凝泣，所谓法天则地，调之于身。故曰："三部九候为之原，九针之论，不必存矣。"

观其冥冥者，言形气营卫之不形手外，而工独知之，以日之寒温，月之虚盛，四时气之浮沉，参伍相合而调之，工常先见之，然而不形于外，故曰观于冥冥焉。

言上工取法天地，先知日之寒温，月之虚盈，四时气之浮沉，与人之形气营卫，参伍相合而调之，是虽形气营卫之不形于外，而工已独知之，故曰观于冥冥焉。

通于无穷者，可以传于后世也。

承上文而言，通于天地阴阳无穷之道者，可传于万世也。

是故工之所以异也，然而不形见于外，故俱不能见也。视之无形，尝之无味，故谓冥冥，若神仿佛。

此复言观于冥冥者，不形见于外，视之无形，尝之无味，仿佛乎若神，是以粗工之不能俱见也。上工独知之者，先以日月四时之气调之于身，故常先见之，是故工之所以有异也。

虚邪者，八正之虚邪气也。

所谓虚邪者，乃八方虚向所来之邪气，其入于身也深。

真邪者，身形若用力，汗出腠理开，逢虚风，其中人也微，故莫知其情，莫见其形。

所谓真邪者，八方之真气也。真气者，正风也，从一方来，非实风又非虚风也，其中人也浅，是以逢人之汗出，腠理开，而后入于肌腠络脉之间，然其中人也亦微。故莫知其情，莫见其形。

上工救其萌芽，必先见三部九候之气，尽调不败而求之，故曰上工。

此言虚邪之始中人也，亦起于毫毛，发于腠理，其入深，则搏于筋骨，伤人五脏，故上工救其萌芽，始发见其洒淅动形而即治之，不使有伤三部九候之气，是为上工也。朱永年曰："虚向之邪，逢人之虚，则中人也深，而入伤五脏，如人之九候尽调者，亦始伤毫毛，故当救其萌芽，勿使伤败九候之气。"

下工救其已成，救其已败。救其已成者，言不知三部九候之相失，因病而败之也。

已成者，入伤营卫而病已成。已败者，三部九候之气已为邪所伤败。下工救其已成者，言不知三部九候之相失者，因邪病而败之也。此言上工救其萌芽，不使邪伤真气，下工救其已成，则真气已败，不亦晚乎？

知其所在者，知诊三部九候之病脉处而治之，故曰守其门户焉，莫知其情而见邪形也。

此言真邪之中人也微。莫知其情，莫见其形，上工知诊三部九候之病脉，故能知其所在。知其所在，即于病脉处而治之，故曰守其门户焉，言守其真气而邪自去矣。朱永年曰："上工知诊三部九候之病脉，故能见其邪形。下工不知所诊，则亦莫见其形矣。"

帝曰：余闻补泻，未得其意。

补正泻邪，各有其法。

岐伯曰：泻必用方，方者以气方盛也，以月方满也，以日方温也，以身方定也，以息方吸而内针，乃复候其方吸而转针，乃复候其方呼而徐引针，故曰泻必用方，其气而行焉。

"内"，叶讷。天包乎地，圆者，天之象也；气生于地，方者，地之象也。盖以天地阴阳四时之气，合人形之虚实，而为补泻之法，故曰圆与方非针也。"气方盛，月方满，日方温"，则人之真气充而邪易泻也。"身方定"，阴阳不相错也。"息方吸而内针"，吸天地之气以助其气也。故泻必用方，其气盛而行焉。

补必用圆，圆者行也，行者移也。

补必用圆者，圆活其气之周行于外内也。经气周行，则移其真气之隆至矣。

刺必中其荣，复以吸排针也。

必中荣者，刺血脉也。"排"，推也，候其吸而推运其针也。盖泻者，候其呼出，而徐引针以泻之；补者，候其吸入，而推内以补之也。

故圆与方，非针也。

方圆之道，非用针之妙，在得气与神也。

故养神者，必知形之肥瘦，营卫血气之盛衰。血气者，人之神，不可不谨养。

知形之肥瘦，则知用针之浅深；知血气之盛衰，则知方圆之补泻。血气者，五脏之神气也。能知形之肥瘦，气之盛衰，则针不妄用，而神得其养矣。

帝曰：妙乎哉论也！合人形于阴阳四时虚实之应；冥冥之期，其非夫子，孰能通之？然夫子数言形与神，何谓形？何谓神？愿卒闻之。

形谓身形，神谓神气。

岐伯曰：请言形，形乎形，目冥冥，问其所病，索之于经，慧然在前，按之不得，不知其情，故曰形。

所谓形者，观其冥冥而知病之所在也。《邪气篇》曰："虚邪之中人也，洒淅动形。真邪之中人也微，先见于色，不知于身，若有若无，若亡若存，有形无形，莫知其情。"故曰："按之不得，不知其情。"

帝曰：何谓神？岐伯曰：请言神，神乎神，耳不闻，目明心开，而志先慧然独悟，口弗能言，俱视独见，适若昏，昭然独明，若风吹云，

故曰神。

所谓神者，谓气至之若神也。耳不闻者，毋闻人声以收其精也。目明者，观于冥冥也。志者，心之所之也。言心开而志先慧悟也。口弗能言者，得气之妙，不可以言语形容也。俱视独见者，众人之所共视，而我独知之也。"适"，至也，言气至若昏，而我昭然独明也。气至而有效，效之信，若风之吹云，明乎若见苍天，刺之道毕矣。

三部九候为之原，九针之论，不必存也。

"原"，谓十二原也。盖言九针之论，以十二原主治五脏六腑之病，今法则天地而以天地人之三部九候为之原，则九针之论不必存矣。此言法往古者，已先知其《针经》，验于来今者，知三部九候之道。今论三部九候之本原，则九针之论，不必存心而再问矣。〔眉批：九针论脏腑之阴阳，此以人合天地。〕

离合真邪论篇第二十七

黄帝问曰：余闻《九针》九篇，夫子乃因而九之，九九八十一篇，余尽通其意矣。

此承上章而言九针之道备载《针经》八十一篇，余已悉会其意。

经言气之盛衰，左右倾移，以上调下，以左调右，有馀不足，补泻于荥输，余知之矣。

帝言《针经》之大略若此，而余已知之。此皆营卫之倾移，虚实之所生，非邪气从外入于经也。余愿闻邪气之在经也，其病人何如？取之奈何？言《针经》多论真气之虚实，未详言邪气之入经。朱永年曰："邪气入于血脉之中，真气与邪气有离有合，故以名篇。"

岐伯对曰：夫圣人之起度数，必应于天地，故天有宿度，地有经水，人有经脉。

起度数者，论身形之有三百六十五度也。"宿"，谓二十八宿。"度"，谓周天之度数。"经水"，谓清水、渭水、海水、湖水、汝水、渑水、淮水、漯水、江水、河水、济水、漳水，以合人之十二经脉。天之二十八宿，房至毕为阳，昴至心为阴；地之十二经水，漳以南为阳，海以北为阴，宿度经水之相应也。上章论日月星辰四时八正之气，以应人之营卫气血，此复论地之经水以应人之经脉，斯天地合气而为三部九候焉。徐公遐曰："身形之应天地阴阳也。身半以上为天，身半以下为地，左为阳，右为阴，背为阳，腹为阴。"

天地温和，则经水安静；天寒地冻，则经水凝涩；天暑地热，则经水沸溢；猝风暴起，则经水波涌而陇起。

此言人之经脉，应地之经水，经水之动静，随天气之寒温，所谓地之九州，人之九脏，皆通天气。"陇"，隆同，涌起貌。

夫邪之入于脉也，寒则血凝涩，暑则气淖泽，虚邪因而入客，亦如经水之得风也。经之动脉，其至也，亦时陇起，其行于脉中，循循然。

此言邪入于经，寒则血如经水之凝涩，暑则气如经水之沸溢而淖泽。虚风，虚向之邪风也。经之动脉，谓经血之动于脉也，言虚风之邪因而入客于经，亦如经水之得风，其至于所在之处，亦波涌而陇起。"循循"，次序貌，言邪在于经，虽有时陇起，而次序循行，无有常处。

其至寸口中手也，时大时小，大则邪至，小则平。

此以寸口之脉，而候邪之起伏也。夫邪之入于脉也，如经水之得风，亦时陇起，故有时而脉大，有时而脉小。大则邪至而陇起，小则邪平而不起也。

其行无常处，有阴与阳，不可为度。

此即以寸口之脉，而候其邪之在阴在阳也。盖邪在于经，次序循行，无有常处，或在于阴，或在于阳。寸口者，左右之两脉口，概寸尺而言也。如邪在阳分，则两寸大而两尺平；邪在阴分，则两尺大而两寸平。然只可分其在阴与阳，而不可为度数，盖言以寸口分其阴阳，以九候而分其度数也。

从而察之，三部九候，猝然逢之，早遏其路。

即从其邪之在阴在阳而察之，则三部九候之中，猝然逢之矣。早遏其路者，知气之所在，而守其门户焉。朱永年曰："神脏为阴，形脏为阳，知在阳分，即从阳之诸经而察之，三部之中，有独大独盛者，病之所在矣；知在阴分，即从诸阴经而察之，三部之中，有独大独盛者，病之所在矣。即从所在之处迎而取之，则遏其行路矣。"

吸则内针，无令气忤；

"内"，叶讷。此以下论刺邪之法，以息方吸而内针，无令其气逆也。

静以久留，无令邪布；

《针解篇》曰："刺实须其虚者留针，阴气隆至，乃去针也。"故当静以久留，以候气至，真阴之气至，则阳邪无能传布矣。

吸则转针，以得气为故；

盖吸则气入，易于得气，故复候其方吸而转针，以欲其得气故也。

候呼引针，呼尽乃去，大气皆出，故命曰泻。

呼则气出，故复候其方呼，而徐引针，候呼尽，乃去其针，则大邪之气随气而出，故命曰泻。徐公遐曰："风乃六气之首，为百病之长，故曰大气。"

帝曰：不足者补之奈何？岐伯曰：必先扪而循之，

先以手扪循其处，欲令血气循行也。盖邪之所凑，其正必虚，故又当补其真气之不足。

切而散之，

次以指切捺其穴，欲其气之行散也。

推而按之，

再以指推按其肌肤，欲针道之流利也。

弹而怒之，

以指弹其穴，欲其意有所注，则气必随之，故络脉填满，如怒起也。

抓而下之，

用法如前，然后以左手爪甲，掐其正穴，而右手方下针也。

通而取之，

下针之后，必令气通，以取其气。

外引其门，以闭其神；

门者，气至之门也。外引其门者，徐往徐来也。以闭其神者，闭其门户，以致其神焉。

呼尽内针，静以久留，以气至为故，

呼尽则气出，气出内针，追而济之也，故虚者可实。所谓刺虚者，刺其去也。徐公遐曰："故补曰随之，随其气去而追之，追其陷下之阳，复随气而隆至。"

如待所贵，不知日暮，

静以久留，以俟气至，如待贵人，不敢厌忽。

其气以至，适而自护；

以，已同。"适"，调适。"护"，爱护也。《宝命全形论》曰："经气已至，慎守勿失"，此之谓也。

候吸引针，气不得出，各在其处，推阖其门，令神气存，大气留止，故命曰补。

"候吸引针"，则气充于内。"推合其门"，则气固于外。神存气留，故谓之补。《九针篇》曰："外门已闭，中气乃实。"

帝曰：候气奈何？

谓候邪气之至。

岐伯曰：夫邪去络入于经也，舍于血脉之中，其寒温未相得，如涌波之起也，时来时去，故不常在。

邪气由浅而深，故自络而后入于经脉，寒温欲相得者，真邪未合也，故邪气波陇而起，来去于经脉之中，而无有常处。徐公遐曰："真邪已合，如真气虚寒，则化而为寒；真气盛热，则化而为热。邪随真气所化，故曰寒温未相得。"

故曰：方其来也，必按而止之，止而取之。

方其来者，三部九候，猝然逢之，即按而止之，以针取之，早遏其路。

无逢其冲而泻之。

"逢"，迎也。冲者，邪盛而隆起之时也。《兵法》曰："无迎逢逢之气，无击堂堂之阵。"故曰："方其盛也，勿敢毁伤，刺其已衰，事必大昌。"

真气者，经气也。经气大虚，故曰其来不可逢，此之谓也。

真气者，营卫血气也，邪盛于经，则真气大虚，故曰其来不可逢，言邪方盛，虽经气虚，而不可刺也。《针经》曰："其来不可逢者"，气盛不可补也，言邪气方盛，虽真气大虚，而亦不可补。故曰："迎而夺之，恶得无虚"，言迎夺其邪气，恶得不反虚其真气乎？

故曰：候邪不审，大气已过，泻之则真气脱，脱则不复，邪气复至，而病益蓄。故曰：其往之不可追，此谓也。

此言发针之不可太迟也。"大气"，风邪之气也。候邪而不详审其至，使邪气已过其处，而后泻之，则反伤其真气矣。真气已脱，而不能再复，邪气循序而复至，真气已虚，则邪益留蓄而不能去，故曰："其往不可追"，谓邪气已过，不可泻也。盖言邪气方来不可逢迎，邪气已过不可追迫。

不可挂以发者，待邪之至时，而发针泻矣。

承上文而言，待邪之至，及时而发针，不可差迟于毫发之间，斯可谓之泻矣。

若先若后者，血气已尽，其病不可下。

若先者，邪气之盛也。若后者，邪气之已过也。若差之毫厘，则反伤其血气，真气虚，则邪病益蓄而不可下。

故曰：知其可取如发机，不知其取如扣椎。

"机"，弩机也。知其可取者，当其可取之时用针取之，如发机之迅速；不知其取者，朴钝如椎，扣之不发。

故曰：知机道者，不可挂以发，不知机者，扣之不发，此之谓也。

此甚言其机之妙，既无逢其冲，又无使其过，不可迟早于毫发之间，知机之道其神乎？

帝曰：补泻奈何？

夫邪气盛则精气夺，将先固真气而补之乎，抑先攻邪气而泻之耶？

岐伯曰：**此攻邪也。疾出以去盛血，而复其真气。**

伯言此宜先攻其邪也。疾出其针，以去其盛满之血，则邪病自去，邪病去而真气即复矣。

此邪新客，溶溶未有定处也，推之则前，引之则止，逆而刺之，温血也。

此言若先补之，则血不得散，而邪不得出也。"溶溶"，流貌。言邪之新客于经脉之中，溶溶流转未有定处，推之则前，引之则止，盖流动而易泻者，若逆而刺之，是谓内温，血不得散，气不得出。

刺出其血，其病立已。

此甚言其泻邪之妙，刺出其血，其病立已，邪病已去，而真气即复矣。同观子曰："此节可救时下名医之病。"

帝曰：**善。然真邪以合，波陇不起，候之奈何？**

此言真邪之有离合也。真气者，所受于天与谷气，并而充于经脉者也。虚邪者，虚向之风邪贼伤人者也。邪新客于经脉之中，真邪未合，则如波涌之起，时来时去，无有常处，如真邪已合，而波陇不起矣。盖邪正已合，则真气受伤，营卫内陷，邪随正而入深，是以经脉无波陇之象，而三部九候之脉，相失而相减矣。

岐伯曰：**审扪循三部九候之盛虚而调之。**

审者，审其病。扪者，切其脉。盛者，邪气盛。虚者，真气虚。调之者，补其正而却其邪也。

察其左右上下相失及相减者，审其病脏以期之。

"左右上下"，谓左右手足膺喉头首腰尻以下也。邪气入深则伤五脏，九候之脉，九脏之神气也。脏气受伤，是以脉气减失，审其病在神脏形脏，而死生期之。盖在形脏者，生：在神脏者，有生而有死期也。朱卫公曰："九候之相应也，上下若一，不得相失。减者，脉细也。"

不知三部者，阴阳不别，天地不分，地以候地，天以候天，人以候人。

经云："用针之要，在于知调阴与阳。调阴与阳，精气乃光，合形与气，使神内藏。"夫天为阳，地为阴，人则参天两地者也。故身半以上为天，身半以下为地，然阴中有阳，阳中有阴，是以上部有地，下部有天。不知三部者，阴阳不别，天地不分，以上为天，以下为地，以中为人。

调之中腑，以定三部。

"中腑"，胃腑也。盖三部阴阳之脉，皆阳明水谷之所资生，太阴为之行气于三阴，阳明为之行气于三阳。阳者，天气。阴者，地气。阴气从足上行至头，阳气从头下行至足，阴阳异位，外内逆从，土者生万物而法天地，故曰调之中腑，以定三部之脉焉。徐公遐曰："以三部之中，皆有阳明之胃气，详《三部九候论》。"

故曰：刺不知三部九候，病脉之处，虽有大过且至，工不能禁也。

大过且至者，岁运之气至也。盖用针之道，当知三部九候，合之四时五行，加临相胜而各治之。不知三才之合气，九候之交通，虽有大过之气且至，而五治不分，邪僻内生，工不能禁也。按帝问曰："平气何如？"伯曰："无过者也。"盖太过不及之岁，皆胜气妄行，故曰太过，平气之岁为无过也。

诛罚无过，命曰大惑，反乱大经，真不可复，用实为虚，以邪为真，用针无义，反为气贼，夺人真气，以从为逆，营卫散乱，真气已失，邪独内著，绝人长命，予人夭殃，不知三部九候，故不能久长。

此言不知三部九候者，不分真邪，不知虚实，不审逆从，贼害真气，与人夭殃。盖用针之道，有如用兵，务在杀贼，不害良民。无义之兵，征伐无过，反乱大经。

因不知合之四时五行，因加相胜，释邪攻正，绝人长命。

此言不知三部九候者，因而不知合于四时五行之道，六气之加临，五运之相胜，邪反释之，正反攻之，则绝人长命矣。

邪之新客来也，未有定处，推之则前，引之则止，逢而泻之，其病立已。

再言之者，言乘风邪新客未定之时，即当逢而泻之，慎勿使真邪之相合也。〔眉批：张兆璜曰："以上三篇，论刺三部九候之法，故每篇中俱提出'三部九候'四字，后卷《刺要》《针解》六篇，复论刺法之要，学者当分而论之，合而参之。"〕

通评虚实论篇第二十八

〔眉批：通评者，谓营卫血气、脏腑肌形及百病之所生，皆变见于脉气。〕

黄帝问曰：何谓虚实

此亦承上章而复问也。

岐伯对曰：邪气盛则实，精气夺则虚。

邪气者，风寒暑湿之邪；精气者，营卫之气也。盖邪气有微盛，故邪盛则实；真气有强弱，故精夺则虚。"夺"，失也，或为邪所夺也。

帝曰：虚实则何如？岐伯曰：气虚者，肺虚也；气逆者，足寒也。非其时则生，当其时则死。

伯言虚实者，皆从物类始，如肺主气，其类金，五行之气先虚于外，而后内伤五脏。盖邪从表入里，在外之气血骨肉，先为邪病所虚，是以骨肉滑利，则邪不内侵，而里亦实；表气虚则内伤五脏，而里亦虚，此表里之虚实也。如气逆于上，则下虚而足寒，此上下之虚实也。如值其生旺之时则生，当其胜克之时则死，此四时之虚实也。

馀脏皆如此。

夫肝主筋，其类木；心主血，其类火；脾主肉，其类土；肺主气，其类金；肾主骨，其类水，盖五脏之气外合于五行，五行之气，岁应于四时，故皆有生旺克胜之气，而各有死生之分。〔眉批：此言脉气本于内，而发原于下。〕

帝曰：何谓重实？岐伯曰：所谓重实者，言大热病，气热脉满，是谓重实。

"重"，平声。大热者，邪气盛也。气为阳，血脉为阴，邪盛而气血皆伤，故为重实，此论血气之阴阳虚实也。徐公遐曰："重实则其中有重虚，故上文曰：'虚实何如？'下文曰：'夫虚实者'。"

帝曰：经络俱实何如？何以治之？

此论经络之阴阳虚实也。夫肤腠气分为阳，经络血分为阴。然经络又有深浅、阴阳之别，所谓阳中有阴，阴中有阳也。

岐伯曰：经络皆实，是寸脉急而尺缓也，皆当治之。

邪盛于经，则寸口脉急，缓为内热，热在于络，则尺脉缓也，皆当以针取之，此以寸尺而候血脉之阴阳也。〔眉批：凡诊尺之法，见《灵枢》：《邪气篇》《经脉篇》《论疾诊尺篇》，本经《缪刺篇》。〕

故曰：滑则从，涩则逆也。

"滑"，主气血皆盛，故为从；"涩"，主血气皆少，故为逆。朱圣公曰："故曰者，为阴阳血气邪正而言也。"

夫虚实者，皆从其物类始，故五脏骨肉滑利，可以长久也。

五行者，天地之阴阳也。五脏者，人之阴阳也。《易》曰："方以类聚，物以群分。"皮肉筋骨，五脏之外合也；金木水火土，五脏之外类也。夫邪之中人，始于皮肤，次于肌肉，留而不去，则入于经脉，以及于筋骨，故邪之中人，先从其物类始。是以壮者之血气盛，其肌肉滑，气道通，营卫之行不失其常，可以长久其天命。如五脏不坚，使道不长，空外以张，数中风寒，血气虚，脉不通，真邪相攻，乱而相引，故不寿而尽也。徐公遐曰："邪气实则真气虚，故曰：夫虚实者。"朱圣公曰："此复结首章之义。"张兆璜曰："此篇论邪实者，先从外而内；正虚者，亦先外而内。如木败者，先叶落而后枝枯，故用诊尺之法，诊尺之法先从外而内也。"

帝曰：络气不足，经气有馀何如？

不足者，精气夺；有馀者，邪气盛，此邪去络而入于经也。

岐伯曰：络气不足，经气有馀者，脉口热而尺寒也。

此论经络之气虚实也。寒热者，尺寸之肤寒热，而应于经络也。络脉外连皮肤为阳，主外；经脉内连脏腑为阴，主内。经云："荣出中焦，卫出下焦。"卫气先行皮肤，先充络脉，络脉先盛，卫气已平，荣气乃满，而经脉大盛。经脉之虚实也，以气口知之，故以尺肤候络，而以寸候经。

秋冬为逆，春夏为顺，治主病者。

夫邪气之从外而内，犹藉真气之从内而外以捍御，使邪仍从肤表而出。秋冬之气降沉，不能使邪外散，故为逆；春夏之气生浮，故为顺也。邪病在经，当从某经而取之，此论外因之虚实也。

帝曰：经虚络满何如？

此论内因之虚实也。

岐伯曰：经虚络满者，尺脉满，脉口寒涩也。

尺脉热满，故主络满。脉口寒涩，故主经虚。

此春夏死，秋冬生也。

春夏之气，生长于外，气惟外驰，而根本虚脱，故死；秋冬之气，收藏于内，故生。盖外因之病，宜神机外运；内因之病，宜根本实坚。

帝曰：治此者奈何？岐伯曰：络满经虚，灸阴刺阳，经满络虚，刺阴灸阳。

"络"为阳，经为阴。刺者，泻其盛满之气；灸者，启其陷下之阳。盖不足者病，而太过者，亦为病也。〔眉批：经云："色脉与尺之相应也，如鼓应桴。"此章论虚实之道者，从物类始，故以诊尺之法候之。诊尺之法，先肤表而络，络而经，故以尺肤候络气，以尺脉候络脉，而以寸候经，谓气之先从下而上，从外而内也。〕

帝曰：何谓重虚？

此论脉气皆虚也。上节论经络之实，即可类推于虚。此节论气分之虚，亦可类推于实。

岐伯曰：脉气上虚尺虚，是谓重虚。

血者，神气也。荣气、宗气行于脉中，卫气行于脉外，故曰脉气。盖以气口之脉，可以候血，而可以候气也。上虚者，寸口之脉气虚也；尺虚者，脉气虚于下也。上下皆虚，故曰重虚。朱永年曰："气逆于上而足寒者，上实下虚也。此上下皆虚，故谓重虚。"〔眉批：实者邪气实，虚者真气虚，重虚是皆在真气矣。故曰脉虚者，不像阴也。言重虚之脉，不象少阴兼有水火之实。〕

帝曰：何以治之？

谓何以补其虚也。

岐伯曰：所谓气虚者，言无常也；尺虚者，行步恇然；

"恇"，音匡。气者，谓阳明所生之营卫宗气也。经曰："谷始入于胃，其精微者，先出于胃之两焦，以溉五脏，别出两行，营卫之道。其大气之抟而不行者，积于胸中，命曰气海。出于肺，循喉咙，以司呼吸"。是阳气者，阳明之所生也。言无常者，宗气虚而语言无接续也。《针经》曰："尽泻三阳之气，令病人恇然。""恇"，虚怯也。谓阳明之气虚于上，则言语无常；阳明之气虚于下，则令人行步恇然。盖气从太阴出，注手阳明，上行注足阳明，下行至蹠上。故曰身半以上，手太阴阳明皆主之；身半以下，足太阴阳明皆主之。按帝问何以治之？而伯答以所病之因，盖知阳气生始之原，则知所以治矣，此论后天之主气也。徐公遐曰："此注当与《三部九候论》之'地以候胸中之气'注合参。"

脉虚者，不象阴也。

气为阳，血脉为阴，阳明之生气为阳，少阴之精气为阴，盖言以寸尺之脉，以候阳明之生气，而不效象其阴之虚也。朱圣公问曰："上节以尺肤而候络脉之阴，此以寸尺之脉而候气分之阳，岂以皮肤候血脉，而反以脉候气耶？"曰："经言'善调尺者，不待于寸。脉急者，尺之皮肤亦急；脉缓者，尺之皮肤亦缓。'盖阴阳虚实之气，由脏腑而达于经脉，由经脉而出于肤表。以尺肤之缓急滑涩，而候脏腑血气之虚实者，是犹以色诊也。上节以络脉在皮之部，故以尺肤审之，此候脉气之虚实，故以寸尺之脉诊也。《论疾诊尺篇》曰：'尺肤寒，其脉小者，泄少气。'是尺肤尺诊皆可以候气候血也。诊候之道，通变无穷，不可执一而论，惟会心者明之。"张兆璜曰："此节论营卫宗气之生于阳明，言气虚之脉，不象阴虚之少精血。"

如此者，滑则生，涩则气也。

夫气生于阳明，而发原在肾，少阴之气，上与阳明相合，阴阳相搏，其脉则滑，搏则化水谷之精微而气生矣，故主生。涩主少气，生原以绝，故死。

帝曰：寒气暴上，脉满而实何如？岐伯曰：实而滑则生，实而逆则死。

此承上文之意而复问也。盖脉气生于胃腑，而发原在于少阴，是以上节论生气之原，此以下复论发原之始。夫肾脏主水，在气为寒，寒气暴上者，水寒之气暴上而满于脉也。实而滑者，得阳明之气相和，故生；逆者，少阴之生气已绝，故死。盖寒气上乘，则真气反下逆矣。《平脉篇》曰："少阴脉弱而涩，弱者微烦，涩者厥逆。"谓少阴之气不生，而手足逆冷也。王子方曰："水寒之气暴上，曰脉满而实，少阴之气暴上，而曰脉实而满。阴寒之气皆实满于脉，而各有意存焉。"朱圣公曰："水寒之气暴上，则少阴之真气不升，故先论其寒气，而后论其真气，后又复论其水气也。"〔眉批：少阴之精血虚衰，则寒气上逆。经曰："肾气微，少精血，奔气促，迫上入胸膈，故脉宜实而滑。滑者，少阴之阴气上与阳明相合也。"〕

帝曰：脉实满，手足寒，头热，何如？岐伯曰：春秋则生，冬夏则死。

肾主生气之原，膀胱为太阳之腑，脉实满者，少阴之寒气充于外也；手足寒者，少阴之生气虚于内也。头热者，太阳之气发越于上也。肾与膀胱，阴阳并交，咸主生气，若盛于外则反虚于内矣。春时阳气微上，阴气微下；秋时阴气微上，阳气微下；阴阳二气，交相资生，故主生。冬时阴气尽出于外，夏时阳气尽虚于内，故主死。言阴阳之根气，不可虚脱者。徐公遐曰："是以圣人春夏养阳，秋冬养阴，以从其根。"王芳候曰："少阴之气上与阳明相合，化生营卫，行于脉中，若真阴之气，直溢于脉，则反虚其根矣。"

脉浮而涩，涩而身热者，死。

"脉浮而涩"，阴越于外，而虚于内也；"涩而身热"，阳脱于内，而驰于外也。此复言阴阳之根气脱者，皆为死证，非但冬夏死而春秋可生。上节论无形之水气溢于脉中，故脉满而实。下节论有形之水邪溢于脉外，故形尽满。水气溢者，少精血，故宜脉滑。水邪溢者，生气衰，故宜手足温。此节论下焦之生气外脱。

帝曰：其形尽满何如？

肾为水脏，在气为寒。上节论寒气暴上，此复论其水体泛溢，故其形尽满也。"形"，谓皮肤肌腠。盖经脉之内，有有形之血，是以无形之气乘之；肌腠之间，主无形之气，是以有形之水乘之，而为肿胀也。

岐伯曰：其形尽满者，脉急大坚，尺涩而不应也。

诸急为寒，寒水充溢于形身，故脉急而坚大。水邪外溢，则少阴之真气不升，故尺涩而不应也。《灵枢经》曰："脉坚大以涩者，胀也。"

如是者，故从则生，逆则死。

夫少阴之气，从下而上，合于阳明，戊癸合而化火，火土之气，故有如是之证者，得少阴之气，仍从下而上者生，逆而下者死。

帝曰：何谓从则生，逆则死？岐伯曰：所谓从者，手足温也；所谓逆者，手足寒也。

手足温者，少阴之生气复也。生气复，则火土之气渐旺，水寒之邪渐消。手足寒者，少阴之生气已绝，故死。以上论生阳之气发原于下焦，如寒水之邪实，则真阴之气虚。〔眉批：少阴之生气虚衰，则水反上溢，经云："脏寒生满病。"谓少阴之生阳不生也，故得气顺而手足

温者生。又：首言邪气盛则精气夺，此则精气虚而水寒盛。〕

帝曰：乳子而病热，脉悬小者何如？

夫病热者，皆伤寒之类也。凡伤于寒，藉阳气以化热，热虽盛不死，然阳气生于精水之中，男子八岁，女子七岁，肾气始实。乳子天癸未至，肾气未盛，故帝复有此问焉。夫心主脉而资生于肾，心肾水火之气，上下时交，肾气不能上资于心，则心悬如病饥，而寸口之脉悬绝小者，肾气未盛也。

岐伯曰：手足温则生，寒则死。

伯答乳子之生阳，藉后天之气也。四肢皆禀气于胃，故阳受气于四末，是以手足温者，胃气尚盛，故生；寒则胃气已绝，故死。夫水谷入于胃，津液各走其道，肾为水脏，受五脏之精而藏之，是先天之精，犹藉后天之所资益者也。又别出两行营卫之道，其大气之抟而不行者，名曰宗气，积于胸中，上出于肺，以司呼吸，是四肢之原俞，又受资于胃腑所生之营卫宗气，是以手足温者生，寒者死。朱永年曰："当知少阴阳明之气，皆主手足之寒温，医者不可不审。"〔眉批：生阳之气由肾而胃，由胃而达于四肢，故论肾则多一转语，论胃直曰手足温。〕

帝曰：乳子中风热，喘鸣肩息者，脉何如？岐伯曰：喘鸣肩息者，脉实大也，缓则生，急则死。

此复论后天所生之宗气，而亦不可伤也。宗气者，五脏六腑十二经脉之宗始，故曰宗气。肩息者，呼吸摇肩也。风热之邪始伤皮毛，喘鸣肩息是风热盛而内干肺气、宗气，故脉实大也。夫脉之所以和缓者，得阳明之胃气也，急则胃气已绝，故死。徐公遐曰："水谷之精，虽藉先天之气以生化，然先天之气，又藉水谷之精以相资。是以天癸至，肾气盛，齿发长，筋骨坚，皆受后天之养，非但于乳子也，故复设此问焉。"上节论下焦之根气，此论上焦之生气，皆由中焦之所生。

帝曰：肠澼便血何如？岐伯曰：身热则死，寒则生。

上节言气之虚实，此复论其血焉。肠澼者，邪僻积于肠间，而为便利也。经言："阳络伤则血外溢，血外溢则衄血；阴络伤则血内溢，血内溢则便血。肠胃之络伤，则血溢于肠外，肠外有寒，汁沫与血相搏，则合并凝聚而积成矣。"是以肠澼便血者，阴络之血溢也。肠澼下白沫者，肠外之寒汁沫也肠澼下脓血者，汁沫与血相搏，并合而下者也。夫便血，阴泄于内也；发热，阳脱于外也。本经曰："阴阳虚，肠澼死。"此阴阳血气之相离也。朱圣公问曰："《灵枢经》论恐为积聚而言也。曰：百病之生也，皆起于内伤外感，不外乎气血阴阳。如留蓄于肠外，则为五积，便癖则为下积矣。"〔眉批：上节论脉气虚脱于外，此论脉气虚泄于内。虚脱于外者，先阳明而少阴；虚泄于内者，先少阴而阳明，故末结曰："以脏期之。"〕

帝曰：肠澼下白沫何如？岐伯曰：脉沉则生，脉浮则死。

下白沫者，阴液下注，故脉沉者为顺，如脉浮是经气下泄，脉气上浮，此经脉相离，故为死证。〔眉批：便血，在络内而主血；下白沫，在肠外而主气。又：便血，血泄于内也。下白沫，气利于下也。血泄者，不宜气弛而身热；气利者，不宜血溢而脉浮，否则阴阳离脱矣。〕

帝曰：肠澼下脓血何如？岐伯曰：脉悬绝则死，滑大则生。

夫血脉始于足少阴肾，生于足阳明胃，主于手少阴心，输于足太阴脾。悬绝者，足少阴之阴液绝也。滑大者，足少阴之生气盛也。

帝曰：肠澼之属，身不热，脉不悬绝，何如？岐伯曰：滑大者曰生，悬涩者曰死。

此复申明血气之生原，又重在阳明之胃气也。身不热者，阳不外脱也。"脉不悬绝"，阴不下绝也。悬涩者，阳明之生气已脱，故死。《辨脉篇》曰："趺阳脉浮而涩，故知脾气不足，胃气虚也。"悬则胃气绝矣。

以脏期之。

胃气已绝，则真脏之脉见矣，故当以脏期之。肝至悬绝，十八日死；心至悬绝，九日死；肺至悬绝，十二日死；肾至悬绝，七日死；脾至悬绝，四日死。悬绝者，绝无阳明之胃气，而真脏孤悬也。

帝曰：癫疾何如？岐伯曰：脉搏大滑，久自已；脉小坚急，死不治。

此论五脏之外合为病，而有虚实也。《灵枢经》曰："肺脉急甚为癫疾，肾脉急甚为骨癫疾。"又曰："骨癫疾者，颅齿者诸俞分肉皆满，而骨居汗出，烦悗，呕多沃沫，气下泄，不治；筋癫疾者，身倦挛急，呕多沃沫，气下泄，不治；脉癫疾者，暴仆，四肢之脉皆胀而纵，呕多沃沫，气下泄，不治。"是肺合之形，肾合之骨，心合之脉，肝合之筋，为病于外而有死生之分。脉搏大者，气盛于外，故生；小坚急者，气泄于下，故死。

帝曰：癫疾之脉，虚实何如？岐伯曰：虚则不可治，实则死。

经曰："重阴则癫。"盖癫乃血实之证，故治癫疾者，泻出其血，置于瓠壶之中，是以脉坚实者死，脉滑大者生。上节之大小者，论气之虚实，此言血脉之虚实，盖癫乃阴盛之病，故宜气盛而不宜血实也。

帝曰：消瘅虚实何如？岐伯曰：脉实大，病久可治，脉悬小坚，病久不可治。

此论五脏之内因，而有虚实也。少俞曰："五脏皆柔弱者，善病消瘅。"消瘅者，五脏之精气皆虚，转而为热，热则消肌肉，故为消瘅也。脉实大者，精血尚盛，故为可治。脉悬小者，精气渐衰，故为难治。上节论五脏之外实，此论五脏之内虚。《灵枢·病形篇》："五脏之脉微小，为消瘅。"朱永年曰："癫瘅之病，皆曰久者，盖癫因久实，瘅因久虚之所致也。"〔眉批："消瘅"，五脏之精液虚于内也。癫乃阴实于外，故虚则可治；瘅乃精虚于内，故实皆可治。〕

帝曰：形度、骨度、脉度、筋度，何以知其度也？

此言五脏之外合，各有度数，而应于四时者也。经曰："形寒饮冷则伤肺"，谓皮毛肤腠为形，而内合于肺者也。骨者肾之合，脉者心之合，筋者肝之合，然皆有浅深俞穴之度数。帝问何以知其度而刺之乎？

岐伯曰：春亟治经络，夏亟治经俞，秋亟治六腑，冬则闭塞。闭塞者，用药而少针石也。

伯言五脏之气合于四时，而刺度之各有浅深也。"亟"，急也。春气生升，故亟取络脉。夏取分腠，故宜治经俞，盖经俞隐于肌腠间也。治六腑者，取之于合也。胃合，入于三里；大肠合，入于巨虚上廉；小肠合，入于巨虚下廉；三焦合，入于委阳；膀胱合，入于委中央；胆合，入于阳陵泉。盖五脏内合于六腑，六腑外合于原俞，秋气降收，渐入于内，故宜取其合，以治六腑也。冬时之气闭藏于内，故宜用药而少针石，盖针石治外，毒药治内者也。

所谓少针石者，非痈疽之谓也。

此论痈疽之虚实也。言痈疽之患，营卫血气并实，皮肉筋骨皆伤，非若四时之有浅深，冬时之少针石也。〔眉批：此承上启下之文，盖言冬时少针石者，因气藏于内也。如邪毒盛于外者，又急当从证而不从时。〕

痈疽不得顷时回。

痈者，拥也。疽者，阻也。谓热毒外壅内阻，宜即刺之，不得迟延时顷，而使邪毒之回转也。

痏不知所，按之不应手，乍来乍已，刺手太阴旁三痏，与缨脉各二。

"痏"，音贿。此言痛毒之在气分者，宜刺手太阴足阳明也。毒在气分，故痏不知所；毒气流传，故脉按之不应手，而乍来乍已也。腋内动脉，手太阴也，名曰天府，宜刺太阴支脉之旁各三痏，手太阴之主气也。痏者，皮肤肿起之象，言刺在络脉之旁，皮肤之间，气随针出，而针眼微肿如小疮，故曰痏也。盖皮肤谿谷之间，亦有三百六十五穴会，毒在气分，故宜刺在皮肤而不刺经络也。"缨脉"，结缨处两旁之动脉，人迎穴间，乃卫气别走阳明之道路也。《四时气篇》曰："风水肤胀为五十七痏，取皮肤之血者，尽取之。"

腋痈，大热，刺足少阳五，刺而热不止，刺手心主三，刺手太阴经络者，大骨之会各三。

此言痛毒之在血分者，宜刺足少阳手心主也。腋痈者，谓在两旁之腋间，足厥阴少阳之分也。经云："阳气有余，荣气不行，乃发为痈。阴阳不通，两热相搏，乃化为脓。"毒在血分，故大热也。厥阴主血，故从其所合而泻之，如刺之而热不止者，宜刺手心主之脉以泻之。心主主火，而主血脉也。《本输篇》曰："腋下三寸，手心主也，名曰天池。"盖宜刺此也。夫肺朝百脉，而主行营卫阴阳，若欲刺手太阴之经络者，宜刺在大骨之会各三，谓臂骨交会之处，尺泽间也。骨之大会曰谷，络脉之渗灌诸节者也。

暴痈筋软，随分而痛，魄汗不尽，胞气不足，治在经俞。

此言痛毒之在筋骨间者，宜刺其经俞也。暴痈者，言毒气更深，为毒凶暴。筋软者，筋为热邪所伤也。随分而痛者，在于分肉之处而痛，谓不肿痛于外，而隐然痛于内也。热毒在深，故表汗不出；骨伤髓消，故胞气不足也。宜治在经俞者，随其所痛之处而深取之也。夫痈毒之患，或外因风寒之邪，或内因喜怒不测，五脏外合之皮肉筋骨，胃腑所生之营卫血气，皆为邪毒盛而真气虚，故当审其阴阳虚实以刺之也。张兆璜曰："皮肉筋骨皆伤，故为暴痈。皮伤故魄汗不尽，骨伤，故胞气不足。"

腹暴满，按之不下，取手太阳经络者，胃之募也。少阴俞去脊椎三寸旁五，用圆利针。

此论中焦之虚实也。经云："胃病者，腹胀满。"腹暴满而按之不下，胃之实证也，宜取手太阳之经络。太阳之络，乃胃之募也，盖小肠为受盛之腑，故从手太阳以泻其胃焉。又，肾者，胃之关也，关门不利，则聚水而为胀，故曰当刺足少阴之俞焉。手太阳之络，名曰支正，在上腕五寸间。足少阴之俞，在脊下第十四椎两旁各开一寸五分，故曰三寸旁也。圆利针者，且圆且利，似取暴气者也。或曰脊椎两旁各开三寸，名志室，亦足少阴之俞也。

霍乱，刺俞旁五，足阳明及上旁三。

霍乱者，胃为邪干，胃气虚逆也。夫阳明胃土藉足少阴之气以合化，故宜刺少阴俞旁以补之。五者，追而济之，渐至于骨也。又及上刺阳明俞旁三，三者，先浅刺绝皮以出阳邪，后刺深之以出阴邪，最后极深入于分肉之间，以致谷气。邪气出而谷气至，则胃气和而霍乱止矣。上节用泻，故曰圆利；此法用补，故不去针。徐公遐曰："取足少阴者，当刺骨，三刺而至分肉，是五则至骨矣。"

刺痫惊脉五。

此论刺五行之实征也。痫惊者，痫瘲筋挛，或外感六气，或内伤七情，或饮食生痰，或大惊猝恐，病涉五脏五行，故当取其五脉。徐公遐曰："病涉五行，故有作猪犬牛羊之鸣者。"

针手太阴各五，刺经太阳五，刺手少阴经络旁者一，足阳明一，上踝五寸刺三针。

按九针之制，皆所以泻邪者也。此刺五脉之实，故首句曰"针手太阴"，末句曰"刺三针"，谓当以针泻之，而不宜补之也。针手太阴，泻金实也；针太阳五，泻水实也；针手少阴，泻火实也；针足阳明，泻土实也。上踝五寸，乃足少阳光明穴，刺三针以泻木实。盖脏腑相连，阴阳相合，故或刺脏之经，或泻腑之络。朱永年曰："心肺居上为阳，故从脏；肝胃脾居下为阴，故从腑。盖五脉之阴邪，宜从阳以泻出。"朱圣公曰："太阳不言手足，知其为手乎，为足乎？"曰："上文曰手太阴，下文曰手少阴，则其为足也可知。若接上句而为手太阳，则下句不必复云手矣。五刺之中曰手、曰足、曰太阳、曰足上，宜细玩之，正见其经言错综之妙。"

凡治消瘅仆击，偏枯痿厥，气满发逆，肥贵人则高粱之疾也。隔塞闭绝，上下不通，则暴忧之病也。暴厥而聋，偏塞闭不通，内气暴薄也。不从内外中风之病，故瘦留着也。蹠跛，寒风湿之病也。

此言百病之始生也，皆生于风雨寒暑，阴阳喜怒，饮食居处。大惊猝恐，则血气分离，阴阳破散，经络厥绝，脉道不通，阴阳相逆，卫气稽留，经脉空虚，血气不次，乃失其常。故有为消瘅、癫仆诸证，然皆有表有里，有实有虚，更贵更贱，或逆或从，皆当详审其脏腑经俞，三部九候，而治以补泻也。"凡治消瘅"，五脏之内虚也；"仆击"，癫痫之外实也；"偏枯"，邪气之在上也；"痿厥"，清气之在下也；"气满发逆"，浊气之在中也。贵人者，形乐而肌肤盛重，在贵人则为膏粱之浊，溜于肠胃，以致气满而发逆也；"隔塞闭绝"，中焦之气不通也；"上下不通"，上下之气闭塞也。"忧"，郁也。三焦不通，五郁之为病也；"暴厥而聋"，厥气上逆，上窍不通也；"偏塞闭结"，厥气下逆，下窍不通也。此内气暴薄，而为外窍之不通也。如不从内之忧怒，外之中风，而多病夭者，此缘形弱气衰，墙基卑薄，故肌肉瘦而皮肤薄着也。"蹇"，足也。"跛"，行不正而偏废也。此风寒湿邪，皆能为此疾也。夫阳受风气，阴受湿气。伤于风者，上先受之；伤于湿者，下先受之。然阳病者，上行极而下；阴病者，下行极而上。是以蹇跛之疾，亦有因风邪之所致。盖言邪随气转，而外内上下之无常也。此言百病之生，皆有虚有实，然总不在乎内因于七情饮食，外因于暑湿风寒，及不内外因之瘦留薄着也。徐公退曰："蹇跛为风寒湿之病者，乃反结邪气在上，清气在下之义，知蹇跛之有风邪，则知偏枯之亦有湿邪矣。"〔眉批：提高梁以释明浊气之在中，知浊气在中，则知邪气在上，清气在下矣。〕

黄帝曰：黄疸暴痛，癫疾厥狂，久逆之所生也；五脏不平，六腑闭塞之所生也；头痛耳鸣，九窍不利，肠胃之所生也。

此言脏腑、阴阳、表里、上下，交相输应者也。如黄疸者，湿热内郁而色病见于外也。暴痛者，五脏之气不平，猝然而为痛也。"癫疾厥狂"，阴阳偏胜之为病也。此皆阴阳五行之气，久逆不和之所生也。夫五脏之气久逆而不得和平者，六腑闭塞之所生也。六腑不和，则九窍为之不利，盖脏腑阴阳，表里相应，是以证见于外者，病本于内；闭塞于内者，而外窍为之不通。盖言百病之生，总不外乎表里阴阳，血气虚实，读者无仅视为瘅疸、癫痫、痛疸、肠澼之虚实可也。徐公退曰："此节照应首节'气虚者，肺虚也'之义。首节论邪病之从外而内，此节言凡病之从内而外。"张兆璜曰："伯谓虚实皆从物类始，帝言凡病由于内生，君臣反复咨论，各有其道。"此篇论血气之生始出入，外内虚实，乃医学之大纲，学者宜细心体认。〔眉批：气伤痛气者，肺之合。肌合之脾为黄疸，筋骨脉病为癫疾，喜怒忧恐为厥狂。帝言由形脏而及于神脏，由五脏而及形骸，至如内之九脏，外之九窍，皆由肠胃之所资生，所谓五味入口，藏于肠胃，味有所藏，以养五气云。又：张兆璜曰："与《经脉别论》更相照应。"〕

太阴阳明篇第二十九

黄帝问曰：太阴阳明为表里，脾胃脉也，生病而异者何也？

按此篇乃总结三部九候、十二经脉、营卫血气，皆阳明胃气之所资生，足太阴之所输转。太阴为之行气于三阴，阳明为之行气于三阳，通于四时，施于四体，是以帝问其病，而伯答以阴阳顺逆之道焉。

岐伯对曰：阴阳异位，更虚更实，更逆更从，或从内，或从外，所从不同，故病异名也。

阴阳异位者，谓太阴居上，阳明居下也；更虚更实者，谓阳道实阴道虚，然阳中有阴，阴中有阳也；更逆者，谓喉主天气，咽主地气，阴气至头，阳气至足也；更从者，谓天气主外，地气主内，阳受风气，阴受湿气也；或从内者，或因于饮食不节，起居不时，而为腹满飧泄之病；或从外者，或因于贼风虚邪，而为身热喘呼，故其病异名也。盖言阴阳二气，总属阳明之所生，一阴一阳，分而为三阴三阳，三阴三阳，分而为十二经脉，三部九候之中，各有天，各有地，此皆阴阳互交，上下相贯，土生万物，而法天地者也。

帝曰：愿闻其异状也？

"状"，形象也。谓无形之气象，有形之形身。

岐伯曰：阳者天气也，主外；阴者地气也，主内。

天包乎地，故阳外而阴内。

故阳道实，阴道虚。

阳刚阴柔，故阳道常实，阴道常虚。《系辞》曰："阴阳之义配日月。"《白虎通》曰："日之为言，实也，常满有节；月之为言，阙也，有满有阙也。所以有阙何，归功于日也？"徐公遐曰："太阴之所以灌溉于脏腑者，着胃土之精也。"

故犯贼风虚邪者，阳受之；食饮不节，起居不时者，阴受之。

"贼风"，贼害之风。"虚邪"，不正之邪也。阳气主外，故主受风邪，言邪气之在上也。饮食劳倦则伤脾，故阴受之，言浊气之在中也。

阳受之则入六腑，阴受之则入五脏。

六腑为阳，故阳受之，邪入六腑；五脏为阴，故阴受之，邪入五脏，各从其类也。

入六腑则身热，不时卧，上为喘呼。

入六腑者，谓阳明为之行气于三阳，阳明病，则六腑之气皆为之病矣。阳明主肉，故身热。不时卧者，谓不得以时卧也。阳明者，胃脉也。胃者，六腑之海，其气亦下行，阳明逆不得从其故道，故不得卧也。《下经》曰："胃不和则卧不安"，此之谓也。阳明气厥则上为则喘呼。

入五脏，则膜满闭塞，下为飧泄，久为肠澼。

"膜"，音嗔。入五脏者，谓太阴为之行气于三阴，太阴病，则五脏之气皆为之病矣。"月真"，胀也。脾气逆则胀满。太阴为开，开折则仓廪无所输，而为飧泄，久则为肠澼矣。

故喉主天气，咽主地气。

故者，承上文而言，脏腑阴阳之为病者，总属太阴阳明之所主也。喉乃太阴呼吸之门，主气而属天，咽乃阳明水谷之道路，属胃而主地，所谓阴阳异位是也。徐公遐曰："阴阳异位之道，可得闻乎？"曰："阴阳二气，总属阳明水谷之所生。清中之清者，上出于喉，以司呼吸，所谓清阳出上窍也。清中之浊者，足太阴为之输，禀于四肢，资养于五脏，所谓清阳实四肢，浊阴走五脏，故经言：'足太阴独受其浊。'阳明者，土也，位居中央，故主地。是在脏腑阴阳而言，则太阴为阴，阳明为阳；在天地阴阳而言，是受清者为天，受浊者为地。是以九候之中，阳明与足太阳主地，手太阴主天。"

故阳受风气，阴受湿气。

手太阴主气而主皮毛，故风气乘之，身半以下，足太阴阳明皆主之，故感地之湿气。

故阴气从足上行至头，而下行循臂至指端；阳气从手上行至头，而下行至足。

此言土者，生万物而法天地，天气下降，地气上升，是以上下四旁，无处不到。盖脏腑阴阳，十二经脉之精神气血，皆中土之所生，阴者注阴，阳者注阳。

故曰阳病者，上行极而下；阴病者，下行极而上。

此言邪随气转也。人之阴阳出入，随时升降，是以阳病在上者，久而随气下行；阴病在下者，久而随气上逆。

故伤于风者，上先受之；伤于湿者，下先受之。

上先受之者，言邪气之中人也高，故邪气在上也。下先受之者，言清湿地气之中人也，必从足始，故清气在下也。

帝曰：脾病而四肢不用，何也？岐伯曰：四肢皆禀气于胃，而不得至经，必因于脾乃得禀也。

胃为阳土，脾属阴土，畅于四肢，《坤》之德也。

今脾病不能为胃行其津液，四肢不得禀水谷气，气日以衰，脉道不利，筋骨肌肉，皆无气以生，故不用焉。

四肢者，五脏六腑之经俞也。经云："人之所受气者，谷也；谷之所注者，胃也；胃者，水谷之海也。海之所行云气者，天下也；胃之所出血气者，经隧也。经隧者，五脏六腑之大络也。"盖四肢受水谷之气者，由脾脏之转输，脾之转输，各因其脏腑之经隧而受气于阳明，是以脉道不利，则筋骨肌肉，皆无气以生养矣。

帝曰：脾不主时何也？岐伯曰：脾者土也，治中央，常以四时长四脏，各十八日寄治，不得独主于时也。

春夏秋冬，肝心肺肾之所主也，土位中央，灌溉于四脏，是以四季月中，各旺十八日，是四时之中皆有土气，而不独主于时也。五脏之气，各主七十二日，以成一岁。

脾脏者，常著胃土之精也，土者，生万物而法天地，故上下至头足，不得主时也。

此言脾之所以长王于四脏者，得胃土之精也。阴阳并交，雌雄输应，故能生万物而法则天地，交会于上下，分王于四时。

帝曰：脾与胃以膜相连耳，而能为之行其津液何也？

"膜"，募原也。言有形之津液不能以膜通。

岐伯曰：足太阴者，三阴也，其脉贯胃属脾络嗌，故太阴为之行气于三阴。

伯言太阴之为胃行其津液者，由经脉之相通也。太阴者，三阴也。三阴者，至阴也。以其阴之至，故能行气于三阴也。其脉贯胃属脾，上膈络嗌，脏腑之经络相通，故能为胃行其津液。

阳明者表也，五脏六腑之海也，亦为之行气于三阳。

阳明者，表阳也，为五脏六腑之海，亦为之行气于三阳，如海之行云气于天下也。

脏腑各因其经，而受气于阳明，故为胃行其津液，四肢不得禀水谷气，日以益衰，阴道不利，筋骨肌肉，无气以生，故不用焉。

此复言三阴三阳，所以受气于太阴阳明者，气也。如脏腑四肢，受水谷之津液者，各因其经脉而通于太阴阳明也，故反复以申明之。朱卫公曰："曰脏腑，曰四肢，盖四肢之荣俞，脏腑之经络也。"〔眉批：此节用八"故"字，为阴阳异位故也。又：此言手足太阴阳明主上下阴阳之气。从腰以上者，手太阴阳明皆主之，从腰以下者，足太阴阳明皆主之。营卫气血，阳明之所生也。筋骨脉肉，乃五脏之外合也。上篇言虚实，皆以物类始；此篇言虚者，缘从内虚。下篇言实狂，缘外之脉病。三篇各有其道，学者各宜体认，合而参之。〕

阳明脉解篇第三十

黄帝问曰：足阳明之脉病，恶人与火，闻木音则惕然而惊，钟鼓不为动，闻木音而惊，何也？愿闻其故。

此篇论阳明乃阳热之经，病则热盛而为狂也。《阴阳系日月论》曰："寅者，正月之生阳也，主左足之少阳；未者，六月，主右足之少阳；卯者，二月，主左足之太阳；午者，五月，主右足之太阳；辰者，三月，主左足之阳明；巳者，四月，主右足之阳明，此两阳合于前，故曰阳明。"是阳明乃三阳合并，阳热独盛之经矣。夫三部九候之道，总不外于脏腑阴阳血气虚实，是以《通评虚实论》曰："癫疾，曰厥狂，曰痫惊。盖癫疾者，三阴之实证也。厥狂者，三阳之热狂也。痫惊者，阴阳五行之实邪也。是以此篇复论其阳盛之狂焉。朱永年曰："五脏六腑十二经脉，皆藉阳明水谷之所资生，病则阳热盛而津液竭矣。"〔眉批：营卫气血，生于阳明，始于少阴。《通评虚实篇》论阳明而兼论少阴，此二篇单论阳明之虚实，故曰《阳明脉解篇》。〕

岐伯对曰：阳明者，胃脉也，胃者土也，故闻木音而惊者，土恶木也。

伯言阳明之所以热盛者，乃脉病也。阳明之脉者，乃胃之悍气，别走阳明，悍热之气盛则胃腑之气虚。胃者，土也。故闻木音而惊者，土恶木也。

帝曰：善。其恶火何也？岐伯曰：阳明主肉，其脉血气盛，邪客之则热，热甚则恶火。

此言三阳之气，主于皮肤肌腠之间，邪客之而易于为热也。太阳之气主皮毛，阳明之气主肌肉，少阳之气主胸胁，言三阳之气主于肤腠气分之间者也。夫邪之中人，始于皮毛，次于肌肉，以及于经脉。邪在肌腠，则合于阳明气分之阳，入于经脉，而阳明又多血多气，是以邪客之则热，热甚则恶火也。〔此言阳气之从肌表而经，经而脏也。〕

帝曰：其恶人何也？岐伯曰：阳明厥则喘而惋，惋则恶人。

此言胃络之上通于心也。"惋"，惊恐貌。厥气上逆于肺则喘，逆于心则惊。经言阳气入阴，阴阳相薄则恐，如人将捕之，盖阳明之热上逆于少阴，阴阳相薄，则恐而恶人也。

帝曰：或喘而死者，或喘而生者，何也？岐伯曰：厥逆连脏则死，连经则生。

"连"，谓脏腑经络之相连也。盖手太阴之脉还循胃，阳明之络通于心，如热邪厥逆于上，干于心肺之经而为喘惋者，生；干于心肺之脏，则死矣。

帝曰：善。病甚则弃衣而走，登高而歌，或至不食数日，逾垣上屋，所上之处，皆非其素所能也，病反能者何也？

此复问其病甚而为狂也。

岐伯曰：四肢者，诸阳之本也。阳盛则四肢实，实则能登高也。

经言阴者主脏，阳者主腑。阳受气于四末，阴受气于五脏，故四肢为诸阳之本，阳盛则四肢实，实则能登高矣。盖阳盛则升，四旁俱盛，故能升高。〔眉批：虚者，四肢虚，实者，四肢实。盖津液从四肢而渗于脉外，阳气从四肢而合于脉中。〕

帝曰：其弃衣而走者何也？岐伯曰：热盛于身，故弃衣欲走也。

阳明之气主肌肉，故热盛于身，身热，故弃衣而走也。《伤寒论》曰："阳明病外证云何？"答曰："身热汗自出，不恶寒，反恶热也。"盖热在外，故不欲衣。

帝曰：其妄言骂詈，不避亲疏而歌者，何也？岐伯曰：阳盛，则使人妄言骂詈，不避亲疏而不欲食，不欲食，故妄走也。

胃络上通于心，阳盛则心神昏乱，故使人妄言骂詈不避亲疏。如热盛于胃，则不欲食，不欲食，故妄走，盖四肢禀气于胃故也。此言热盛于形身之外内上下，而见证之各有不同焉。以上十一篇，论三部九候之道，各有天，各有地，各有人，有寒热阴阳，有脏腑虚实，故曰："土者，生万物而法天地。"是以末结脾胃之阴阳并交，雌雄输应，而并论阳明之实证焉。

卷　五

热论篇第三十一

黄帝问曰：今夫热病者，皆伤寒之类也。

此论热病，故篇曰热论，盖论外因之热病也。太阳之气主表，阳明之气主肌，凡外淫之邪，始伤表阳，皆得阳气以化热，故曰："凡病热者，皆伤寒之类也。"

或愈或死其死皆以六七日之间，其愈皆以十日以上者，何也？不知其解，愿闻其故。

六日气周，七日来复，死于六七日之间者，六经之气已终，而不能复也。愈于十日以上者，七日不作再经，十三日六气已复，故愈。

岐伯对曰：巨阳者，诸阳之属也。

"巨"，大也。"属"，会也。谓太阳为诸阳之会。

其脉连于风府，故为诸阳主气也。

"风府"，穴名，各在脑后发际内一寸，及督脉阳维之会。督脉者，总督一身之阳，与太阳之脉，夹背下行，言太阳之气生于膀胱，出于胸协，升于头项，主于肤表；太阳之脉起于睛明，会于风府，夹督脉，循行于背。经气皆阳，故为诸阳主气。

人之伤于寒也，则为病热，热虽甚不死。

为者，谓太阳之气为之也。太阳标阳而本寒，天之寒邪，始病太阳之气者，同气相感也。得太阳标阳之化，是以则为病热。所谓病反其本，得标之病；治反其本，得标之方。言本寒邪而反为热病，反以凉药治之，是病太阳之标热，而不病天之阴寒，是以热虽甚不死也。

其两感于寒而病者，必不免于死。

伤寒一日，太阳受之，二日阳明，三日少阳，是阴寒之邪，得阳气以化热，虽传入于三阴，而亦为热病。七日来复于太阳，不作再经，而其病自愈。若两感于寒者，阴阳交逆，营卫不通，故不免于死。

帝曰：愿闻其状。

"状"，形象也。伤寒之邪，病三阴三阳之气，而兼涉于皮肤肌络之形层，故曰状者，谓无形之气象，有形之形层。

岐伯曰：伤寒一日，巨阳受之，故头项痛，腰脊强；

太阳之气主皮毛，故伤寒一日，太阳受之。阳气在上，故头项痛；背为阳，故腰脊强，此言始病太阳之气也。伤寒一日太阳，二日阳明，三日少阳，四日太阴，五日少阴，六日厥阴，七日来复于太阳者，此六气之相传，不涉有形之经络，故首论太阳而不言太阳之经也。然伤寒为病，变幻无常，有病在六气而不涉六经者，有经气之兼病者，有气分之邪转入于经者，为病多有不同。是以太阳只言气而不言经，阳明少阳兼经气而言也。倪冲之曰："有云《素问》言其常，而常中有变在焉。"

二日阳明受之，阳明主肉，其脉侠鼻络于目，故身热目疼而鼻干，不得卧也。

阳明之气主肌肉，身热者，病阳明之气也。病虽在气，而阳明之脉，夹鼻络目而属胃，故有目疼鼻干之形证。胃不和，故不得卧也。杨君立问曰："六经伤寒既病在气，奚复见有形之证？"曰："太阳曰阳明者，谓无形之气也。以有形之病，证无形之气，非实病于经也。若邪在经，则溜于腑，不复再传少阳及三阴矣。"

三日少阳受之，少阳主胆，其脉循胁络于耳，故胸胁痛而耳聋。

少阳之气主枢、主胆，胆气升则诸阳之气皆升，所谓因于寒，欲如运枢也。诸阳之气，从枢胁而出于肤表，太阳主表，阳明主肌，少阳主胸胁，胸胁痛而耳聋者，病在气而见有形之经证也。〔眉批：气随经而行于脉外，病气而及于经也。〕

三阳经络，皆受其病，而未入于脏者，故可汗而已。

"脏者"，里也，阴也。言三阳之经络，皆受三阳邪热之病，然在形身之外，而未入于里阴，可发汗而解也。

四日太阴受之，太阴脉布胃中，络于嗌，故腹满而嗌干；

六经之脉，皆外络形身，内连脏腑，三阴之脉，言内而不言外者，谓伤寒之邪，随阴气而循于内也。杨君立曰："即此可见病在气，而见于经证也。"

五日少阴受之，少阴脉贯肾，络于肺，系舌本，故口燥舌干而渴；

六气相传，虽入于里阴，而皆为热证，故燥渴也。

六日厥阴受之，厥阴脉循阴器，而络于肝，故烦满而囊缩。

厥阴木火主气，故烦满。脉循阴器，故囊缩也。

三阴三阳，五脏六腑皆受病，营卫不行，五脏不通，则死矣。

夫经络受邪，则内干脏腑，此言六气相传，而经脉亦病，是以营卫不行，脏腑皆伤，而为死证也。

其不两感于寒者，七日巨阳病衰，头痛少愈；

此所谓两感者，承上文而言营卫血气皆伤，以致脏腑俱病，故不免于死。若只于气分相传，六日已周，七日来复于表阳，则太阳之病气渐衰，而头痛少愈矣。

八日阳明病衰，身热少愈；九日少阳病衰，耳聋微闻；十日太阴病衰，腹减如故，则思饮食；十一日少阴病衰，渴止不满，舌干已而嚏；十二日厥阴病衰，囊纵，少腹微下，大气皆去，病日已矣。

伤寒之邪，为毒最厉，故曰大气。邪气渐衰，则真气渐复矣。

帝曰：治之奈何？岐伯曰：治之各通其脏脉，病日衰已矣。

"脏脉"，谓手足三阴三阳之经脉。病传六气，故当调其六经，经气相调，则营卫运行，而不内干脏腑矣。

其未满三日者，可汗而已；其满三日者，可泄而已。

前三日在阳分，故当从汗解；后三日在阴分，故当从下解。此言六气相传，表里阴阳之大概耳。然伤寒有病传者，有不传者，有八九日仍在表阳而当汗者，有二三日邪中于里阴而当急下者，此又不在阴阳六气之常法也。

帝曰：热病已愈，时有所遗者，何也？岐伯曰：诸遗者，热甚而强食之，欲有所遗也。

《伤寒论》曰："大病瘥后劳复者，枳实栀子汤主之。若有宿食者，加大黄如博棋子五六枚。"盖因伤寒热甚之时，而强食其食，故有宿食之所遗也。

若此者，皆病已衰，而热有所藏，因其谷气相薄，两热相合，故有所遗也。

《伤寒论》曰："病人脉已解，而日暮微烦，以病新瘥，人强与谷，脾胃气尚弱，不能消谷，故令微烦，损谷则愈。"谓其馀热未尽，而强增谷食也。此即释上文之意。

帝曰：善。治遗奈何？岐伯曰：视其虚实，调其逆从，可使必已矣。

夫邪之所凑，其正必虚。真气虚者，补其真气，馀热未尽者，清其餘邪。《伤寒论》曰："伤寒差已，后更发热者，小柴胡汤主之。"脉浮者，以汗解之；脉沉者，以下解之，此之谓调其逆从也。

帝曰：**病热当何禁之？**岐伯曰：**病热少愈，食肉则复，多食则遗，此其禁也。**

少愈者，邪热未尽也。"肉"，谓豕肉。豕乃水畜，其性躁，善奔。盖天之寒邪，即太阳寒水之气，邪未尽而食以豕肉，是动吾身之寒，以应病之余热，似犹寒伤太阳而复病也。此言天之六淫与人之六气相合者也。水畜之肉，其性寒冷，是以多食则遗。〔眉批：豕动寒水，故能生痰。〕

帝曰：**其病两感于寒者，其脉应与其病形何如？**岐伯曰：**两感于寒者，病一日则巨阳与少阴俱病，则头痛口干而烦满；**

此复论阴阳两感之为病也。太阳与少阴相为表里，一日而阴阳俱受其邪，是以见太阳之头痛，少阴之烦满咽干。

二日则阳明与太阴俱病，则腹满身热不欲食，谵语；

阳明与太阳为表里，故见太阴之腹满，阳明之身热，不欲食，谵语。

三日则少阳与厥阴俱病，则耳聋囊缩而厥，水浆不入，不知人，六日死。

少阳与厥阴为表里，故现少阳之耳聋，厥阴之囊缩而厥。"水浆不入"，谷气绝也。不知人者，神气伤也。此脏腑皆病，营卫不行，故尽气终而死也。倪仲之曰："伤寒重在胃气、神气，胃气已绝，则水浆不入；邪伤神脏，则昏不知人。即病在三阳，亦系危证。如两感于寒而胃气尚存，神气清爽者，即不致于死也。"

帝曰：**五脏已伤，六腑不通，营卫不行，如是之后，三日乃死，何也？**岐伯曰：**阳明者，十二经脉之长也，其血气盛，故不知人，三日其气乃尽，故死矣。**

此言营卫血气，脏腑精神，皆阳明之所资生。如胃气先绝者，不待六气之终，三日乃即死矣。

凡病伤寒而成温者，先夏至日者为病温，后夏至日者为病暑，暑当与汗皆出，勿止。

此复论邪气留连之热病也。凡伤于寒则为病热者，此即病之伤寒也。如邪气留连而不即病者，至春时阳气外出，邪随正出，而发为温病。盖春温夏暑，随气而化，亦随时而命名也。伏匿之邪与汗共并而出，故不可止之。诸弟子问曰："本篇论三阴三阳之脉，皆属足经，是以有传足不传手之说，盖本诸此乎？"曰：伤寒相传，病在三阴三阳之六气，盖以六经配合六气，经之所循，即气之所至，故兼论其脉，非病在有形之经，而可以计日相传者也。夫天为阳，地为阴。风寒暑湿燥火，天之阴阳也；木火土金水火，地之阴阳也。天之十干，化生地之五行；地之五行，上呈天之六气。故在地为水，在天为寒；在地为火，在天为暑；在地为木，在天为风；在地为金，在天为燥；在地为土，在天为湿。故在天为气，在地成形，形气相感而化生万物。是以东方生风，风生木，木生酸，酸生肝，肝生筋；南方生热，热生火，火生苦，苦生心，心生血；中央生湿，湿生土，土生甘，甘生脾，脾生肉；西方生燥，燥生金，金生辛，辛生肺，肺生皮毛；北方生寒，寒生水，水生咸，咸生肾，肾生骨。是人之形骸、脏腑，感在天无形之六气，在地有形之五行，而生长成形者也。是以人身有无形六气，以配三阴三阳之经脉；有有形之脏腑、骨肉、经脉、皮毛，以应在地之五行，而三阴三阳之经气，又由五脏五行之所生，此亦阴阳形气之相合也。是以有病在无形之气，而涉于有形之经者；有病在有形之皮毛肌脉筋骨脏腑，而涉于无形之气者，此形气之相感也。若夫伤寒之邪，系感天之六气，故当于吾身之六气承之。病在六气，而六经之经脉应之，此人与天地之气相参合者也。按《六微旨大论》曰："上下有位，左右有纪。厥阴之右，少阴治之；少阴之右，太阴治之；太阴之右，少阳治之；少阳之右，阳明治之；阳明之右，太阳治之。"太阳为诸阳主气，故先受邪。是以一日太阳，二日阳明，三日少阳，四日太阴，五日少阴，六日厥阴，六日经尽，七日来复，而病气即衰。如七日不愈，又从太阳而当作再经，此病在无形之六气，故能六经传遍，而来复于太阳。若病在有形之经脉，此系转属一经之病，而不相传于别经者也。再按本经曰："太阳之上，寒气治之，中见少阴。阳明之上，燥气治之，中见太阴。少阳之上，火气治之，中见厥阴。太阴之上，湿气治之，中见阳明。少阴之上，君火治之，中见太阳。厥阴之上，风气治之，中见少阳。"又曰："太阳少阴，从本从标；少阳太阴，从本；阳明厥阴，不从标本，从乎中也。故从本者，化生于本；从标本者，有标本之从化；中者，以中气为化也。"盖太阳标阳而本寒，少阴标阴而本热，此皆有寒热之化，故曰从本从标。如天之寒邪，即太阳之本气，而病在太阳之标阳，得太阳阳热之气，而反化为热病，是反天之本寒，而反病标阳之所热，所谓病反其本，得标之病，既病太阳标阳之热，而反以凉药治之，所谓治反其病，得标之方，此太阳之从标也。如病在太阳，而不得标阳之热化，则太阳经中，有四逆汤及诸附子汤，以救太阳之本寒，此太阳之从本也；如少阴经中，有急下之大热证，此少阴之从本也；有急温之大寒证，此少阴之从标也。故曰：太阳少阴从本从标。如阳明感阳热之悍气，则为大下之热病；如得中见阴湿之化，则为汗出和平之缓证；如厥阴得中见少阳之火化，则为便利脓血之热证；如病本气之阴寒，则为手足厥逆之危证。此皆寒热阴阳之气化者也。本篇论太阳为诸阳主气，先受天之寒邪，得太阳标阳以化热，即六经传遍，热虽甚而不死，故篇名曰《热病论》。盖专论病热之伤寒，而不论伤寒之变证，以其得太阳阳热之气化故也。至如其脉连于风府，循胁络嗌，皆病在无形之六气，而现有形之经证，非太阳之脉可传于阳明，阳明之脉可传于少阳，少阳之脉可传于三阴者也。能明乎天地阴阳五行六气之化，庶可与论伤寒之为病。"诸生复问曰："是伤寒之邪，止病在足经，而不病手经耶？"曰："六脏六腑，配合十二经脉，十二经脉以应三阴三阳之气，然阴阳之气，皆从下而生，自内而外，故《灵枢经》云：'六腑皆出于足之三阳，上合于手者也。'是以本经以三阴三阳之气，始应足之六经，足之六经，复上与手经相合。"

刺热篇第三十二

肝热病者，小便先黄，腹痛多卧，身热。

此论五脏之热病。夫五脏者，五行之所生也。天之十干，化生地之五行，人之十二经脉，上应天之六气，伤寒之邪，病三阴三阳之气，是以死于三日六日，而愈以十二日也。五脏之热病，病涉于五行，是以死生皆系于十干也。病六气者，外因之邪，病在肌形；病五脏者，内因之病，伤五脏之神志。《灵枢经》之所谓"风寒伤形，忧恐忿怒伤气，气伤脏乃病脏，寒伤形乃病形"也。曰先者，谓先有此内因之热，而先见是证也。肝主疏泄，故小便赤黄。肝脉环阴器，抵少腹而上，故腹痛也。肝藏魂，魂伤故多卧；木火主气，故身热也。此言内因之病，始在气分，先下而上，内而外也。倪冲之曰："先者，谓先有此内热之证，而未与外热交争也。"

热争，则狂言及惊，胁满痛，手足躁，不得安卧。

热争者，寒与热争也。此言外淫之邪，内干五脏，与内因之热交争而为重病也。外因之邪，内干五脏者，即《阴阳应象论》之所谓"天之邪气，感则害人五脏"是也。盖风寒之邪，始伤皮毛，留而不治，则入于肌腠，以及于经脉；留而不治，则内干五脏。故曰："治五脏者，半死半生也。"与内因之热交争而为重病者，即《玉机论》之所谓，"传化有不以次入者，忧恐悲喜怒，令不得以其次，故令人有大病者"是也。谓外感风寒之邪，内伤五脏，移皆有次，又因五志内伤，故令不得以次相传，致令人有大病也。魂伤则狂言，东方肝木，其病发惊骇，肝脉布胁肋，故胁满痛。风木之热甚，故淫于四末也。人卧则血归于肝，肝气伤而不能纳血，故不得卧也。王子方曰："寒已化热，故曰热争。"

庚辛甚，甲乙大汗，气逆则庚辛死，

病在肝，加于庚辛，庚辛不死，起于甲乙。大汗者，正胜邪而外出也。气逆者，热淫而反内逆也。

刺足厥阴少阳。

黄帝曰："外因之病，难易之治，奈何？"伯高答曰："形先病而未入脏者，刺之半其日；脏先病而形乃应者，刺之倍其日，此外内难易之治也。夫形先病而未入脏者，谓外因之邪，未内入而与脏热交争也。脏先病而形乃应者，谓五脏之热，出于形身，而与外热相应也。盖邪并而逆于内者，难治；内热出而外合于形身之间，刺之易愈也。"杨元如曰："此篇乃记述之书，是当复引君臣问答以证之。"

其逆则头痛员员，脉引冲头也。

"员员"，周转也。此言肝脏之热发于外，而与形热相应，热甚而上逆于头，故头痛而员转也。盖三阳之脉上循于头，肝热与少阳交争，因脉引而上冲于头也。当知病在气者关于脉；病在脉者关于气。脉气之道，大宜体会。

心热病者，先不乐，数日乃热。

心志在喜，而恐胜之，先不乐者，为恐所伤也。夫心为君主之官，脏热乃神志之病，故独举心脏以申明五脏之热，乃五志之为病也。

热争则卒猝心痛，烦悗，善呕，头痛，面赤无汗，

外内交争，热于神脏，故猝然烦痛也。少阴病者，欲吐不吐，故善呕。心为阳中之太阳，故头痛；心之华在面，故面赤；心主血，故无汗也。董帷园曰："论热争当在内因外因之证兼看。"

壬癸甚，丙丁大汗，气逆则壬癸死，

心病者，加于壬癸，壬癸不死，起于丙丁，逆则无起色矣。

刺手少阴太阳。

手少阴太阳相为表里，故宜刺二经，以泻其热。

脾热病者，先头重颊痛，烦心颜青，欲呕身热。

阴气从足上行至头，故先头重；阳明之脉巡颊，故颊痛也。脾络注心中，故心烦而颜青。热邪干胃，故欲呕。脾主肌肉，故身热也。

热争，则腰痛不可用俯仰，腹满泄，两颔痛。

经云："阳病者，腰反折不能俯；阴病者不能仰。"阳者，天气也，主外。阴者，地气也，主内。阴脏热于内，阳热甚于外，阴阳外内交争，故腰痛不可用俯仰也。腹者，脾土之郭郭，故腹满泄。胃之悍气上冲头者，循牙车，下人迎，故颔下痛也。

甲乙甚，戊己大汗，气逆则甲乙死，

脾病者，加于甲乙，甲乙不死，起于戊己，如反逆而内干于脏，则不能外出而汗解矣。

刺足太阴阳明。

足太阴阳明，相为表里。

肺热病者，先淅然，厥起毫毛，恶风寒，舌上黄，身热。

皮毛者，肺之合，脏气热于内，故淅然寒栗于外，而恶风寒，盖热盛则寒也。肺上连于喉嗌，故舌黄。脏真高于肺，主行营卫阴阳，故身热也。

热争，则喘咳，痛走胸膺背，不得太息，头痛不堪，汗出而寒，

热干肺脏，故喘咳不得太息；肺主胸中之气，气伤故痛走胸背也。五脏之应天者肺，而手阳明之脉上循于头，故头痛不堪；热争于内，故汗出而生寒也。王冰曰："肺之络脉上会于耳中，故头痛不堪。"倪冲之曰："肺脏居于胸中，而俞在肩背。"

丙丁甚，庚辛大汗，气逆则丙丁死，

肺病者，加于丙丁，丙丁不死，起于庚辛，如气逆，则遇胜克之日即死矣。

刺手太阴阳明，出血如大豆，立已。

此言六经之刺，皆宜泻而不宜补者也。肺乃五脏之长，故举肺以申明之。

肾热病者，先腰痛胻痠，苦渴数饮，身热，

腰者，肾之府，故先腰痛；肾主骨，故胻痠。肾为水脏，津液不能上资，故苦渴数饮也。按五脏之热病，皆主身热，盖内因之热，从内而外也。五脏之热争，多主内证，盖外淫之热，交争于内也。〔眉批：外感曰发热，从内而外曰身热。〕

热争，则项痛而强，胻寒且痠，足下热，不欲言，

外热在太阳，则头痛而强，内热在肾，故胻寒且痠。足下热者，热流阴股也。不欲言者，肾为生气之原也。

其逆，则项痛员员澹澹然，

其争气上逆，则为项痛。"员员澹澹"，痛之微也。膀胱者，肾之府，太阳为诸阳主气，其气上升，肾脏之热，随太阳之气而上冲于头也。此阴阳热气，外内交争，一随脉引，一随气升，皆阴出之阳，故止头痛而不死。

戊己甚，壬癸大汗，气逆则戊己死，

肾病者，加于戊己，戊己不死，起于壬癸，从则外出于形身，故汗出；逆则内干于真脏，故死。

刺足少阴太阳。

足少阴太阳相为表里，五脏六腑，经气之相通也。

诸汗者，至其所胜日汗出也。

本气旺日，谓之所胜，汗出则热随外泄而自愈矣，所谓自得其位而起也。按此节乃论经气之兼证，故日大汗，日汗出，盖气分之汗大，经脉之汗微。

肝热病者，左颊先赤；

此言内因五志之热病者，必先见于色也。五色之见，各有其部，肝属木而位居东方，故左颊先赤。夫精明五色者，气之华也。忧恐忿怒伤气，气伤脏乃病脏，今始见于色者，尚在气也。故日"治未病。"未病者，病未及于脏也。

心热病者，颜先赤；

《五色篇》曰："阙者，眉间也。庭者，颜也。首面上于阙庭，王宫在于下极。"心合火而位居南方，故颜先赤。"颜"，额也。

脾热病者，鼻先赤；

土位中央，故鼻先赤。

肺热病者，右颊先赤；

肺属金而位居西方，故右颊先赤。

肾热病者，颐先赤。

思页下谓之颐，肾水而位居北方，故颐先赤。此后天之卦象也。

病虽未发，见赤色者刺之，名曰治未病。

脏气热于内，必先见于色。病虽未发者，谓虽病而未与外热交争也。见其色而即刺之，名曰刺未病。言脏气病而形未应者，当先刺之，勿使荣交而为难治也。

热病从部所起者，至期而已。

此复申明五脏之热，先见于色者，易愈也。"部"，面部也。从部所起者，如肝热病，左颊先赤，至甲乙大汗而病已矣。此病在五脏之本气，而不与外热交争，故至期而愈。如小便先黄，腹痛身热，是涉于有形之形层，将与外热交争，而有反逆之危险矣。

其刺之反者，三周而已，重逆则死。

反者，谓反逆为顺也。言不能治其未病，以致外内交争，其气反逆于内者，急当以刺取之，至三日而后已，如再不急治，使外内阴阳之热，重逆于内则死矣。按伯高曰："风寒伤形，忧恐忿怒伤气，气伤脏乃病脏，寒伤形乃应形，此形气外内之相应也。"帝曰："刺之奈何？"伯高答曰："病九日者，三刺而已。"三刺者，三周也。九日者，病久而外内交争也。

诸当汗者，至其所胜日，汗大出也。

此言热病从部所起者，至期当自大汗而病已也。"胜日"，谓本气胜旺之日，如肝之甲乙，心之丙丁。

诸治热病，以饮之寒水乃刺之，必寒衣之，居止寒处，身寒而止也。

诸热者，谓表之三阳，里之五脏，外内之热交争也。"饮之寒水"，里之使寒也。"寒衣寒处"，表之使寒也。以刺取之，必俟其身寒而后止。

热病先胸胁痛，手足躁，刺足少阳，补足太阴，

此言外因之热病在三阳者，各有刺取之法也。先胸胁痛者，病发于少阳也。足少阳主筋，热甚则筋急，故手足躁扰。《灵枢经》曰："热病手足躁，取之筋间。"故当刺足少阳，以泻阳分之热，补足太阴，以御外入之邪。盖邪在少阳，三阳为尽，太阴当受邪也。

病甚者，为五十九刺；

"病甚者"，阳热甚而及于内也。《水热穴论》曰："头上五行，行五者，以越诸阳之热也；大杼膺俞缺盆背俞，此八者，以泻胸中之热也。气街三里巨虚上下廉，此八者，以泻胃中之热也。云门、髃骨委中髓空，此八者，以泻四肢之热也。五脏俞旁五，此十者，以泻五脏之热也。凡此五十九穴者，皆热之左右也。帝曰：'人伤于寒而传为热何也？'伯曰：'夫寒甚则生热也。'"此言凡伤于寒则为病热，热甚于表阳，而入于内者，当为五十九刺也。又按《孔穴图经》无髃骨穴，有肩髃穴。又，腰俞穴，一名髓空。

热病始手臂痛者，刺手阳明、太阴，而汗出止。

身半以上，手太阴阳明皆主之，热病始于手臂者，病在上而发于阳也，故当刺手阳明太阴，手太阴之主表也。

热病始于头首者，刺项太阳而汗出止。

"始于头首者"，太阳之为病也。刺项者，刺风池、风府也。太阳为诸阳主气，其脉连于风府，故刺之而汗出乃止。

热病始于足胫者，刺足阳明而汗出止。

阳气起于足五趾之表，热病始于足胫者，发于阳而始于下也；故当刺足阳明以取汗。

热病身先重，骨痛、耳聋、好瞑，刺足少阴，病甚为五十九刺；

此病发于阴而为热病者，当取足少阴也。肾主骨而为生气之原，气伤故身重；肾开窍于耳，故耳聋；少阴病但欲寐，故好瞑也。病甚者，亦当为五十九刺。《灵枢·热病篇》曰："热病身重骨痛，耳聋而好瞑，取之骨，以第四针，五十九刺骨。"盖足少阴主骨，故取之骨也。五十九刺骨者，取骨空之穴也。夫少阳少阴主枢，热在少阳者，可入于里阴，热在少阴者，可枢转而外出，故在阴分阳分之病甚者，皆当为五十九刺也。张兆璜曰："少阳之上，火气治之；少阴之上，热气治之。故病在少阳少阴，而皆为热甚。"

热病先眩冒而热，胸胁满，刺足少阴少阳。

此言少阴少阳之二气相通也。夫阴阳出入，皆从枢转，热病先眩冒而热，病发于少阳也。胸胁满，将入于里阴矣，故当刺足少阴、少阳，从枢转而外出。

按以上三节，用十六"先"字，盖言有先于内者，有先于外者，有先从气分者，有先见于色者，皆当先治之，勿使其外内之交争也。张兆璜曰："首节论热甚于少阳，上节论热甚于少阴，此论少阴与少阳相合，盖君火与相火之相合也。"

太阳之脉，色荣颧骨，热病也。荣未交，曰今且得汗，待时而已。与厥阴脉争现者，死期不过三日。

此言外病六气之热，内有五脏之热，始在气分，而未及于经荣者，当急取汗而解，勿使外内相交而成不救也。《伤寒论》曰："太阳之为病，脉浮。"见太阳之脉者，乃六气之病始在太阳之表阳，此外因之热病也。"荣"，华也。谓赤色之荣于颧频之间，乃五脏之热，始病气而见于色，此内因之热病也。曰骨者，谓尚在内而隐见于皮肤之间，当此之时，五脏之荣色尚未与表阳之气相交，表阳之热尚未与五脏之荣气相交，故良工曰："病在太阳者，可从表汗而解。热在五脏者，病虽未发现赤色者，刺之名曰治未病，今且得汗，是可待时而已矣。若不急从汗解，则太阳之热与脏热相交，而太阳与厥阴之脉见者，死期不过三日矣。"按此节与《玉机真脏论》之所谓"传化有不以次入者，忧恐悲喜怒，令不得以其次，故令人有大病"之义相同。盖表阳之邪始病，太阳六气相传，移皆有次，不以次入者，因五志内伤而五脏内热。太阳之脉与厥阴脉争现者，是太阳之热与肝热相交矣。盖太阳为阳之始，厥阴为阴之终，举太阳与厥阴交争，是表阳之邪，不以次人，而与五脏之热随所乘传，阳脉与阴脉争现者，皆为死证，故不必备言五脏也。当知表阳之热先气而经，经而脏；五脏之热亦先从气而经，内而外也。外内之热交，出于阳分者生，重逆于阴脏者死。首节论内热与外热交争，此论外热与内热交争。〔眉批：张兆璜曰："太阳主正月二月，厥阴主三月四月，少阳主七月八月，少阴主九月十月，少太阴阳，二经表里相合。"〕

其热内连肾，少阳之脉色也。

此言表阳之热，与脏热交争，不以次入，以少阳与肾脉相连耳。《本输篇》曰："少阳属肾。"盖少阳之气发原于肾，故热病内连肾者，少阳之脉色也。

少阳之脉，色荣颊前，热病也，荣未交，曰今且得汗，待时而已，与少阴脉争现者，死期不过三日。

"颊前"，颐也。外见少阳之脉，少阳之热病也，色荣颊前，肾脏之热病也。〔眉批：与上节同意。〕

热病气穴，三椎下间，主胸中热；四椎下间，主鬲中热；五椎下间，主肝热；六椎下间，主脾热；七椎下间，主肾热。

此言刺夫病者，当取之气穴也。气穴者，泻五脏气分之热，故曰"三椎下间，四椎下间，"乃谿谷之穴会，与五脏之俞穴不同也。胸中鬲上，乃心肺之宫城。"主胸中热者"，泻肺热也；鬲中热者，泻心热也。不曰心肺而曰胸中、鬲中者，意言热在气分，而不干于脏真也。

荣在骶也，项上三椎，陷者中也。

此言五脏之热入于经荣者，当取之骨穴也。脊骨之尽处曰骶，谓如取荣穴，当在骶而至项上之三椎，陷者中而取之。盖气为阳，荣血为阴，故取气穴在三椎至七椎之间，从上而下也。取荣俞之穴，在骶骨之十四椎，而上至项上之三椎，陷者中而取之也。张兆璜曰："此所谓刺之反者。"〔眉批：曰气穴，曰荣在骶，言病在气者，取气穴；病在荣者取荣穴。又：鬲上照应前胸中鬲中。〕

颊下逆颧，为大瘕；下牙车，为腹满；颧后，为胁痛；颊上者，鬲上也。

此复结内病五脏之热，不重感于外邪者，无外内之交争，而止于在内之脏腑，自相乘传也。颊下为颐，如颊下之色上逆于颧，是肾热乘肝，当为大瘕泄；如下于牙车，是肾热乘胃，当主腹满；逆于颧后，是热邪乘胆，当为胁痛；如逆于颊上者，是在鬲上心肺之分也。盖言五脏之热，色见于面部，而有外邪之热者，当治其未病交争，勿使外内相合，而成不救之死证，如五脏之热见于面部，而无外因之热病者，亦当治未病乘传，勿使其有瘕泄腹满之病。张兆璜曰："此篇首言五脏之热病，末结五脏之热色，自相乘传，盖五脏之热有重感外邪者，必有外内之交争，如止病在内而不感于外邪者，只当于在内之脏腑中求之。"张应略曰："有在外之热病，有在内之热病，有病在外而内不病者，有病在内而外不病者，不必定有外内之交争，故复以此证明之。"〔眉批：上章单论外因之热病，此章末结单论内因之热病，此上古照应之章法。〕

评热病论篇第三十三

黄帝问曰：有病温者，汗出辄复热，而脉躁疾，不为汗衰，狂言不能食，病名为何？岐伯对曰：病名阴阳交，交者死也。

"温病者"，冬伤于寒，先夏至日发者，为病温也。阴阳交者，谓汗乃阴液，外出于阳，阳热不从汗解，复入之阴，名曰阴阳交。交者乃正不能胜邪，而邪复伤真气，故为死证。

帝曰：愿闻其说。岐伯曰：人所以汗出者，皆生于谷，谷生于精。

汗生于水谷之精，水谷之精，由精气之所化，故曰谷生于精。夫汗之发原有二，一出于水谷之精，一出于肾藏之精，而曰皆生于谷者，言肾藏之精，亦水谷之所生也。

今邪气交争于骨肉而得汗者，是邪却而精胜也。

交争于骨肉者，邪气伏匿于骨肉之间，至春时与真气交争，而发为温病。"得汗"，是精气胜，而邪当共并而出矣。倪冲之曰："胃主肉，肾主骨，谷精之汗出于胃，血液之汗原于肾。邪在肉者，得水谷之汗而解；邪在骨者，得肾精之汗而后解。"

精胜则当能食而不复热，复热者，邪气也。汗者，精气也，今汗出而辄复热者，是邪胜也。不能食者，精无俾也。病而留者，其寿可立而倾也。

此言水谷之精，由肾藏精气之所化，所谓谷生于精也。夫肾为水脏，受水谷之精而藏之，其精气上与阳明相合，戊癸合而化火，火土之气消，水谷之精微而复生，此精是先后二天互相资生者也。今汗出而邪留不去，则热邪复伤其阴精矣。精气受伤，则不能复与阳明合化而使之食，是精气之生原并绝，其寿命可立而倾也。董帷园曰："互相生长之道，旋转如环。"

且夫《热论》曰：汗出而脉尚躁盛者死。

此复引《热论》以释明汗生于谷，谷生于精，不能食而精无俾者之义。《灵枢·热论篇》曰："热病已得汗，而脉尚躁盛，此阴脉之极也，死；其得汗而脉静者，生。热病者，脉尚躁而不得汗者，此阳脉之极也，死；脉盛躁得汗静者，生。"夫汗者，精气也。汗出而脉尚躁盛者，是邪气盛而精不胜也。"阴脉，"少阴之脉。"极"，终也。此邪热盛而少阴之气终也。"脉尚躁而不得汗者"，是阳热盛而胃气绝也。

今脉不与汗相应，此不胜其病也，其死明矣。狂言者是失志，失志者死。

脉不与汗相应者，胃气虚而不胜其邪，正不胜邪，是胃气将绝，其死明矣。肾藏志，狂言者，是精气伤而志先死，志先死者，不过一日半而死矣。

今见三死，不见一生，虽愈必死也。

病而留者，一死也；骨气绝者，一死也；肾气绝者，一死也。夫肾为生气之原，肾之精气由水谷之所生，水谷之精由肾气之所化，如汗不胜邪，而肾藏之精气尚在，一生也；如精气受伤，而阳明之生原未绝，一生也。愈者，谓邪病去也，邪虽去而生气已绝，必死之道也。以上论邪正阴阳之理，而归重于真气之生原，不可伤也。

帝曰：有病身热，汗出烦满，烦满不为汗解，此为何病？

按此篇评论阳热之邪，惟藉阴精以制胜。汗者，精气也，一出于水谷之精，一出于肾藏之液。水谷入胃，津液四布，汗出溱溱，水谷之精气也。又，肾为水脏，受五脏之精而藏之，所藏之精，奉心化赤而为血，血之液为汗，此肾藏之精气也。是以上节论汗生于谷，此以下复论风伤肾脏之精焉。盖风行则水涣，水气泛溢则精气自虚。此节论风动肾藏之精气。劳风节论风动肾脏之水气，肾风节论风动肾脏之水邪，而总属精气皆虚。

岐伯曰：汗出而身热者风也，汗出而烦满不解者厥也，病名曰风厥。

风为阳邪，开发肌腠，腠理之汗，水谷之津也。津液外泄，风热留之，故身热也。风热不去，则伤动其肾气而上逆，逆于上则心烦，乘于脾土则中满，病名曰风厥，谓因风邪而使肾气之厥逆也。上节论病虽愈而真气绝者死，此以下论邪病虽留，而根本不坏者，不死。邪正虚实，大有死生之关系，而学者不可不审。

帝曰：愿卒闻之。岐伯曰：巨阳主气，故先受邪，少阴与其为表里也，得热则上从之，从之则厥也。

"巨阳"，太阳也。太阳之气主表，风为阳邪，伤人阳气，两阳相搏，则为病热。少阴与太阳相为表里，阳热在上，则阴气从之，从之则为厥逆矣。

帝曰。治之奈何？岐伯曰：表里刺之，饮之服汤。

表里者，阴阳也。刺表以泻风热之阳邪，刺里以下少阴之逆气，饮之服汤，以助水津之汗。

帝曰：劳风为病何如？

此论劳汗当风，而伤其肾也。烦劳则阳气外张，精气内绝，阳虚于外，则易于受风，精虚于内，则反动其水气矣。

岐伯曰：劳风法在肺下。

伯言风动寒水之气，法当在肺下。《水热穴论》曰："肾者，至阴也。至阴者，盛水也。肺者，太阴也。少阴者，冬脉也。故其本在肾，其末在肺，皆积水也。"

其为病也，使人强上冥视，

强上者，颈项强也。阳气张而重感于风，则使人强于上，阴精竭而更受其伤，故目盲不可以视也。

唾出若涕，恶风而振寒，此为劳风之病。

肾之水液，入肺为涕，自入为唾。风动肾水，注在肺下，故唾出若涕。肺主皮毛，肺受风寒，故恶风而振寒。此为勇而劳甚，则肾汗出，肾汗出而逢于风也。

帝曰：治之奈何？岐伯曰：以救俯仰。

《金匮·水气篇》曰："气强则为水，难以俯仰。"此水寒之气，厥逆于上，则有形之水，将欲随之，故当急救其水邪，勿使其上溢，以致不能俯仰也。

巨阳引精者三日，中年者五日，不精者七日。

此言救俯仰之法，当从小便而出也。巨阳引精者，谓太阳膀胱之腑，津液藏焉，气化则出。巨阳气盛，能引肾精之邪水，从小便而出者，三日而愈；中年精气虚者，五日；老年精气衰者，七日。三、五、七者，阳之数也，谓得阳气之化，而阴水自出矣。

咳出青黄涕，其状如脓，大如弹丸，从口中若鼻中出，不出则伤肺，伤肺则死也。

此言水之邪，逆于肺下者，又当从上窍以出之，此上下分消之法也。夫肾为水脏，受五脏之精而藏之，今肾脏之水气，反逆于上，则四脏之津，皆为之凝聚而不下矣。青黄涕者，肝脾之津也。"脓"，乃赤白之间色，如脓状者，心肺之津也。四脏之津，不下归于肾，反凝聚于肺下，故当咳而出之。肺之下，脾之上也，或从脾而出之口，或从肺而出之鼻，皆涕唾所出之外窍也。肺主气而至清虚，故邪浊伤之则死。

帝曰：有病肾风者，面胕庞然，壅害于言，可刺不。

"胕"，音附。庞，音芒。"不"，否同。肾风者，因风而动，肾脏之水，故又名风水。"胕"，足胕也。"庞然"，肿貌。言面足庞然而肿也。少阴之脉贯肾，系舌本，水邪上逆，故壅害于言。

岐伯曰：虚不当刺，不当刺而刺，后五日，其气必至。

肾为风邪所伤，则精气已虚，故不当刺，虚反刺之，后五日，其逆气必至。《平脉篇》曰："肾气微，少精血，奔气促迫，上入胸膈。"谓精气虚，则水邪之气反上逆矣。五日者，言风邪亦始病太阳，五日则病及少阴而动其气矣。

帝曰：其至如何？岐伯曰：至必少气时热，时热从胸背上至头，汗出手热、口干苦渴、小便黄、目下肿、腹中鸣、身重难以行、月事不来、烦而不能食、不能正偃、正偃则咳，病名曰风水，论在《刺法》中。

病名风水者，因风而动其水也。"在《刺法》中"，谓在本经《水热穴论》中。

帝曰：愿闻其说。岐伯曰：邪之所凑，其气必虚，阴虚者，阳必凑之，故少气时热而汗出也；小便黄者，少腹中有热也。

风邪伤肾，精气必虚，阴虚则阳往乘之，故时时发热；肾为生气之原，故少气也；阳加于阴，则汗出；湿热上蒸，故从胸背而直上于头；热在下焦，故小便黄也。倪冲之曰："太阳与少阴，标本相合，风邪伤肾，始病太阳，甚则入肾，今肾热上蒸，亦随太阳之气而上，故从胸背而上至于头。"

不能正偃者，胃中不和也；正偃则咳甚，上迫肺也。

此申明阳邪伤阴，而动肾脏之水也。"正偃"，仰卧也。水上乘于胃，则胃中不和，故不得正偃；肺脉下络大肠，还循胃口，故上迫肺也。上节论阳热伤其精气，此复论动其水焉。倪冲之曰："劳风法在肺下，谓水气迫于肺下，而所出之涕，乃是肺液，非肾脏之水也，盖肺乃水之生原，肾气反逆，则水源凝聚于上矣。今正偃迫肺，亦系胃气上乘而非肾脏之水，即目下微肿，亦属水邪在腹，而肿见于目下，当知肾虚水泛，止至于腹耳。

诸有水气者，微肿先见于目下也。帝曰：何以言？岐伯曰：水者，阴也，目下亦阴也。腹者，至阴之所居，故水在腹者，必使目下肿也。

太阴者，至阴也。水邪上乘于腹，始伤胃而渐及于脾，故微肿先见于目下，脾主约束也。倪冲之曰：“水止在腹，肿见于目下者，水气也。〔眉批：曰诸者，谓肾之溢水，胃之聚水。〕

真气上逆，故口苦舌干。

真气者，脏真之心气也。心属火而恶水邪，水气上乘，则迫其心气上逆，是以口苦舌干。

卧不能正偃，正偃则咳出清水也。

此言水气上乘，始胃而脾，脾而心，心而肺也。肾为本，肺为末，金水子母之脏，皆积水也。是以水气上逆于肺，则咳出清水。

诸水病者，故不得卧，卧则惊，惊则咳甚也。

此言肾邪上乘于胃，则胃气上迫于心，胃气迫于心，则心气迫于肺矣。水邪乘胃，故不得卧；胃络上通于心，阳气入阴，阴阳相搏，故惊恐也；心气上乘于肺，金畏火热，故咳甚也。上节论水气从下而上，此复论腑脏之气亦从下而上也。

腹中鸣者，病本于胃也；薄脾，则烦不能食；食不下者，胃脘隔也；身重难以行者，胃脉在足也。

此言水气乘于经脉之中，随经环转，复从上而下也。水病本于胃，而随经下泄，故腹作雷鸣；薄于脾则烦而不能食，盖脾络上膈注心中，故烦；下焦主纳，故不能食也。胃脘阻隔，故食不下。水气随经下流，故身重难以行也。倪冲之曰：“按经旨，水邪只乘于胃，其薄脾干肺迫心，乃胃气之转乘，非水邪直至于心下。盖肾者，胃之关也，水出于关，则邪留在胃，故曰病本于胃。”〔眉批：有形之水泛于脉外，无形之气乘于脉中。〕

月事不来者，胞脉闭也。胞脉者，属心而络于胞中，今气上迫肺，心气不得下通，故月事不来也。帝曰：善。

中焦之汁，流溢于肾而为精，奉心化赤而为血，血之液为汗。此节首论风伤肾脏之精，末结不能奉心化赤。盖此篇评论阳热之邪，惟藉阴精汗液以制胜，前章论谷精之汗，不能胜邪者死。此言肾脏之精为风邪所伤，而又不得心气下通以化赤，是风邪亦不得从汗解矣。再按荣气之道，纳谷为宝，谷入于胃，乃传之肺，流溢于中，布散于外，专精者，荣于经隧，常荣无已，是血乃中焦水谷之汁，而行于经脉，渗于皮肤，有二道焉。夫中焦受气取汁，变化而赤，此专精而行于经隧之血也。流溢于中，布散于外者，是流溢于胞中，布散于皮肤之血也。胞脉属心，得心气下通而为血，冲脉、任脉皆起于胞中，上循背里，为经络之海，其浮而外者，循腹右上行，会于咽喉，别而络唇口。血气盛则充肤热肉，血独盛则淡渗皮肤生毫毛，男子至唇口而长髭须，女子至胸中而下为月事，是血之液为汗者，乃渗于皮肤之血，非经脉之血也，故举女子月事，以申明之。气上迫肺者，真气上逆，口苦舌干，惊则咳甚，是心气上炎而不下通也。王方侯曰："出红汗，曰衄。此渗于皮肤之血，而又不能化汗者矣。"此篇虽曰《评热》，然皆论精血汗液之生原，盖知生始之原，则知所以养正而胜邪矣。水谷之精，藉肾脏精气之所化，胞肾之精血，由胃府水谷之所生。〔眉批：循背里者，入于经络；循腹行者，渗于皮肤。故曰浮而外曰腹右，右则走气分矣。〕